ACLS
不整脈判読トレーニング

訳 高尾信廣 高尾クリニック院長
聖路加国際病院心血管センター（循環器内科）

KEN GRAUER
DANIEL CAVALLARO

ARRHYTHMIA INTERPRETATION
ACLS Preparation and Clinical Approach

医学書院

〔著者〕
Ken Grauer, MD, F.A.A.F.P.
Professor, Department of Community Health and Family Medicine
Assistant Director, Family Practice Residency Program
College of Medicine, University of Florida, Gainesville
ACLS Affiliate Faculty for Florida

Daniel Cavallaro, REMT-P
Senior Medical Officer for Lifeguard Air Ambulance
President of the Center for Medical Research, Tampa, Florida
Past ACLS National Affiliate Faculty

Authorized translation of the original English language edition
Arrhythmia Interpretation: ACLS Preparation and Clinical Approach
Written by Ken Grauer and Daniel Cavallaro
Copyright ⓒ1997 by Mosby-Year Book, Inc.
ⓒFirst Japanese language edition 2001 by Igaku-Shoin Ltd., Tokyo

Printed and bound in Japan

不整脈判読トレーニング

発　行	2001年3月1日	第1版第1刷
	2018年5月15日	第1版第11刷

著　者　Ken Grauer, Daniel Cavallaro
訳　者　高尾信廣
　　　　　　たかお のぶひろ
発行者　株式会社　医学書院
　　　　代表取締役　金原　俊
　　　　〒113-8719　東京都文京区本郷 1-28-23
　　　　電話 03-3817-5600（社内案内）
印刷・製本　三美印刷

本書の複製権・翻訳権・上映権・譲渡権・貸与権・公衆送信権（送信可能化権を含む）は株式会社医学書院が保有します．

ISBN978-4-260-11968-9

本書を無断で複製する行為（複写，スキャン，デジタルデータ化など）は，「私的使用のための複製」など著作権法上の限られた例外を除き禁じられています．大学，病院，診療所，企業などにおいて，業務上使用する目的（診療，研究活動を含む）で上記の行為を行うことは，その使用範囲が内部的であっても，私的使用には該当せず，違法です．また私的使用に該当する場合であっても，代行業者等の第三者に依頼して上記の行為を行うことは違法となります．

|JCOPY|〈出版者著作権管理機構　委託出版物〉
本書の無断複製は著作権法上での例外を除き禁じられています．複製される場合は，そのつど事前に，出版者著作権管理機構（電話 03-3513 6969，FAX 03-3513-6979，info@jcopy.or.jp）の許諾を得てください．

In loving memory of my parents,

Samuel and Henrietta Grauer

without whom this book would not have been possible.

訳者序

　この不整脈判読トレーニング（Arrhythmia Interpretation：ACLS Preparation and Clinical Approach）は，著者の序文にもあるように素早い判断と的確な処置を要求される救急救命の現場で役立つように意図された実用に徹した書であり，不整脈判読に役立つhow-toが満載されています．心電図を学び始めた医学生や前期研修医はもちろん，循環器疾患治療に従事する看護スタッフや薬剤師，生理検査室や臨床工学室に勤務するスタッフ，救急救命士など不整脈に関心のある方々に有用で，一読すれば日々の循環器臨床がより興味深くなると思われます．また，結果として患者に高品質な医療を提供することができると信じています．

　心電図は患者管理のために役立つ情報を提供してくれますが，不整脈判読を臨床現場で役立てるには知識だけでは十分でなく，経験が必要です．我々の病院では，循環器内科に配属された研修医の大切な役目の1つに，毎日病院で記録された心電図をすべて判読する作業があります．研修医1人あたり約50枚程度の心電図判読を毎日行い，その後先輩医師にチェックを受けます．こういう作業を2カ月程度続けると日常診療に支障ない程度の実力がつきます．この方法は優れた方法ですが，効率が悪くまた誰にでも利用できる方法ではありません．その代わりにこの本では「4つの質問法；4 Question Approach」と名付けられた系統的アプローチを提供することで不整脈判読の経験が体系的，効率的に身に付くようになっています．

　Einthovenが心電図を初めて記録してから約100年が経過し，時代の節目となる21世紀の初頭に臨床に役立つ心電図の本を翻訳できることを感謝します．なお本書の翻訳は，聖路加国際病院内科の臼井靖博先生（現武蔵野赤十字病院内科），久保亨先生（現高知医科大学老年病科），救急部の三橋昭裕先生（現奈良県立医科大学第3内科），近藤司先生（現土浦協同病院麻酔科・救急部）に協力して頂きました．最終的には私（高尾）の判断と責任で内容やスタイルの統一を行いました．また，原著と大幅に異なるスタイルにしたために医学書院の永安徹也氏，林裕氏，青木誠氏には大変なご苦労をおかけしました．この場を借りてお礼申し上げます．

2001年1月

髙　尾　信　廣

謝辞

本書の準備に貢献された以下の方々に感謝申し上げます。

Dan Cavallaro：やりがいのある本企画を私に成し遂げさせた彼の絶え間ないフィードバック，支援，そして友情に。

Kae Beard：本企画の青写真の段階から完成へと導いた彼女の絶大な役割に。彼女のためらいのない支援，勤勉さ，熱意が本書の実現の根拠になっています。

Claire Merrick：この企画の実現を可能にした彼女の支援と励ましに。ありがとう，Claire！

Anita Wofford-Grauer：本書を執筆している間（そしていつ終わるとも知れぬ書き直しの間），私の傍にいてくれたこと，また私の努力を支えてくれたことに。

Rick Griffin, Stephanie Ivey，および Paul Ivey：Gainesville で最もすばらしいレストラン "Ivey's Grill" における友情と支援に。彼らは私が執筆（および永遠とも思える書き直し），見直しをするのに，静かで快適な，そして気持ちを奮い立たせるような環境を提供してくれた（私の冠動脈をきれいにする豆腐やフルーツも）。どこのスタッフよりもすばらしい，私の大好きな Ivey's Grill のウェイターとウェイトレスに感謝します。

Maria Alvarez と Ray Paris：本書に費やした多くの時間，精神の安定，そしてダンスの楽しみのためにいつも貢献してくれた Maria Alvarez Imperial Dance Studio の最高の教師であり，すばらしい友人である彼らに。

Judy Niverson：私たちのダンスのめざましい上達（そして精神の安定）に寄与した彼女の友情，個人的な心づくし，そして支援に。

Barney Marriott, MD と William P. Nelson, MD：心電図について私がここで書ける以上に多くのことを教授していただいたことに。

Alachua General Hospital の心臓病のスタッフ（Burt Silverstein, MD；Steve Roark, MD；James O'Meara, MD および Mike Dillon, MD）：多大なる支援に，そして私たちのレジデントへの心臓病学の指導に。

私を奮起させ，学ばせて下さったすべての優れた心臓病専門医に。

数年にわたり，多くの情報を承知の上で（あるいは知らずに）与えてくれたすべての方々に。そして最後になるが重要な方々，すなわち，数年にわたり教えることにより私自身に学ばせてくれたすべての看護婦，医学生，レジデント，そしてその他のパラメディカルスタッフに。

Ken Grauer, MD

著者紹介

KEN GRAUER, M.D., F.A.A.F.P.

　フロリダ大学医学部の地域医療と家庭医学の教授，Gainesville における家庭医学研修医プログラムのアシスタントディレクター。家庭医学の専門医であり，フロリダの ACLS コース提携教員（そして前米国 ACLS コース提携教員）である。米国心臓学会 ACLS テキストブックの前執筆者の一人であり，Task Force for ACLS Post-Testing のメンバーでもある。本書に加え以下の書籍・教材の主要な，あるいは単独の著者である。

　ACLS：Rapid Study Card Review（Third edition, Mosby Lifeline, 1997），ACLS Rapid Reference（Third edition, Mosby Lifeline, 1997），A Practical Guide to ECG Interpretation（Mosby-Year Book, 1992），ECG Interpretation Pocket Reference（Mosby-Year Book, 1992），Clinical Electrocardiography：A Primary Care Approach（Second edition, Blackwell Scientific Publications, 1992），そして ACLS Teaching Kit：An Instructor's Resource（Mosby-Year Book, 1990）。彼の ACLS 関連の資料は Mosby Lifeline の CD-ROM　ACLS Infobase：The ACLS Omnibus Resource および ACLS Review（User's Manual and Instructor's Version）に明らかにされている。幅広く講義を行い，いくつかの「今月の心電図」を含み，様々なプライマリケア誌に 10 年以上にわたり寄稿し続けている家庭医向けの心臓病学に関する多くの記事の筆頭執筆者である。また，以下の雑誌の編集委員を務めている。

　Family Practice Recertification, Procedural Skills, そして International Medicine Alert, Emergency Medcine Alert, および ACLS Alert。

　Dr. Grauer は，看護婦，パラメディカルスタッフ，医学生，研修中の医師，臨床医を含めた様々な医療関係者を受講生とした ACLS コースと心電図/不整脈ワークショップにおける指導により，フロリダおよび米国中によく知られるようになる。彼のトレードマークは，他の方法では複雑になる内容を簡潔で実際的，そして記憶しやすい構成に変換し，常にわかりやすく教授する能力である。

DAN CAVALLARO, REMT-P

　フロリダ Tampa の Lifeguard Air Ambulance の senior medical officer および the Center for Medical Research 所長。前米国 ACLS コース提携教員，前 Task Force for ACLS Post-Testing のメンバーであり，米国心臓学会 ACLS テキストブックの執筆者の一人。本書の共著者であることに加え，以下の教材の共著者でもある。

　ACLS：Rapid Study Card Review（Third edition, Mosby Lifeline），ACLS Rapid Reference（Third edition, Mosby Lifeline），ACLS Teaching Kit：An Instructor's Resource（Mosby-Year Book, 1990）そして Mosby Lifeline ACLS CD-ROM 製品。臨床的には，過去 20 年間にわたり救急医学の現場に広く携わっている。また，その間 pre-hospital care と救急医療のコースにおいてもきわめて積極的に参画し進展させた。そして 200 を超える ACLS のコースで指導している。

目 次

  はじめに …………………………………………………………………………………… 1

Ⅰ 基本的な不整脈の理解

セクション 1A　不整脈を理解するのに必要な概念 ── 3

不整脈を理解するための要素 …… 3	QRS 命名法 ………………………… 17
臨床状況 …………………………… 4	QRS 命名法 ………………………… 18
商売道具 …………………………… 5	技術的側面 ………………………… 19
心電図の基本原理 ………………… 6	心拍数の計算 ……………………… 20
正常刺激伝導の経路 ……………… 7	心拍数の計算 ……………………… 21
刺激伝導の速さ …………………… 8	心拍数の計算 ……………………… 22
心電図の波形 ……………………… 9	心拍数の計算 ……………………… 23
心電図の間隔 ……………………… 10	"300 の法則" ……………………… 24
QRS 群 ……………………………… 11	心拍数の計算 ……………………… 25
機械的活動と電気的活動 ………… 12	心拍数の計算 ……………………… 26
心電図モニタリング ……………… 13	心拍数の計算 ……………………… 27
心電図モニターの誘導 …………… 14	心拍数の計算 ……………………… 28
QRS 命名法 ………………………… 15	"1 拍おきの方法" ………………… 29
QRS 命名法 ………………………… 16	心電図の専門用語 ………………… 30

セクション 1B　系統的アプローチ ── 31

不整脈判読のための系統的アプローチ ─4 質問法 ……………………… 31	4 質問法の使い方─質問 2 ……… 37
	Ⅱ 誘導における P 波の極性 …… 38
4 質問法の使い方─質問 1 ……… 32	リズムは洞調律ですか？ ………… 39
規則性のパターン ………………… 33	4 質問法の使い方─質問 3 ……… 40
早い収縮と遅い収縮 ……………… 34	QRS 幅は広いか狭いか？ ………… 41
パターン認識 ……………………… 35	4 質問法の使い方─質問 4 ……… 42
パターン認識 ……………………… 36	4 質問法を同時に適用 …………… 43

セクション 1C　上室性リズム ── 44

基本調律 …………………………… 44	洞頻脈 ……………………………… 50
洞調律 ……………………………… 46	練習：リズムは何ですか？ ……… 51
リズムは洞調律ですか？ ………… 47	その他の上室性リズム（QRS 幅の狭いリズム） …………………………… 52
洞徐脈 ……………………………… 48	
洞不整脈 …………………………… 49	心房細動 …………………………… 53

心房細動 ……………………………… 54
心房細動 ……………………………… 55
練習：リズムは心房細動ですか？ ……… 56
心房粗動 ……………………………… 57
心房細動と心房粗動 …………………… 58
心房粗動 ……………………………… 60
心房粗動 ……………………………… 61
心房粗動 ……………………………… 62
練習：リズムは何ですか？ …………… 64
心房粗動 ……………………………… 65
規則的な上室性頻拍 …………………… 66
発作性上室性頻拍 ……………………… 67
用語－上室性頻拍 ……………………… 69
発作性上室性頻拍 ……………………… 70
診断のジレンマ ………………………… 71
迷走神経を刺激する手技 ……………… 72
迷走神経を刺激する手技 ……………… 73
練習：リズムは何ですか？ …………… 74
練習：リズムは何ですか？ …………… 75
接合部（房室結節）性調律 …………… 76
接合部性調律 …………………………… 77
接合部性調律 …………………………… 78
練習：リズムは何ですか？ …………… 79

セクション 1D　期外収縮／心室頻拍 —— 80

早く生じる心拍と遅く生じる心拍 ……… 80
期外収縮（早期収縮）の種類 …………… 81
心房性期外収縮 ………………………… 82
接合部性期外収縮 ……………………… 83
練習：ブロックされた心房性期外収縮，
　　　それとも変行伝導を伴う心房性期外
　　　収縮か？ ………………………… 84
心室性期外収縮 ………………………… 86
練習：心房性期外収縮か心室性期外収
　　　縮か，それとも両方か？ ………… 87
練習：心房性期外収縮か心室性期外収
　　　縮か，それとも両方か？ ………… 88
反復する型の心室性期外収縮 …………… 89
多形性心室性期外収縮 ………………… 90
二段脈，三段脈，四段脈 ……………… 91
練習：リズムは何ですか？ …………… 92
練習：リズムは何ですか？ …………… 93
心室頻拍 ……………………………… 94
心室頻拍 ……………………………… 95
規則正しい QRS 幅の広い頻拍 ………… 96
練習：リズムは何ですか？ …………… 98
もしリズムが心室性頻拍だと考えるなら
　　　どうなるだろう？ ……………… 99
練習：リズムは何ですか？ …………… 101
練習：リズムは何ですか？ …………… 102

セクション 1E　晩発性収縮／補充調律 —— 103

晩発性収縮 …………………………… 103
補充調律 ……………………………… 104
練習：リズムは何ですか？ …………… 105
練習：リズムは何ですか？ …………… 106
補充調律：どの部位から生じるか？ …… 107
心室性調律 …………………………… 108
促拍固有心室性調律 …………………… 109
練習：リズムは何ですか？ …………… 110
練習：リズムは何ですか？ …………… 111
練習：リズムは何ですか？ …………… 112

セクション 1F　心停止のリズム —— 113

心室細動 ……………………………… 113
心室性頻拍 …………………………… 114
心静止 ………………………………… 115
徐脈/脈なしの電気的活動 ……………… 116
遅い固有心室性調律 …………………… 117
死戦期のリズム ………………………… 118

練習：リズムは何ですか？ ……………119
練習：リズムは何ですか？ ……………120
アーチファクト ………………………121
練習：リズムは何ですか？ ……………122
練習：リズムは何ですか？ ……………124
心肺蘇生中のリズム …………………125

セクション 1G　房室ブロックの基本概念 — 126

房室ブロックの伝統的分類 ……………126
房室ブロック―伝統的分類の欠点 ………127
房室ブロック―診断への簡単なアプローチ …………………………………128
1度房室ブロック ………………………129
3度房室ブロック ………………………130
3度（完全）房室ブロックの診断基準 …131
3度房室ブロックの部位（レベル）と臨床的意味づけ ………………………132
3度房室ブロックの修正診断基準 ………133
練習：なぜこれは3度房室ブロックではないのか？ ………………………134
房室解離 ………………………………135
房室解離 ………………………………136
房室解離 ………………………………137
高度房室ブロック ………………………138
2度房室ブロック ………………………139
2度房室ブロック ………………………140
グループ性拍動 ………………………141
Wenckebach型ブロック ………………142
練習：これはWenckebachか？ ………143
練習：これはWenckebachか？ ………144
すべてのグループ性拍動がWenckebachではない ………………145
2度房室ブロック―Mobitz II 型 ………147
2度房室ブロック―Mobitz I 型対Mobitz II 型 ……………………………148
2：1房室伝導 …………………………150
練習：Mobitz I 型かMobitz II 型か？ …151
復習：房室ブロックが存在するか？ ……152
復習：房室ブロックが存在するか？ ……153
復習：房室ブロックが存在するか？ ……154
復習：房室ブロックが存在するか？ ……155
復習：房室ブロックが存在するか？ ……156
復習：房室ブロックが存在するか？ ……157

II 不整脈の解説：Beyond the Core

セクション 2A　より高等な概念 — 159

ジギタリス中毒 ………………………159
問題：この不整脈にどう対処するか？ …161
問題：この不整脈にどう対処するか？ …162
問題：この不整脈にどう対処するか？ …163
洞不全症候群 …………………………164
問題：このリズムにどう対処するか？ …166
問題：このリズムにどう対処するか？ …167
問題：このリズムにどう対処するか？ …168
問題：このリズムにどう対処するか？ …169
問題：このリズムにどう対処するか？ …170

セクション 2B　変行伝導 — 171

変行伝導 ………………………………171
変行伝導 ………………………………173
変行の理由 ……………………………174
相対的不応期 …………………………176
問題：心室性期外収縮か変行伝導か？ …177
変行伝導における典型的な右脚ブロックパターン …………………………178
問題：心室性期外収縮か変行伝導か？ …179
問題：心室性期外収縮か変行伝導か？ …180
問題：心室性期外収縮か変行伝導か？ …181

左側胸部誘導の形態—V_6やMCL_6の
　　使用 ……………………………………182
　問題：心室頻拍か，そうでないか？ ……183
　問題：心室性期外収縮か変行伝導か？ …185
　融合収縮 …………………………………186
　房室解離 …………………………………187
　復習：心室性期外収縮か変行伝導か？ …188
　復習：心室性期外収縮か変行伝導か？ …189
　復習：心室性期外収縮か変行伝導か？ …190
　復習：心室頻拍か，それとも違うか？ …191
　復習：心室頻拍か，それとも違うか？ …192
　復習：心室頻拍か，それとも違うか？ …194

セクション 20　小児のリズム ——————————————— 196

　小児の不整脈を簡単に一望すると ………196
　小児の正常心電図 ………………………197
　補助的なペースメーカー ………………198
　問題：リズムは何ですか？ ………………199
　問題：リズムは何ですか？ ………………200
　問題：リズムは何ですか？ ………………201

　索引 …………………………………………………………………………………………203

はじめに

　心停止や救急時に心臓の状態を把握し，適切な対処をするためには，迅速で，しかも正確な不整脈診断が不可欠である．日常臨床でよく直面する不整脈を素早く認識・解釈し，対処する方法を，できるだけたやすくものにできるように手助けすることが本書の目的である．
　この本に出てくる心電図は我々が以前に出版した救急救命（ACLS）に関するもののなかでとりあげたものである．既にとりあげた心電図を整理・統合して，不整脈についてまとめている．

〈本書の使い方〉

　この本は大きく2つのパートに別れており，それぞれのパートは多くの章から構成されている．キーポイントとなる事柄を1つの章で書いているところもあれば，連続した章で1つのキーポイントを解説しているところもある．以下に各章の要点を示す．
　パートIは基本的な不整脈の解説である．まず不整脈に対する基礎的な知識と読み方を練習する．100以上の心電図を学ぶことで読者の不整脈に対する理解のレベルは短期間に基本的レベルからかなり高いレベルになるだろう．多くの図は解説とともに，専門的知識と経験の異なるあらゆるレベルの読者が理解を深めるのに役立つ．パートIは次のような章から構成されている．

セクション1A　不整脈を理解するのに必要な概念/心拍数の計測
　この章では，不整脈を理解するのに必要な基本的な概念を復習する．

セクション1B　系統的アプローチ
　この章では，不整脈理解のための実用的な4段階のアプローチ方法を示し，その臨床応用を図解する．

セクション1C　上室性リズム
　この章では，洞調律，心房細動，心房粗動，発作性上室性頻拍，接合部性調律など基本的な上室性不整脈を理解するための特徴を解説する．また診断的なプロセスのなかでどのように迷走神経刺激法を使うかについても解説する．

セクション1D　期外収縮（早期収縮）/心室性頻拍
　この章では，心房性期外収縮，接合部性期外収縮，心室性期外収縮やさまざまな心室調律を理解するための特徴を解説する．臨床的に重要なQRS幅の広い頻拍(wide QRS tachycardia)の鑑別診断についても解説する．

セクション1E　晩発性収縮/補充収縮
　色々な補充収縮や補充調律とその臨床的意義について解説する．

セクション1F　心停止のリズム
　心室細動，心室性頻拍，心静止，脈なし電気的活動，遅い固有心室性調律，死戦期のリズム，アーチファクトについて解説する．

セクション1G　房室ブロックの基本概念
　1度房室ブロック，2度房室ブロック，3度房室ブロック，高度房室ブロック，房室解離，その他房室ブロックによく似た不整脈の臨床的な理解について解説する．

　パートIIはより複雑な不整脈の理解と解釈である．ここでは基本的なことだけではなく，不整脈を理解する上でより高度な概念を解説する．

セクション2A　より高等な概念
ここでは，ジギタリス中毒の不整脈，洞不全症候群，WPW症候群に合併した速い心房細動，トルサード・ド・ポアンツ torsade de pointes などの概念について解説する。

セクション2B　変行伝導 aberrant conduction
変行伝導をみつけるための診断基準と心室期外収縮との鑑別方法を詳しく解説する。診断基準の応用方法をいくつかの頻脈の例題で解説する。

セクション2C　小児のリズム
ここでは，小児の不整脈と成人の不整脈の違いを簡単に解説する。

読者の臨床経験の違いに関わらず，この本の豊富な症例により不整脈の理解力がより深くなるだろう。救急救命や心臓の救急処置で遭遇するような基本的な不整脈については特に詳しく述べられている。

〈より高度なことを求める読者の方へ〉

我々の救急救命についてのすべて著作が近いうちに改訂されるだろう。「ACLS: Rapid Review and Case Scenarios」(現在，第4版)[1]はアメリカ心臓病協会（AHA）の救急救命の新しいトレーニングコースに沿った救急救命時の診断と治療方法をわかりやすく，臨床的に適切な形式で練習する。

似たような救急救命時のトレーニングは，全面改訂された「ACLS: Rapid Study Card Review」(第3版)[2]でもできる。想定されたシナリオと詳しい解説は救急救命や心停止の管理を学ぶトレーニングコースとして最適である。

最後に救急救命の最も大切な点を簡潔にまとめたのが「ACLS Rapid Reference」(第3版)[3]である。これはポケットに入れておいてベッドサイドですぐ役立つような参考書として企画されている。

■参考書

1) ACLS: Rapid Review & Case Scenarios (4 th ed): Ken Grauer, Daniel Cavallaro (Contributor), Mosby-Year Book, 1996
2) ACLS: Rapid Study Card Review (3 rd ed): Ken Grauer, Daniel Cavallaro (Contributor), Dan Cavallaro, Year Book Medical Pub, 1996
3) ACLS: Rapid Reference: Ken Grauer, Mosby-Year Book, 1997

I 基本的な不整脈の理解

セクション 1A 不整脈を理解するのに必要な概念

不整脈を理解するための要素

不整脈の解釈には3つの基本要素が関与している。
1) 心電図
2) 患者（その心電図を記録された患者）
3) 医師（その心電図を解釈し，患者を治療することに直面している臨床家）

キーポイント 不整脈を解釈する上で大切なことは「何が心電図であるか？」あるいは「何が心電図でないか？」を忘れないことである。心電図は単に心臓の電気的活動をグラフで表現したものであり，それ以上でも，それ以下でもない。心電図のリズム解析から得られる情報を臨床応用するには残りの2つの要素，つまり患者とその状況や医師に負うところが大きい。

解説

1) 心電図（リズム）
   - 問題となっているリズムをコピーする（適切な解析ができる時間的な長さの心電図記録が望ましい）。
   - さらにモニタリングの記録
   - 比較のための心電図記録
   - 12誘導心電図（もし治療に成功すれば）不整脈が治った後だけでなく，不整脈の前と最中の記録が得られれば理想的である。
2) 心電図を記録された患者
   - 患者の情報（年齢，性別，適切な病歴そして内服中の薬，特に心臓に作用する薬のリスト）
   - 不整脈が起こったときの臨床的な状況認識（4頁参照）
3) 患者を治療する臨床家
   - 心電図所見から情報として抽出し評価できる能力
   - 得られた心電図情報を利用して実際に患者を管理するのに役立てる臨床能力

メモ ほんの短い心電図記録 rhythm strip のみで正しい診断に至らないことはしばしばある。特に患者の臨床状況がわからないときには困難である。不幸なことに（そして現実的には）しばしば望むような情報を十分に得ることはできない。より多くの情報を集めれば，あなたの診断はより正確で妥当なものになることを改めて強調したい（5頁参照）。

臨床状況

〈不整脈を理解し管理するための要点〉

以下の臨床問題について考えなさい。

問題1：心拍数が100/分以上の洞調律 sinus rhythm を正確には洞頻脈 sinus tachycardia というか？

問題2：心拍数が35拍/分の洞徐脈 sinus bradycardia は心配な所見か？

問題3：遅い心房細動 af with slow ventricular-response を呈する患者では，洞不全症候群 sick sinus syndrome を合併しているといってもよいか？

問題4：QRS幅の広い頻脈 wide QRS tachycardia, wide complex tachycardia（WCT）が持続していても，意識がはっきりして，無症状ならば心室性頻脈 ventricular tachycardia（VT）だろうか？

ヒント これら4つの臨床問題の答はまったく同じ2語に要約される。

解説

不整脈は何も情報がないとき，すなわち患者の詳しい情報や臨床状況がわからないときに解釈するべきではない。上の問題に対する答のなかでこの点について強調しておく。これらの問題に対する共通のヒントは「依存 depending on」という2語である。

問題1：洞頻脈の定義は患者の年齢に依存して変化する。成人では毎分100を越える心拍数は洞性頻脈であるが，より早い心拍，例えば毎分120でも泣きじゃくっている幼児にとっては完全に正常である（197頁参照）。

問題2：徐脈の臨床的意味はそれが起こる状況に依存して変わってくる。35拍/分の洞徐脈は失神のような症状や心不全徴候を示す老人にとっては異常であることは明白である。このような状況では洞不全症候群が疑われ，ペースメーカーが必要である。一方，同じ35拍/分の洞性徐脈でも健康な長距離ランナーにみられる場合には正常である。長距離ランナーにとっては，遅い心拍数は病気どころかむしろ良い体調を意味している（48頁参照）。

問題3：心拍数の遅い心房細動は医原性かもしれない。ジギタリス，β遮断薬，ベラパミルそしてジルチアゼムなど心拍数を遅くする薬の過剰投与でも出現する。つまり患者が服用している薬剤に依存する。もしこういった薬が投与されていなければ，この遅い心房細動は洞不全症候群により生じたことが強く疑われる（161頁参照）。

問題4：頻拍中の患者の血行動態には関係なく持続するQRS幅の広い頻拍症（WCT）の原因としては，変行伝導 aberrant conduction を伴った上室性頻拍（SVT）や頻脈前から元々ある脚ブロックに合併したSVTを考えるよりは心室性頻拍（VT）のほうがはるかに可能性が高い。つまり病歴に依存する。心臓病が基礎疾患にある中年〜高齢の患者ではVTが起こりやすい（96頁参照）。

商売道具

- 系統的アプローチ
- キャリパー（ディバイダー）
- 心電図モニター
- 12誘導心電図
- 迷走神経刺激法

メモ 持続する頻脈に対する診断的または治療的手段としてのアデノシンの使用法については72頁で解説する。

解説

不整脈の解釈を容易にするためには，次のような道具や手段をいくつか用いる。

- **系統的なアプローチ** おそらく最も大切な道具である。我々は系統的アプローチとして「4つの質問形式による方法」を提案する（31〜43頁参照）。4つの質問とは，①リズムの規則性，②P波の存在，③QRS幅の広さ，④P波とQRSの関係，である。系統的アプローチを普段から使うことで重要な所見の見落としを防ぐことができる。
- **キャリパー（ディバイダー）** キャリパーは重要だが，よく見過ごされる道具である。キャリパーを使うという考えに脅えることはない。ちょっと練習すればキャリパーを使用することは不整脈に対するアプローチをする上での日常作業の一部となる。その御利益はすぐに現れ，心拍数やリズムの規則性をたやすく，素早く求められるようになる。また心房と心室の電気活動は一見すると微妙な関係であるが，その関係についてもたいへん明白になる。
- **心電図モニター/12誘導心電図** 多くの誘導方法で心電図を記録することは以下の点で役立つ。心房の電気的活動の有無や性状，QRS形態の手がかり，QRSとQRSとの間隔（つまりR-R間隔）を評価するための新しい視点（ある誘導では一見するとQRS幅は狭くみえるが，他の誘導ではQRS幅が広くみえる）などを提供してくれる。
- **迷走神経刺激法（頸動脈洞マッサージ，バルサルバ法）** 迷走神経を刺激すると発作性上室性頻拍（PSVT）を洞調律に戻したり，PSVT以外の上室性頻拍の心拍数を落とすことで，頻拍時には隠れていた心房の電気的活動を見つけやすくなるので診断または治療をする上で有効である（72〜73頁参照）。

心電図の基本原理

　個々の不整脈の解説をし，不整脈を解析する前に，いくつかの基本的用語や概念についてはっきりさせておく必要がある。この章の残りのなかで引き続いて解説する。下記に解説する項目を示す。

- 正常刺激伝導の経路（7頁）
- 刺激伝導の速さ（8頁）
- 心電図の波形（9頁）
- 心電図の間隔（10頁）
- QRS群（QRS complex）（11頁）
- 機械的活動と電気的活動（12頁）
- 心電図モニタリング－静的記録対動的記録（13頁）
- 心電図モニタリングの誘導法－最もふつうに好まれる誘導（14頁）
- QRS群の命名法（15～18頁）
- 技術的側面：心電図の記録用紙 grid paper（19頁）
- 心拍数の計算（20～23頁）
- "300の法則"：心拍数の計算（24頁）
- 心拍数の計算：R-R間隔が大きなマス目（5 mmごと）の正確な倍数でない場合（25頁）
- 心拍数の計算：R-R間隔が不規則なとき（26頁）
- 心拍数の計算：リズムが規則的で，遅いとき（27頁）
- 心拍数の計算：リズムが規則的で，早いとき（28頁）
- 1拍おきの方法 "every other beat method"（29頁）
- 心電図の専門用語－arrhythmia と dysrhythmia の使用法について（30頁）

解説

　この章で心電図に関する基本的な知識を復習するが，その前に一言述べておく。これから述べる概念の多くは読者のほうが既によく知っていることも多い。そうであれば基本原理については気楽に読み飛ばしてかまわない。しかし読むのを完全に省略しないでほしい。それはより高度な概念（原文では貴重なものという意味で "pearls" と表現されている）を至る所に散りばめてあるからである。
　セクション1B（31頁）のはじめで我々は不整脈を解釈するための系統的アプローチ方法を解説し，その後基本的な不整脈についての旅に出かける。

正常刺激伝導の経路

質問 正常の刺激伝導は左房・右房のどちらから生じるか？（ヒント―洞結節はどちら側の心房に存在するか？）

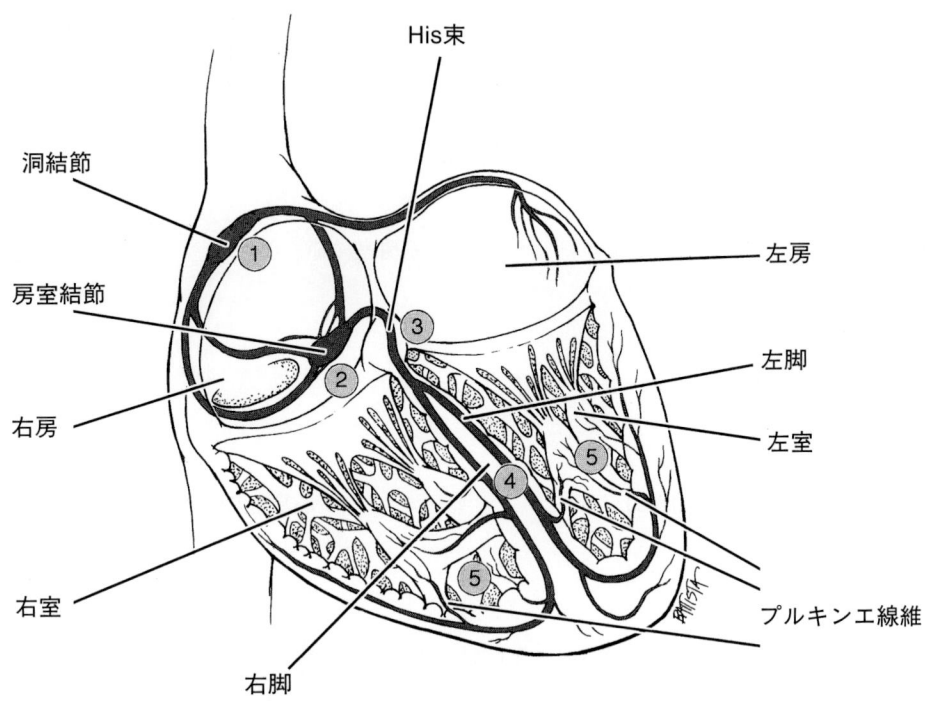

解説

心電図は心臓の電気的活動の反映である。電気的活動は洞結節（洞房結節）より始まる。原則として洞結節が心臓のリズムを司るペースメーカーである。解剖学的には洞結節は右心房上部（①）に位置している。これが左房よりも先に右房が脱分極する理由である。

健常成人では洞結節の放電頻度は60～100拍/分であり，これが正常洞調律の心拍数の範囲と定義される。電気的な放電をきっかけに電気的活動の波は特殊な心筋細胞である刺激伝導系を伝わる。

電気刺激の伝導は房室結節で一瞬遅れた後，心室の刺激伝導系に入る。はじめはHis束（③）として始まり，右脚と左脚（④）に分かれる。

電気的活動は左右脚から複雑に入り組んだ特殊なプルキンエ線維（⑤）を経て心臓全体に伝わり，右室と左室がほぼ同じに興奮する。

メモ 心臓の機械的収縮は，電気的興奮に引き続いて起こる。

刺激伝導の速さ

質問 なぜ心室性期外収縮の QRS 幅は広くなるのか？（すなわち，心室性期外収縮ではなぜ通常より心室の脱分極に時間がかかるのか？）

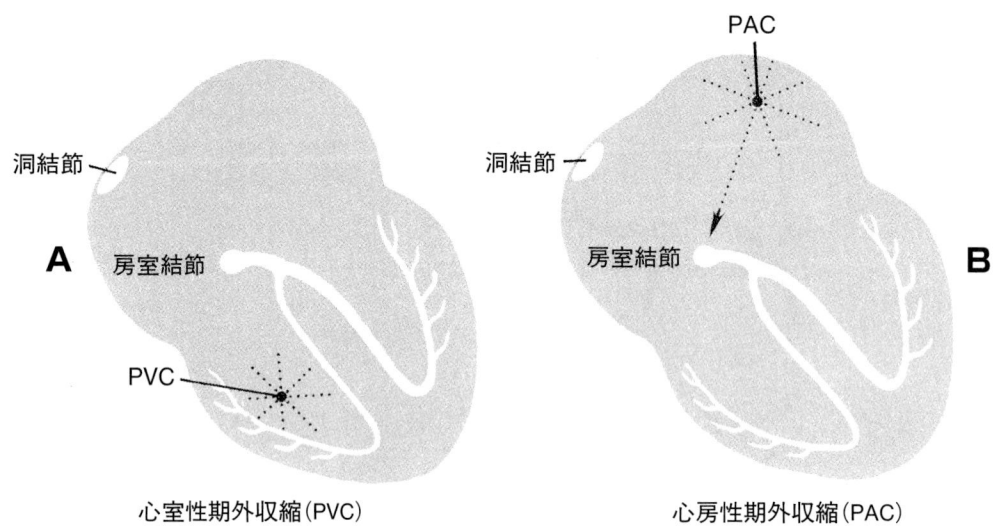

心室性期外収縮（PVC）　　　　　心房性期外収縮（PAC）

解説

　電気刺激が特殊心筋細胞である刺激伝導系を伝わる速度は，刺激伝導系でない心房や心室の組織を伝わる速度の約 100 倍であることを強調しておく．正常心電図の QRS 幅が狭いのは，このように正常の心臓では電気的脱分極が急速に，そして効果的に起こるからである．

　いろいろな状況がこの刺激伝導の過程に影響する．最もよくみられる心電図異常は期外収縮（"期外 premature" とは "早く発生する" という意味）で，洞結節以外の場所（異所性＝ectopic）から電気的活動が始まる．洞結節以外で刺激が発生する場所には次の3つの可能性がある．① 心房内，② 房室結節内，③ 心室内のいずれかから期外収縮の電気刺激が発生する．異所性刺激が発生する部位によって次のように呼ばれる．

- PAC—premature atrial contraction　心房性期外収縮
- PJC—premature junctional contraction　接合部性期外収縮
- PVC—premature ventricular contraction　心室性期外収縮

メモ　PVC が正常な刺激伝導時と大きく異なり幅の広い QRS となるのは，心臓の特殊な刺激伝達系以外のところで興奮が始まるからである（上図 A 参照）．電気的刺激が刺激伝導系以外の心室組織から始まる結果，正常と大幅に異なる経路を通り，心筋を脱分極させるのに非常に時間を要するからである．

　一方，典型的な PAC では通常，正常伝導時とまったく同じ QRS 幅，つまり幅の狭い QRS となる．これはほとんどの PAC では正常リズムと経路を通るからである（上図 B 参照）．洞結節以外で生じた心房の刺激が房室結節に達した後は正常経路を伝わっていく．PJC は房室結節内で興奮が始まり，たいていは QRS 幅の狭い正常波形となる．

心電図の波形

心電図を構成する波形
- P波―P wave
- QRS群―QRS complex
- T波(U波)―T wave(U wave)

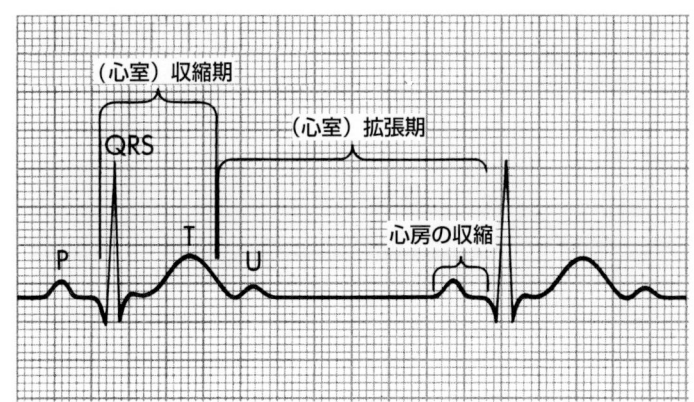

質問 モニター上で記録された心電図は，心臓の機械的あるいは電気的活動のどちらを反映しているのか？

解説

正常の心電図波形は，P波，QRS群，T波という3つの主要な波形からなる。これらの波形は心周期の間に生じる電気現象を表している。特に，
- P波が反映するもの ―― 心房の脱分極
- QRS群が反映するもの ―― 心室の脱分極
- T波が反映するもの ―― 心室の再分極

時々T波に引き続いてU波がみられる。U波は小さく，通常は陽性（上向き）である。心室の再分極の終末部を表すと考えられている（上図を参照）。

キーポイント 心周期中に起こる電気的現象と機械的現象をけっして混同してはいけない。心腔（心房および心室）の収縮と弛緩は機械的現象である。各々の心腔での電気現象である脱分極に引き続いて機械的現象が生じる。

心周期中に生じる機械的現象のおおよそのタイミングが上の図に示されている。機械的収縮期（心室の収縮）は，QRS群の始まりからT波がほとんど終わるまで続く。拡張期（心室の弛緩と血液の充満）は収縮期に引き続き始まり，心房収縮で完結する。心房収縮時に心室拡張は最大となる。これは上の図でP波に引き続きみられる。次のQRS群が次の機械的収縮の開始時期を示す大まかな指標である。

心電図の間隔

心電図には，鍵となる3つの間隔 interval がある。それらは，
- PR 間隔（PQ 間隔）—PR interval（PQ）
- QRS 群—QRS complex（QRS）
- QT 間隔—QT interval（QT）

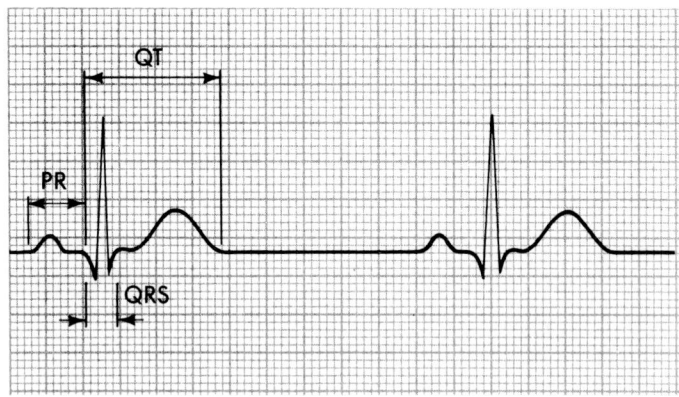

質問 PR 間隔ではどのような電気的現象が起こっているのか？ 通常，電気刺激はこの期間中の大部分の時間を刺激伝導系のどこの部分で費やしているのか？

解説

- **PR 間隔** PR 間隔は心房の脱分極の始まり（P 波のはじめ）から，心室の脱分極の始まり（QRS 群のはじめ）までの時間（間隔）である PR 間隔の初期には，刺激が心房の特殊線維を通るので刺激伝導は速い。電気刺激が房室結節を通る際にはかなり伝導速度が低下する。この伝導遅延の生理学的効果は，心房が収縮し，心房内の血液を心室内に注ぎ込む（"心房の一蹴り atrial kick"）のに十分な時間を与えている PR 間隔の大部分の時間は，電気刺激が房室結節を通るのにかかる時間である。
- **QRS 群の間隔（QRS 幅）** QRS 群の間隔は心室の脱分極にかかる時間である。正常人は洞調律であり，このときの QRS 幅は狭い。これは特殊線維である心室の刺激伝導系を電気刺激が急速に伝わった結果である。心室興奮（脱分極）の過程が延長する状況では，QRS 間隔の長さ，つまり QRS 幅が広くなる
- **QT 間隔** QT 間隔は心室の脱分極（QRS の始まり）で始まり，心室の再分極が終わる（T 波の最後）までの時間的長さ（間隔）である。この QT 間隔の初期にはどのような期外刺激に対しても心臓はまったく反応しない（絶対不応期 absolute refractory period：ARP）。刺激伝導系の相対不応期 relative refractory period（RRP）に当たる時期は QT 間隔の後半部分であり，臨床的な意義は 176 頁で述べる。

QRS 群

10頁で述べたように，心電図波形のQRS幅は正常では狭い．心室の刺激伝導系の特殊線維を電気刺激が急速に効率的に伝わるからである．

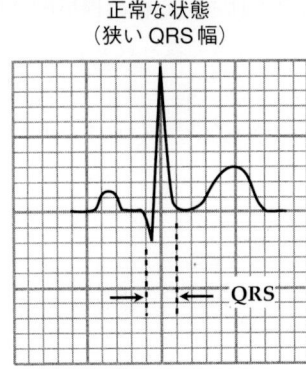
正常な状態
（狭いQRS幅）

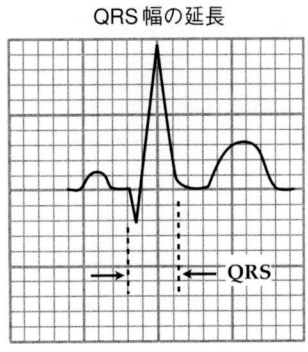
QRS幅の延長

[質問] 正常な房室結節の伝導路を電気刺激が伝わるにもかかわらず，QRS幅が広がるような状況，つまり心室の脱分極が遅延する状況を想定できるか？

[ヒント] 正常の刺激伝導系を構成している部分（7頁参照）を考えてみよう．どこが障害されると電気刺激の心室への伝導が遅延するのか考えてみよう．

[解答]

7頁で述べたように，正常の刺激伝導は洞（房）結節から始まる．次に電気刺激は心房の特殊線維を通り，房室結節を経由してHis束へ伝わり，心臓全体に広がるので，左右の心室がほぼ同時に電気的に興奮する．電気刺激の伝導障害は，この刺激伝導系のどこでも生ずる可能性がある．

- 心房あるいは房室結節から心室への電気刺激の伝導が障害されると伝導速度が遅くなる（心室への到着が遅れる）．その結果PR間隔が延長する．
- 房室結節での伝導がより強く障害され，電気刺激の伝導が中断されると，1つあるいはそれ以上の心房興奮がまったく伝わらなくなる．つまり房室ブロックAV blockである．心電図上では1つあるいはそれ以上のP波のみでP波に引き続くQRSがみられない．
- 房室結節を通過した電気刺激は通常，心室へと伝達される．しかし房室結節より末梢で伝導が障害されたり，途絶（ブロックblock）されることもある．例えば右脚right bundle branchや左脚left bundle branchがブロックされると，電気刺激は必然的にブロックされていない脚のほうを先に通過する．その結果，協調してほぼ同時に起こる左右の心室の収縮は行われない．ブロックされていない脚から伝導される心室がもう一方の心室よりも早く収縮する．ブロックされた側の心室では電気刺激が刺激伝導系ではない非特殊線維（通常の心室筋）を伝わるため，その伝達速度は著しく遅い．したがって心室の脱分極がすべて終了するのが遅れ，QRS幅は広くなる（QRS幅の基準については40〜41頁で述べる）．

〔訳注〕ここではまとめて"伝導"という言葉で訳出したが，原書では"conduction"と"transmission"を使い分けている．"conduction"は伝導自体だけでなく，伝導に伴う条件（伝導速度，伝導様式など）も含んだ広い意味で使用している．"transmission"は伝導そのもの，つまり伝導の成否を問題にしている．

機械的活動と電気的活動

9頁で強調したように，心周期中に起こる機械的現象，つまり心房と心室の収縮と拡張は通常，電気的現象（心房と心室の脱分極と再分極）が終了した直後に引き続いて起きる。心臓の電気的活動は心電図波形（P波，QRS群，T波）によって視覚的に表される。心臓の機械的活動は脈拍・血圧・心拍出量といった臨床的指標（パラメータ parameter）によって表される。

[質問] モニター上（正常とは限らない）心電図波形があるにもかかわらず，心臓の効果的な機械的収縮がみられないのはどのような状態のときか？

[ヒント] 心停止時のいろいろな心臓のリズムを考えてみよう。

[追加質問] 電気的活動も機械的活動もない心臓のリズムは？

解説

明らかな電気的活動の証拠，つまりモニター上で心電図波形がみられるにもかかわらず，機械的活動の証拠がはっきりない，つまり脈拍を触れないというような状況がいくつかある。このような状況は主に心停止時にみられる。次のものを含む。

- 心室細動 ventricular fibrillation（V Fib）
- 脈拍のない心室性頻拍 pulseless VT（ventricular tachycardia）
- 脈拍のない電気的活動リズム pulseless electrical activity（PEA）rhythms—以前は伝導-収縮解離 electro-mechanical dissociation（EMD）という用語で分類されていたリズムの一群で，様々な病態で生じる。
- 死戦期のリズム agonal rhythm—「死にゆく心臓」のリズムとして知られている。

[臨床メモ] これらのリズムで生きていることはできない。それは，これらのリズムでは生存するのに有効な心拍出を伴わないからである（心停止時にみられるこれらのリズムの心電図診断は113〜125頁で述べる）。

[メモ] 電気的活動も機械的活動もみられない，つまり心電図波形は完全に消失し平坦な1本の線となるリズムは心停止 asystole である。

心電図モニタリング

〈静的記録 対 動的記録〉

　心臓の電気的活動は臨床的には2つのうちどちらかの方法で表示される。①静的心電図記録か，②動的心電図記録である。後者の方法は進行中の心電図リズムを監視するもの（つまり動的記録）で，通常テレメトリ telemetry（遠隔測定）装置で行われる。これとは逆に静的記録のリズムは記録紙に印刷される（多くの場合，リズム・ストリップ rhythm strip と呼ばれる細長い記録紙）。

〔問題〕　あなたが診ている患者のリズムが下図のようだったらと想像しなさい。

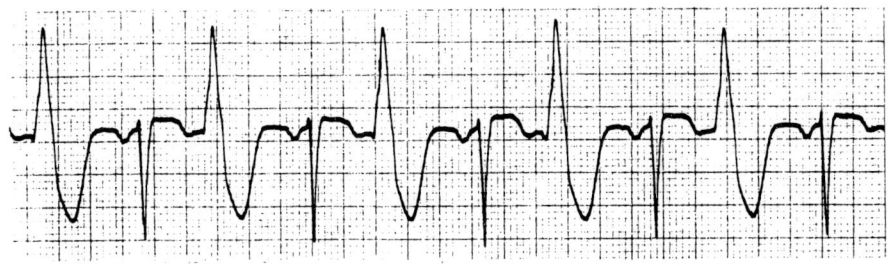

MCL1 誘導

　テレメトリによりこの患者をモニターすることの利点は何だろうか？　心電図モニターとしてもっぱら用いられているこの動的方法の欠点は何か（つまり，とにかく心電図の記録が得られない）？

解説

　テレメトリ（動的モニタリング）を用いて患者をモニターすることの明らかな利点は，刻々と変化する心臓のリズムを観察することができる点である。テレメトリ・モニタリングにより現在の心臓のリズムを臨床的な状態に直ちに関係づけることができるので，治療の必要性の評価が容易になる。モニター中に患者のリズム（や血行動態の状態）が変化したら，適切な処置をとらなければならない。さらに患者がテレメトリ・モニタリングをしていれば，治療に対する臨床的な反応がすぐにわかる。これは単にモニタリングの過程が持続的に進行するからである。これとは対照的に，以前に得られた静的な心電図記録だけでは治療の必要性や治療に対する反応を評価することは難しい。

〔例〕　上図のリズムでは1拍ごとに異なっているのが明らかである。より幅が狭い洞調律と比べると，（QRS群の極性が）反対向きの1拍おきの波が心室性期外収縮（PVC）である。この患者をテレメトリしていれば，自覚症状の原因がこのリズム（PVCの2段脈）のためかどうかの決定は容易であろう（単純ならば病歴や身体所見からも決定することができるが……）。治療の適応がある場合，治療が効果的（PVCが消えたかどうか）であったならば，すぐにわかるだろう。

　一方，患者をテレメトリだけでモニターしていると，イベントや不整脈が生じた場合の記録を欠いてしまうだろう。心電図の解釈が難しいときには，静的心電図記録を注意深く解析したり，以前の記録と比較しないとわからないこともある。テレメトリ・モニタリングの継続とリズムの記録を時系列で更新することは，患者の臨床経過や治療の反応を適切に評価し，記録するために必要である。

心電図モニターの誘導

〈最も一般的に好まれる誘導〉

　13頁のリズムに戻ってみよう。この記録の左上隅にみられる lead MCL$_1$（MCL$_1$誘導）はこの心電図を記録した誘導を示している。しかしどうすれば色々なモニター用誘導（つまりリードの貼り方，解剖学的目印など）が得られるかについてはこの本の範囲を超えているので，基本原則を述べるにとどめる。

- モニターしている誘導法は常に明示されなければならない（13頁のリズム記録にみられる左上隅の表示のように）。
- 心電図の特徴的所見（つまりP波の有無や性状，QRSの形態など）に注目して探す場合には特別な誘導法を用いることがある。
- 1つの誘導法だけよりも2つ以上の誘導法を併用するほうがよい。不整脈の表示のために選ばれた誘導が1つだけの場合に得られる心電図情報には限りがある（この限界はほとんど定義により決まっている）。
- 臨床の現場で最もよく使用されているモニターの誘導法はII誘導，MCL$_1$誘導，MCL$_6$誘導である。これらの誘導法のうち，どの誘導（1つまたはそれ以上）を患者のモニター用として選ぶかは臨床的な必要性による。

解説

II誘導　心電図モニタリングとして頻用されていると思われる誘導法である。心房の電気活動（そしてP波の形態）をよく反映するのに有効である。P波がなくて，心拍の原因が不明の場合には，残念ながらQRS波形の形態を評価するためには使えない。つまりII誘導では心室期外収縮と変行伝導を区別することはできない。

MCL$_1$誘導　これは心房の活動とQRS形態の両方の情報を提供する優れた誘導である。この右側胸部誘導で得られるQRS群の視点は12誘導心電図のV$_1$誘導に大体相当する。

MCL$_6$誘導　臨床現場ではあまり使用されていない。心房の活動をみるには適さないが，QRSの形態の評価，特にMCL$_1$誘導では起源のよくわからない心拍についてのかけがえのない情報を提供する。この左側胸部誘導で得られるQRS波形の視点は12誘導心電図のV$_6$誘導に大体相当する。

著者の好み　通常，我々はまずMCL$_1$誘導で患者をモニターする。特にこの誘導でP波がよくみえ，患者のリズムが洞調律であるときに好まれる。つまり心房活動をよりよくみたいとか，違う角度でみたいとき，さらにQRS波形の形態を評価したいときなど，臨床的必要性に応じてモニターする誘導をII誘導やMCL$_6$誘導に変更している。

QRS 命名法

QRS 群の外見はいろいろと変化する。コミュニケーションを補助する表記システムが開発され，どのような QRS 群の波形でも言葉で表現することができ，心電図記録が目の前にない人に対してさえ伝えることができる。

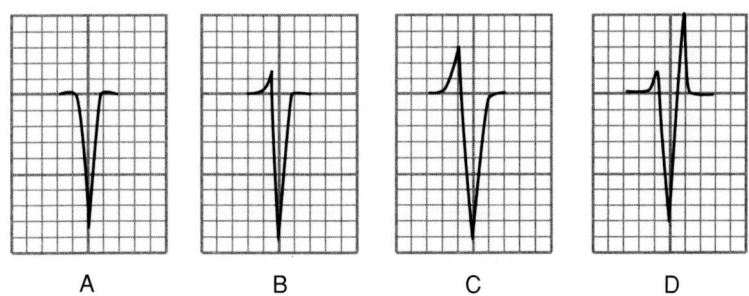

メモ QRS 波形の比較的小さな差違を認識することはしばしば重要である。例えば以下の 4 個の QRS 波形について考えてみよう。

これらの QRS 群は皆同じにみえますか？ これらの違いをどのように表現すればよいですか？

解答

A，B，C，D の QRS 群はすべて明らかに異なっている。相対的な高さの大小，波形の振れの上向き（upright＝positive）や下向き（negative）を言葉で表現するよりは，下図で使用するような単純な文字記号のほうが簡単ではありませんか？

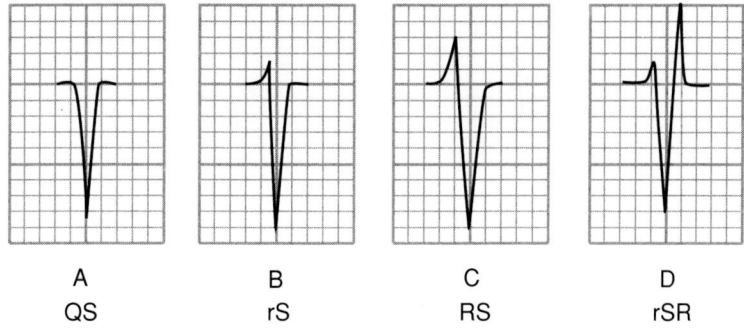

提案 16〜18 頁の図で練習してからここに戻ってきなさい。この QRS 命名法を使用すると上図の QRS 波形の細かな違いを明確にいうことができる。例えば，A と B はともに QRS 幅は比較的狭い。A と B との違いは，B の QRS 群には小さな初期 r 波が存在し，さらに B の S 波がわずかにより深いことで区別される。C の QRS は B に比べて明らかに幅広く，また初期 R 波もより高く，幅広い。D は比較的幅広い QRS（C の QRS 幅はより広く，B の QRS 幅はより狭い）と特別な振れ（R' 波）により B と C の QRS 群と区別できる。

QRS 命名法

QRS 群の命名法は 6 つのルールから成る。まず初めの 3 つのルールを下図に示す。
- ルール #1　最初の下向き波（振れ）を Q 波という。
- ルール #2　最初の上向き波（振れ）を R 波という。
- ルール #3　R 波に続く下向き波が基線より下がっていれば，S 波という。

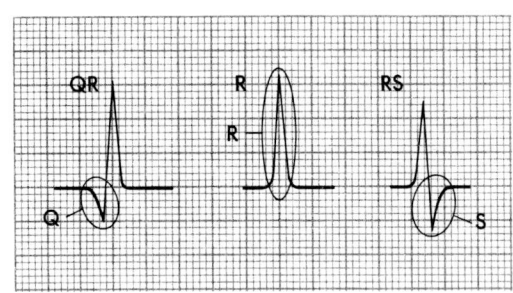

メモ　上図から明らかなようにすべての QRS 群は必ずしも 3 つの要素（Q 波，R 波，S 波）をもっていない。上図の最初の QRS 群は QR 波，2 番目は R 波，3 番目は RS 波である。

解説

- ルール #4　大きな波（振れ）は大文字で表示される。高さが 3 mm（小さなマス目 3 つ）以下の小さな波（振れ）は小文字で表示される。

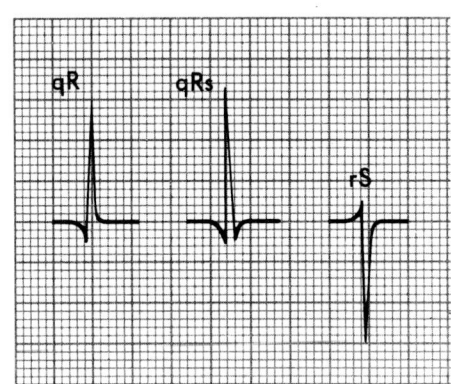

メモ　上図は qR 群，QRS 群，rS 群を示している。各々の最初の波は小さい，つまり 3 mm に届かない小さな波である。最初と反対側に振れる 2 番目の波は大きい。2 番目の QRS 群（QRS 群）は小さな陰性波（s 波）で終わっている。

QRS 命名法

- ルール #5　2番目の陽性波があれば，特殊記号「'」(prime notation) を付けて表記し，その大きさに応じて R' または r' とする。

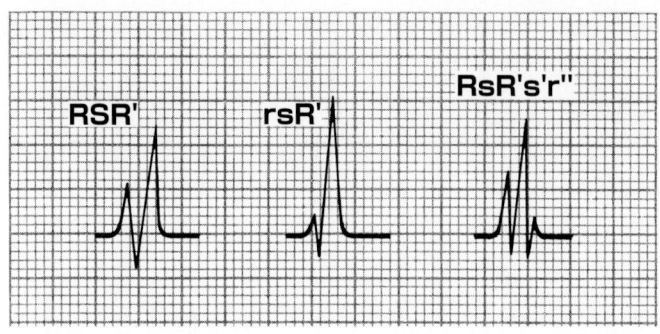

メモ　上図は2つ以上の上向きまたは下向きの波（振れ）をもつ QRS 群を示している。

解説

- ルール #6　下向きの波（振れ）だけの場合には QS 群と呼ばれる。R 波が存在しないとこの波が Q 波なのか S 波なのか，あるいは Q 波と S 波の組み合わせなのか区別できないからである。

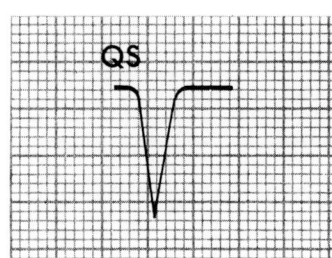

メモ　上図は QS 群を表記している。陽性波（R 波）がないと陰性波が Q 波，S 波，または Q 波と S 波の組み合わせを表しているのかをいうことはできない。

QRS 命名法

〈練習〉

QRS 命名法を使用して以下の QRS 群の名称を付けてみなさい。あなたの解答を書きなさい。

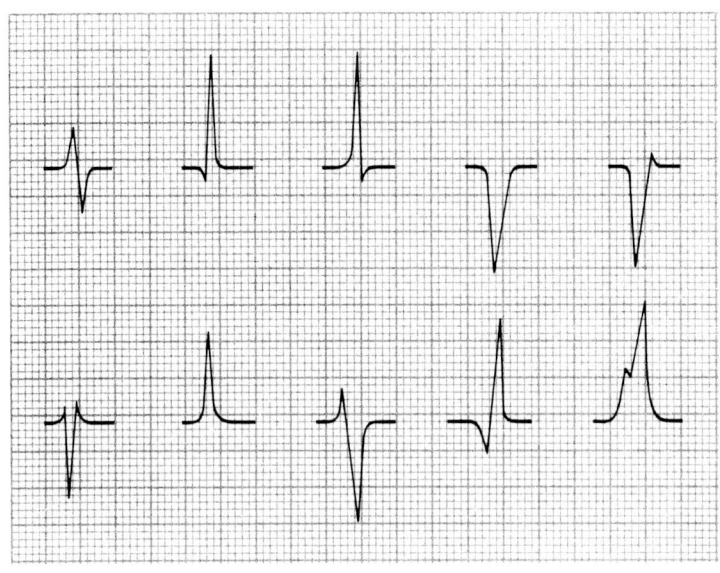

解答

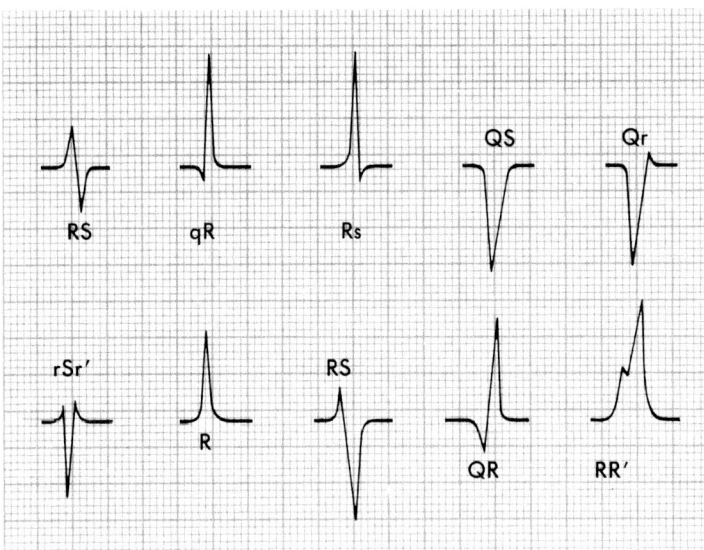

メモ QRS 群の初期の振れ方向を求めることは臨床的にたいへん重要である。12 誘導心電図で初期陰性波（上図の qR，QS，Qr，QR 群）が認められれば，心筋梗塞を意味するかもしれない。しかし陽性波ではそうではない。

上図の最後に示す QRS 群の正確な名称は RsR' というよりは RR' である。これは R 波と R' 波の間にみられる小さな下向きの振れが基線よりも下に達しないからである。

技術的側面

〈心電図の記録用紙 ECG grid paper〉

　リズムを調べる過程に注意を向けよう。この第一段階は心拍数の算定である。これは心電図の記録用紙の助けを借りて簡単にできる。実際すべての心電図とモニター心電図 rhythm strip は特別な用紙に記録される。この用紙と同様なものを下図に示す。

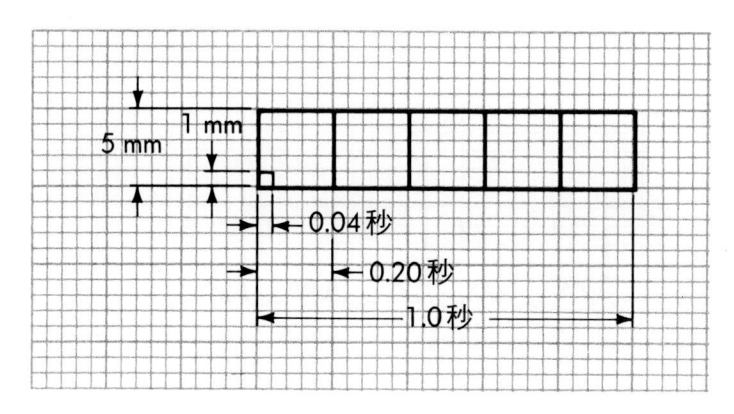

（質問）心電図の記録用紙の小さなマス目の長さと幅はどのくらいか？　また大きなマス目の長さと幅はどのくらいか？　大きなマス目5個分を記録する所要時間はどのくらいか？

心電図の記録用紙

　上図から明らかなように心電図の記録用紙は大きなマス目と小さなマス目からできている。小さなマス目は正方形で，その一辺は1mmである。大きなマス目も正方形で，一辺は小さなマス目5個分（5mm）である。心電図を記録すると1秒ごとに小さなマス目25個分（大きなマス目5個分）の記録用紙が使用される。記録用紙上の小さなマス目1個分を記録するのに必要な時間は1/25秒，つまり0.04秒である。

　図からわかるように記録用紙の長軸（横軸）に沿って時間が秒単位で記録される。一方，縦軸（短軸）に沿って振幅がmm単位で記録される。

　ゆえに心電図記録用紙の小さなマス目1個分の幅は時間で0.04秒，高さは振幅で1mm

　上記より記録用紙の大きなマス目を記録するのに必要な時間（秒）は小さなマス目5つ分の時間と等しい。つまり0.04秒×5＝0.20秒である。

　ゆえに心電図記録用紙の大きなマス目1個分の幅は時間で0.20秒，高さは振幅で5mm

20　Ⅰ．基本的な不整脈の理解

心拍数の計算

〈心電図の記録用紙を利用して〉

　以下に示す例題に対して19頁で述べた情報を臨床的に応用してみよう。この心電図記録では大きなマス目ごとにQRS群が現れていることに注目しよう。

[問題]　下に示すリズムの心拍数を計算してみよう。1分間当たり何拍（つまりQRS群の数）になるかを答えなさい。

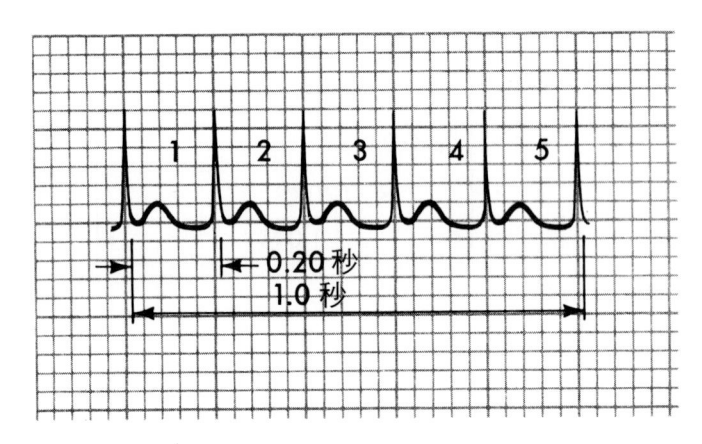

[解答]

　上図に示されているようにQRS群は大きなマス目ごとにみられている。これはR-R間隔（つまり各々のQRS群間隔の時間）が，0.20秒になることを示す。言い換えると5個のQRS群が1秒かかって記録されることである（つまり 0.20秒×5＝1.0秒）。
　1分間は60秒であり，41頁の例題での心拍数は：
　1秒当たりに5拍（5個のQRS群）が生じる
　　×60秒/分＝300拍/分

心拍数の計算

20頁の図のようにQRS群が大きなマス目ごとに現れる場合，心拍数は300拍/分である。

[質問] リズムが規則的（整）で，R-R間隔が大きなマス目2つの場合，心拍数はいくつになるであろうか。

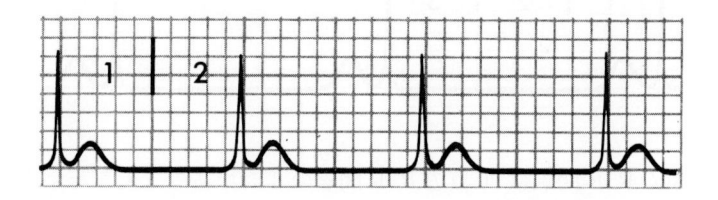

[ヒント] 上の例題のR-R間隔は41頁のR-R間隔の2倍である（大きなマス目2つの時間，つまり0.40秒）。心拍数の速さが半分になると思いませんか？

[解答]

この例題について心拍数を求める助けになる思考過程は上のヒントに示されている。次のように行う。

- 20頁の図のリズムの心拍数は300拍/分である。またその記録のR-R間隔が大きなマス目ごとの幅（0.20秒）であることを求めた。
- 上図でみられるR-R間隔は，20頁でみられるR-R間隔の2倍の長さ（大きなマス目2つ，つまり0.40秒）である。
- したがって，上図の心拍数の速さは20頁の心拍数の半分である。
- つまり 300÷2＝150拍/分

心拍数の計算

[質問] リズムが規則的(整)で,R-R間隔が大きなマス目3つの場合,心拍数はいくつになるであろうか?

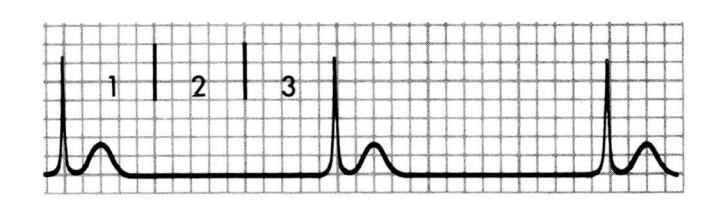

[ヒント] 上の例題のR-R間隔は20頁のR-R間隔の3倍である(大きなマス目3つの時間,つまり0.60秒)。心拍数の速さが1/3になると思いませんか?

[解答]

大きなマス目1つごとにQRS群が現れる(20頁)代わりに3倍の長さ(R-R間隔が大きなマス目3つごと,つまり0.60秒)になると心拍数の速さは1/3になる。上のリズムの心拍数が100拍/分(300÷3=100拍/分)になることを意味する。

心拍数の計算

質問 リズムが規則的（整）で，R-R間隔が大きなマス目5つの場合，心拍数はいくつになるであろうか？

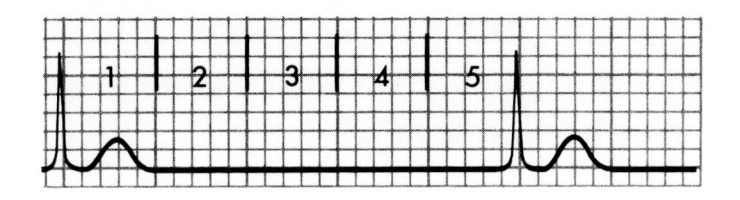

ヒント 上の例題のR-R間隔は20頁のR-R間隔の5倍である（大きなマス目5つの時間，つまり1.0秒）。心拍数の速さが1/5になると思いませんか？

解答

大きなマス目1つごとにQRS群が現れる（20頁）代わりに5倍の長さ（R-R間隔が大きなマス目5つごと，つまり1.0秒）になると心拍数の速さは1/5になる。上のリズムの心拍数が60拍/分（300÷5＝60拍/分）になることを意味する。

"300の法則"

〈心拍数の計算〉

以下の方法を使用すれば心拍数を早く正確に決めることができるのは，直前の2，3の例題から明らかである．

- R-R間隔に相当する大きなマス目の数で300を割ると心拍数を求めることができる．

我々はこの方法を"300の法則"（rule of 300）という．

メモ リズムが規則正しいときに，"300の法則"が最も有効である．

解説

リズムが規則的であるとき（ほとんど規則的であるとき），R-R間隔の長さに相当する大きなマス目の数で300を割ると心拍数が計算できる．この法則を次に図示する．

QRS群が大きなマス目ごとに現れると心拍数は300拍/分（20頁参照）．QRS群がその2倍（つまり大きなマス目2つごと）であるとき，心拍数は300÷2＝150拍/分となる．

- QRS群が大きなマス目3つごと…300÷3＝100拍/分
- QRS群が大きなマス目4つごと…300÷4＝ 75拍/分
- QRS群が大きなマス目5つごと…300÷5＝ 60拍/分
- QRS群が大きなマス目6つごと…300÷6＝ 50拍/分

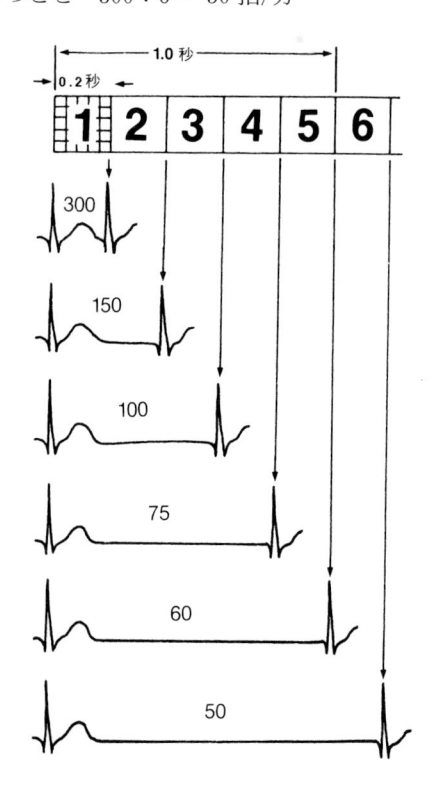

心拍数の計算

〈R-R間隔の長さが大きなマス目の正確な倍数でない場合〉

[問題] 下図に示す2つの症例の心拍数を計算せよ。ただし両方ともリズムは規則正しいと仮定しなさい。

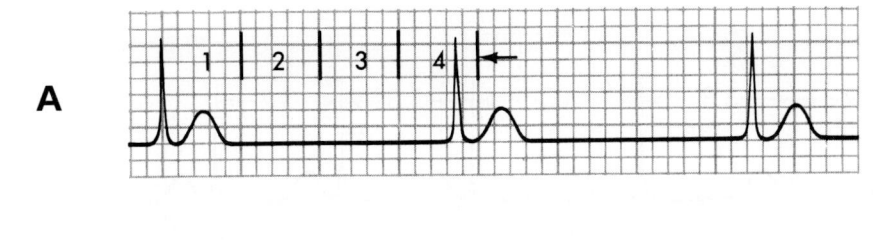

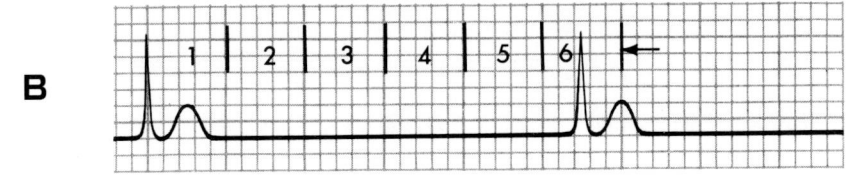

[メモ] 各々の症例のR-R間隔とも大きなマス目の正確な倍数とはならない。

解答

リズムA

リズムは規則的であるといわれている。R-R間隔は大きなマス目3つと4つの間にある。R-R間隔が正確にマス目3つであれば心拍数は100拍/分（300÷3）であり，もし4つであれば心拍数は75拍/分（300÷4）である。よくみるとR-R間隔は大きなマス目4つに近いことがわかる。その結果，心拍数は遅いほうに近く，およそ80拍/分である。

リズムB

このリズムも規則的といわれている。R-R間隔は大きなマス目5から6つの間にある。R-R間隔が5つであれば心拍数は60拍/分（300÷5）であり，もし6つであれば心拍数は75拍/分（300÷6）である。R-R間隔はほぼ5と6の真ん中にあり，心拍数は50から60の間，およそ毎分55拍となる。

[メモ] R-R間隔は正確に大きなマス目ごとになっていないことが多い。R-R間隔の相対的位置を求め，心拍数の上限と下限を決める方法で得られる心拍数の信頼性は高い。

26　I．基本的な不整脈の理解

心拍数の計算

〈R-R 間隔が不規則な場合〉

質問　下図で示されたリズムに"300 の法則"をなぜ適用できないのか？（ヒント：R-R 間隔はどうなっているのか？）　難しいが，この症例の心拍数を計算しなさい。

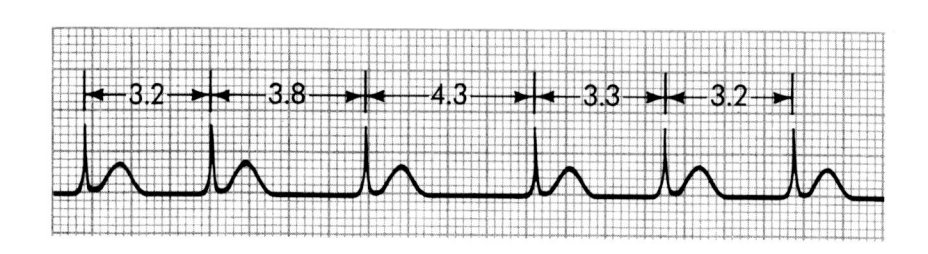

解答

上図に示されているリズムに"300 の法則"を適用するのは難しい。これは単にこのリズムが規則的でないからである。つまり R-R 間隔が心拍ごとに変動している。多くの R-R 間隔の長さは大きなマス目で 3〜4 の範囲である。したがって心拍数の範囲が 75〜100 拍/分であると推定できる。

メモ　R-R 間隔が変動する場合，特に 1 拍ごとの変動が大きいときには，心拍数を正確に求めることはできない。このような状況で心拍数を推定するのに実用的な方法は，大部分の R R 間隔が示す心拍数の範囲を提供することである。

心拍数の計算

〈リズムが規則的で，遅い場合〉

問題 下図に示す2つの症例の心拍数を計算せよ。ただし両方ともリズムは規則正しいと仮定しなさい。

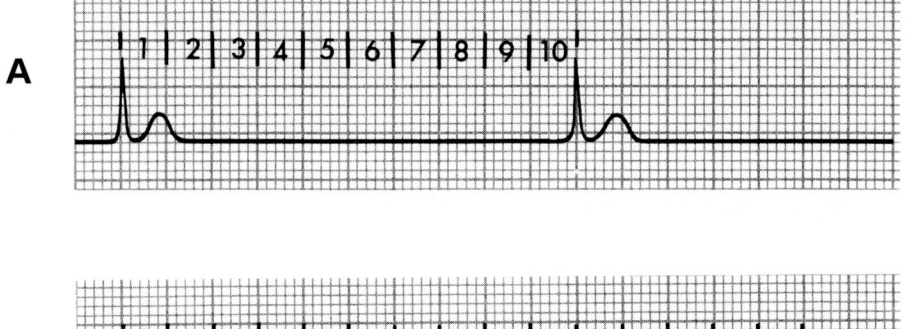

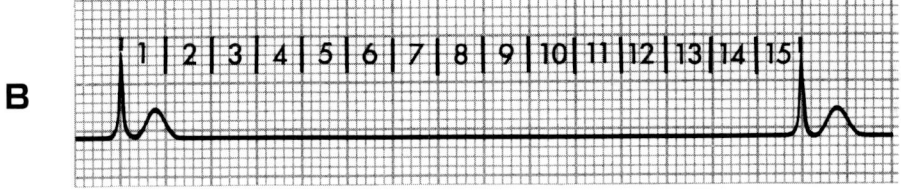

メモ 両者ともリズムは規則的であるので，心拍数を求めるために"300の法則"を再び利用することができる。

解答

リズムA
　この図にみられるQRS群はわずかに2個である。この2つのQRS群のR-R間隔は大きなマス目10個分である。この所見から心拍数は 300÷10＝30 拍/分と計算できる。

リズムB
　この図にみられるQRS群もわずかに2個である。この2つのQRS群のR-R間隔は大きなマス目15個分である。"300の法則"を適用すると心拍数は 300÷15＝20 拍/分と計算できる。

メモ "300の法則"が素晴らしいのは，心拍数がいかに速くても，またいかに遅くても役立つ点である。

心拍数の計算

〈リズムが規則的で,速い場合〉

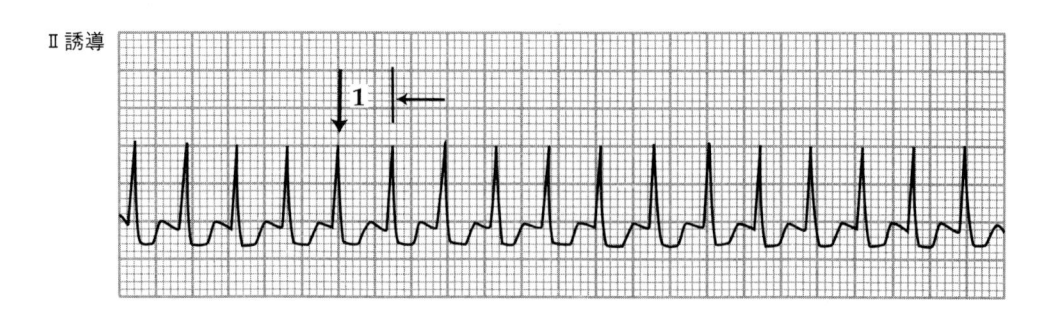

Ⅱ誘導

[問題] 上図に示す速いリズムの心拍数を計算せよ。心拍数は200拍/分以上か以下か?

[解答]

　上図に示されている速いリズムは規則正しくみえる。したがって心拍数を求めるために"300の法則"を適用することができる。この過程の第1段階はR-R間隔の計測である。これは目標を選択すれば最もよくできる。太い線（大きなマス目）に一致するQRS群（特にR波の頂点）が認識しやすい点である（上図の下向き矢印）。そしてこの点から次のQRS群（R波）までを測定すればよい。

　この例のR-R間隔は大きなマス目1個と2個の間である。これは心拍数の範囲が150〜300拍/分であることを意味している（24頁参照）。残念ながらこのようなおおまかな概算では、心拍数が200拍/分以上か以下か、という我々の質問に答えることはできない。

　ここで示すように速くて規則正しいリズムの場合、測り方で生じたR-R間隔の些細な違いが心拍数の測定に大きく影響してしまう。この困難さを解決し、より正確に心拍数を求めるためには"300の法則"の簡単な変法（これを"1拍おきの方法 every other beat method"と呼ぶ）を使用する。

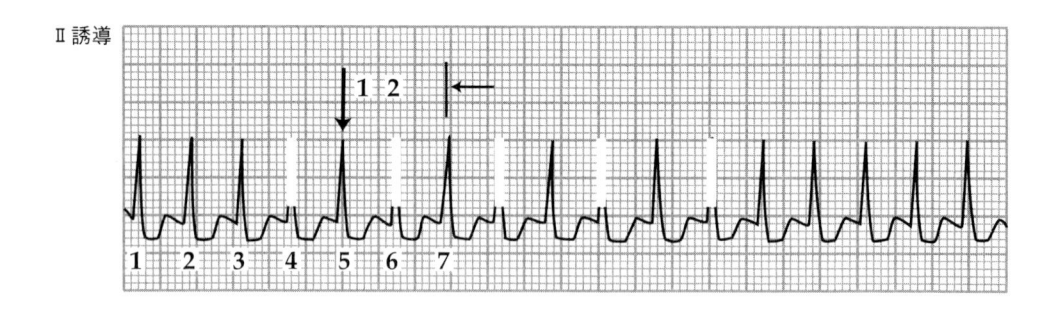

Ⅱ誘導

　上図にあるように1拍おきのR-R間隔（R-R間隔2個分）は大きなマス目3つ弱である。これは実際の半分の心拍数が100をわずかに超える程度、つまり約105拍/分である。したがって、上図に示すリズムの実際の心拍数はこの2倍であり、約210拍/分となる。

"1拍おきの方法"

〈リズムが速い場合の心拍数の計算〉

[問題] "1拍おきの方法"（the "every other beat" method）を用いて下図の速いリズムの心拍数を求めよ。心拍数は200拍/分以上か以下か？

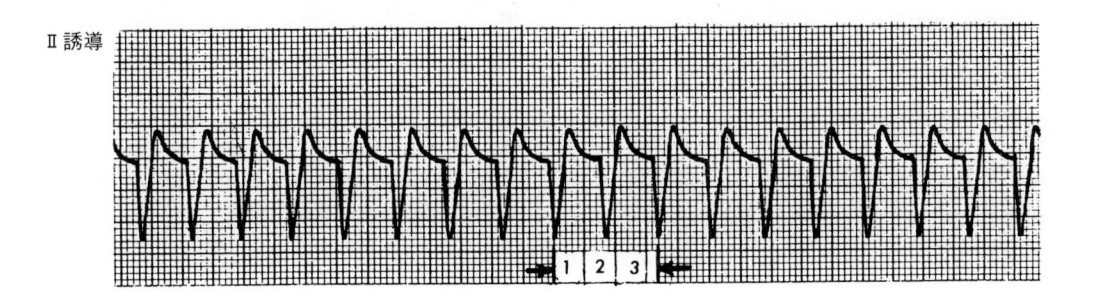

II誘導

[解答]

　リズムは速く，規則的である。このR-R間隔はまた大きなマス目1個と2個の間であり，心拍数の範囲は150～300拍/分である。"1拍おきの方法"を用いればもっと正確に心拍数を求めることができる。上図で1拍おきのR-R間隔（R-R間隔2個分）は大きなマス目3つより少し長い。これは半分の心拍数が85～90拍/分であることを意味している。リズムの実際の心拍数はこの値の2倍であり，170～180拍/分となる。

　一般に"300の法則"（24頁に述べたように）を使うことで，心拍数を素早く，正確に知ることができる，特にリズムが規則正しく，著しく速くないときには有用である。しかし心拍数が速いとき（前頁と上図のように）には"1拍おきの方法"を使うことでより正確な答えを出せる。

心電図の専門用語

〈arrhythmia と dysrhythmia の使用について〉

［質問］ 上のどちらの用語が正しいか？ 本書はタイトルとして不正確な用語を使用してしまったのだろうか？

〔訳注〕本書の原題は，"Arrhythmia Interpretation：ACLS Preparation and Clinical Approach"

［解答］

　不整脈解析の分野で混乱している専門用語の例（不整脈：arrhythmia と dysrhythmia）である。多くの本においてこれらの専門用語の適切な使用についての合意は得られていない。非常に多くの論争を引き起こした2つの用語が，arrhythmia と dysrhythmia である。どちらを使用するかは主に個人の好みの問題であろう。

　dysrhythmia は伝統的でもなく，arrhythmia に比べ発音がしやすいわけでないにもかかわらず，言葉に厳密な人（純粋主義者 purist）は dysrhythmia という言葉を疑いなく好む。arrhythmia は文字どおり"リズムがない no rhythm，つまり無収縮 asystole"を意味するのだと彼らは主張するだろう。"a"という接頭辞をある単語に付けると問題となる実体が"ないこと absence"を暗示している。彼らはリズム rhythm という語幹に"乱れ disorder of"を意味する"dys"という接頭辞を付けることを好み，リズムの乱れを意味するには"dysrhythmia"のほうが適切であると主張する。

　我々はこの論拠は誤りであると感じている。実際のところ"a"という接頭辞は，問題となる実体が"ないこと absence"の意味だけに限らない。実体の不完全を意味することもある。さらにリズムの語源である"rhythmos"は"規則的に繰り返される動作"の意味だけでなく，"配置，調和，秩序"という意味でも使用される。心房細動よりももっと不規則なものは何だろうか？（Marriott, 1984）

［著者のコメント］　すべての語が文字通り語源と最初の意味だけに限定されるならば，英語のもつ色彩や豊かさが失われるであろう。さらに長年にわたって使われ，発展してきた重要性も失われるであろう。時の試練に耐えてきた arrhythmia の辞書的定義（正常リズムの変化，特に心拍の変化を意味する）を我々は信ずる。我々は arrhythmia と dysrhythmia に意味の違いを認めていないし，これらの用語を交換して用いることにも賛成する。我々の個人的な好みは，発音のしやすさの点から arrhythmia という用語であり，我々の著作のすべてのなかで用いている。

セクション 1B 系統的アプローチ

不整脈判読のための系統的アプローチ──4質問法

メモ 不整脈判読のキーポイントは系統的アプローチを応用することである。心電図を解析するときには心拍数の計測（20〜29頁）に加え，4つの基本項目での評価を常に行う。我々はこのポイントを4質問法 the 4 questions としてまとめ，系統的アプローチの骨組みとして提供する。

解説

不整脈の判読に系統的アプローチを応用する必要性を強調するのは，以下の2つの理由による。①判読のプロセスを容易にし，②明らかに正確性を増すからである。特殊な不整脈で確定診断がつかなくても，系統的アプローチは考えをまとめ，診断の可能性を絞り込める。

系統的アプローチを覚える最も簡単なコツは，4質問法の考え方である。不整脈に直面したときにはいつでも次の4質問を自問することである。

- 質問1　リズムは整か（規則正しいか）？
- 質問2　P波はあるか？
- 質問3　QRS幅は広いか狭いか？
- 質問4　P波とQRS群に関係はあるか？

メモ 4つの質問を自問する順番は問題ではない。それどころか，しばしば質問の順番は状況に応じて変えることが望ましい。重要なことは，不整脈を判読するときにはこれらの各パラメータをいつも評価することである。

4 質問法の使い方—質問1

質問1　リズムは整か？
質問2　P波はあるか？
質問3　QRS幅は広いか狭いか？
質問4　P波とQRS群に関係はあるか？

メモ　多くの臨床家は直観的にそして無意識的に4質問法の各因子を評価している。この過程を意識させることが判読を容易にさせ，重要な所見の見落としを減らせることを示唆している。

質問1　リズムは整か？

　心拍が規則性かどうかの評価はふつう簡単で，リズムを一見すれば判断できる。心拍の規則性を評価するときには，以下のいくつかのポイントに留意しなければいけない。

1) 心室（QRS群）の規則性だけでなく，心房（P波）の規則性を評価することも重要である。P波の規則性とQRS群の規則性はほぼ同一である（P波の後ろにはQRS群が続く）が，いつもそうとは限らない。

2) 規則性の評価はしばしば相対的である。つまり不整脈の規則性は常に絶対的ではない。正確に規則的でも完全に不規則でもない。実際のスペクトラムはこの両極端の間で段階的に存在する（規則性のパターンについては33頁参照）。

3) 洞結節から電気刺激が起こるときでさえ，心拍応答の規則性（R-R間隔）には正常の変動がみられる。これは洞不整脈と呼ばれる。特に小児期ではありふれた所見であり，呼吸に応じて心拍が変動，時に著しく変動する（49頁参照）。

4) 実際にP-P，R-R間隔を測定しないとわずかな乱れはしばしば発見することができない。最も簡単な方法はキャリパー（ディバイダー）を使用することで，そうすればわずかな間隔の違いでさえ即座に明らかになる（5頁参照）。多くの場合，P-P，R-R間隔のわずかな変動にとらわれるのは臨床的にあまり意味がないことが多い。しかし，時に重要な意味をもつかもしれない。

規則性のパターン

臨床的には，ほとんどの心拍リズムは4つの規則性パターンのどれかに当てはまる。

[問題] 以下に示した4つの模式図は，正確に規則的なリズム（パターン1），ほぼ規則的なリズム（パターン2），明らかに規則的でないリズム（パターン3および4）を示している。リズムが規則的でない場合，心拍がグループとなるパターン（つまり規則的な不整，パターン3）か，リズムが完全に不整（ランダム）にみえるパターン（パターン4）である。

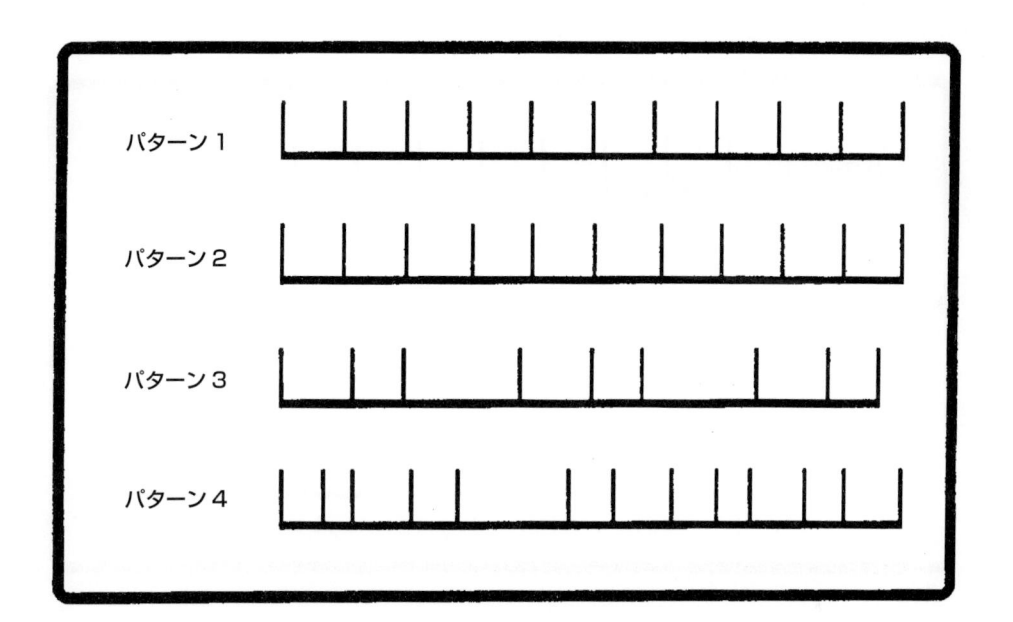

パターン1

パターン2

パターン3

パターン4

解答

心電図リズムの規則性を前頁に図示するような4つのパターンのいずれかに当てはめることは，ふつうびっくりするほど簡単である。
- パターン1　リズムは完全に規則的，つまりR-R間隔の変動はない。
- パターン2　リズムはかなり規則的，つまりR-R間隔の変動はごくわずか存在する。注意深くR-R間隔を測定しないとパターン1とパターン2の鑑別はしばしば困難である。
- パターン3　リズムは規則的な不整，つまり心拍がグループとなり，規則的に繰り返すパターンを示す。
- パターン4　完全に不整，R-R間隔はランダムで，その変動は予想できない。そのためどのリズム・パターンとも似ていない。

メモ　実際には，調べようとする波形から少し後ろにさがることによりリズムの規則性パターンを決めることが最も簡単である。この方法は"規則的な不整パターンを示すグループ性拍動（上記のパターン3）"を認識するのに特に有効である。このため，グループ性拍動を識別するには，部屋の後ろから（つまり心電図波形から少し離れて）みるとよいとしばしばいわれる。

早い収縮と遅い収縮

33頁に示したリズムの規則性パターンに加えて，予測できない早いあるいは遅い心拍によりリズム・パターンを変化させるかもしれない。その外観やタイミングが原因を探る貴重な手がかりである。

問題 以下に示す3つのリズム・パターンを調べなさい。パターン1のリズムは完全に規則的である。心拍X(パターン5)と心拍Y(パターン6)が規則的なパターンを乱している。心拍Xと心拍Yのタイミングは早いか遅いか？

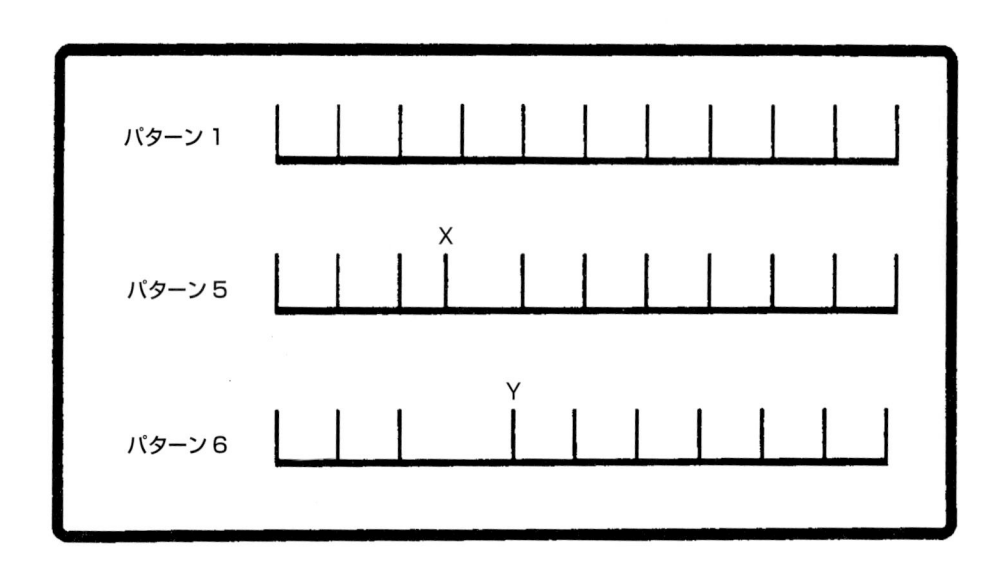

解答

前に述べたようにパターン1のリズムは完全に規則的である。R-R間隔の変動はない(33頁参照)。これとは対照的に他の2つのパターンではどちらも4拍目の心拍により規則的でなくなっている。

- **パターン5** 4拍目の心拍(X印)は予定より早く(premature＝未熟，早期)出現している。8頁で述べたように早期収縮(premature beats，期外収縮)の発生場所は，可能性のある3か所のうちのいずれかである。：①心房のどこかから発生(PAC)，②房室結節内から発生(PJC)，③心室のどこかから発生(PVC)

- **パターン6** 4拍目の心拍(Y印)は予定より遅く出現している。遅く出現する心拍は補充収縮("escape" beat)とみなされる。定義により，優位な自動能(ペースメーカー，正常では洞結節)が作動しなければ補充収縮がその後に遅れて出現する。補充収縮は救済のための心拍として役立ち，リズムが極端な徐脈になることを防いでいる。名前が意味するように補充収縮はたいへん有用である。なかでも生命を脅かすような徐脈の際にみられる補充収縮はとりわけ有用である。

パターン認識

〈練習〉

下の2つのリズムについて,特にQRS群に注目して調べなさい。リズムの規則性を示す6つのパターン(33～34頁参照)のうち,どのパターンが最もよく当てはまるか? リズムのパターン以外にどのような所見に気づくだろうか?

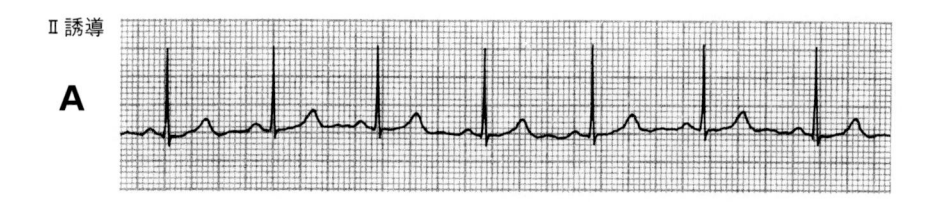

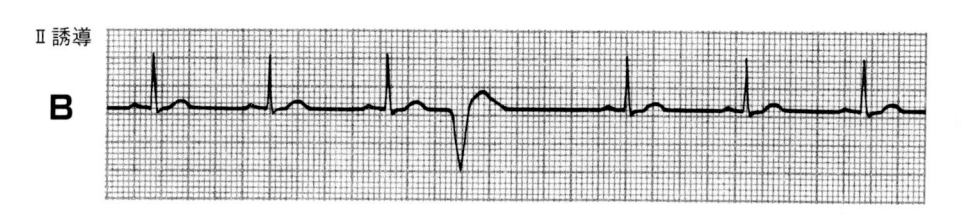

Ⅱ誘導
A

Ⅱ誘導
B

解答

例題 A

このリズムはR-R間隔の変動はなく,完全に規則的である。この例題は33頁に挙げたパターン1に一致する。

リズムを注意深くみると心電図を構成する3つの基本波形,つまりP波,QRS群,T波(9頁参照)が各心拍に存在している。QRS群に先行しているP波はQRS群と関係があり,PR間隔は一定らしい。このリズムは正常洞調律 normal sinus rhythm(NSR)である。"300のルール"を用いるとこのリズムの心拍数は約75拍/分と推定できる〔R-R間隔はおおよそ大きなマス目(5 mm)4つ分に相当する〕。

例題 B

例題Aと異なり,このリズムは不整である。早期に起きた心拍(期外収縮=早期収縮)により規則的でなくなっている。この例題は34頁に挙げたパターン5に一致する。

期外収縮の心拍を除いたリズムは完全に規則的である。期外収縮をよくみれば心室起源の期外収縮(心室性期外収縮,PVC)を強く疑うべきである。QRS幅が広く,正常に伝導された洞調律の波形と大きく異なるのがその理由である(8頁参照)。

パターン認識

〈練習（続き）〉

下の2つのリズムについて，特にQRS群に注目して調べなさい。リズムの規則性を示す6つのパターン（33〜34頁参照）のうち，どのパターンが最もよく当てはまるか？ リズムのパターン以外にどのような所見に気づくだろうか？

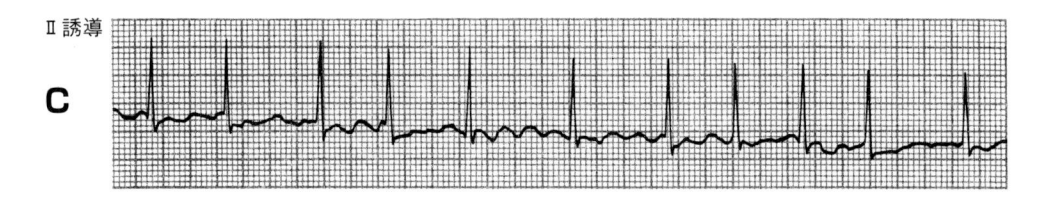

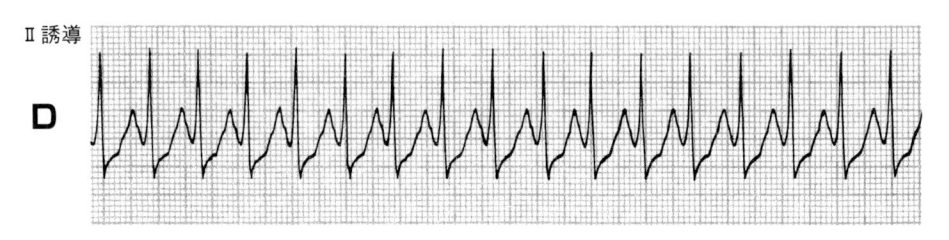

II 誘導
C

II 誘導
D

解答

例題C

このリズムは完全に不規則である。R-R間隔は常に変動し，変動の程度は予測できない。この例題は33頁に挙げたパターン4に一致する。

リズムを注意深くみると基線 baseline は細かく揺れ，QRS群の前に明らかなP波がみられない。このリズムは心房細動 atrial fibrillation (af) である（詳細は53〜55頁で論ずる）。R-R間隔は常に変動しているので正確な心拍数を求めることはできないが，心拍数の大まかな範囲（26頁参照）は推定できる。ほとんどのR-R間隔はおおよそ大きなマス目（5 mm）2.5〜4つ分に相当するので，このリズムの心拍数は約75〜120拍/分の間を変動する。

例題D

心拍数が著しく速いが，このリズムは完全に規則的である。これは67頁に図示したようなパターン1に一致している。

R-R間隔は大きなマス目（5 mm）1〜2つ分である。心拍が速い場合，心拍数を求める方法として"1拍おきの方法"を我々は好んで使う（28〜29頁参照）。1拍おきの心拍数（つまり半分の心拍数）は約85拍/分であるので，実際の心拍数はこれを2倍にしたものであり，約170拍/分となる。

その他の所見として，QRS群の間にみられる尖った上向きの波がP波か，T波か，または両方なのかをはっきりさせることは難しい。したがって，このリズムの成因を確信をもって決めることができない。

4 質問法の使い方—質問2

質問1　リズムは整か？
質問2　P波はあるか？
質問3　QRS幅は広いか狭いか？
質問4　P波とQRS群に関係はあるか？

メモ　P波を探すことを独立した質問項目として挙げているが，4つの質問の各々は互いに密接に関係していることは明白である。

質問2　P波はあるか？

P波の同定は確かに不整脈判読の基礎である。リズムが洞調律のときには，P波はQRS群の前に規則的に起こるので，P波を認識することは容易である(35頁の例題A参照)。洞調律でないときには，P波の認識はかなり難しい(36頁の症例D参照)。

強調すべきキーポイントは，正常洞調律のとき，定義によりII誘導のP波は常に上向きになる点である。洞(房)結節SA nodeから房室結節AV nodeに伝播する電気刺激の方向(下図に示す矢印)はII誘導にほとんど平行である。したがって，洞(房)結節に由来する電気刺激が房室結節に向かって正常の刺激伝導系を伝播するならば，II誘導の＋極側に近づくようにみえる(つまりP波は陽性または上向きとなる)。

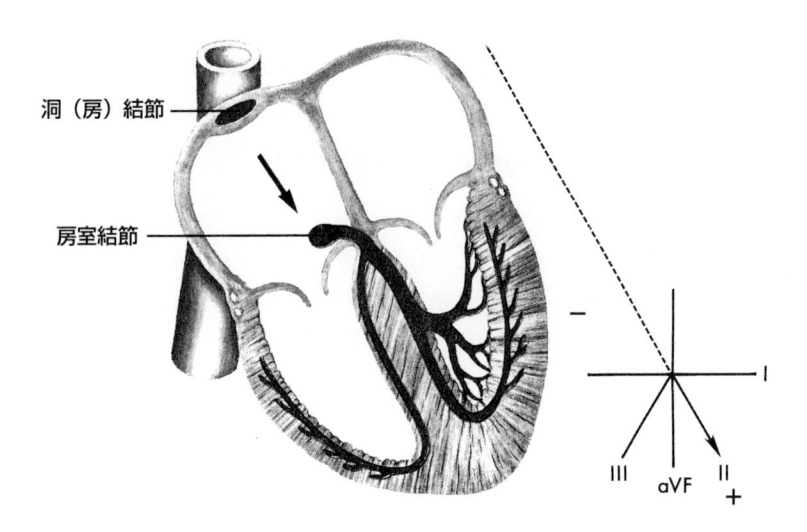

II誘導におけるP波の極性

リズムが洞調律のとき，II誘導のP波は常に上向きになることを37頁で強調した。

問題 上に述べたことには2つの例外，つまり正常洞調律にもかかわらずII誘導でのP波が陽性とならない場合がある。それがどのようなものか考えられるだろうか？

ヒント 上に述べたことは次の2点を前提にしている。解剖学的に正常（すなわち心臓が左にある）であり，また記録の技術的側面（つまり電極の配置など）もきちんと留意されている場合である。

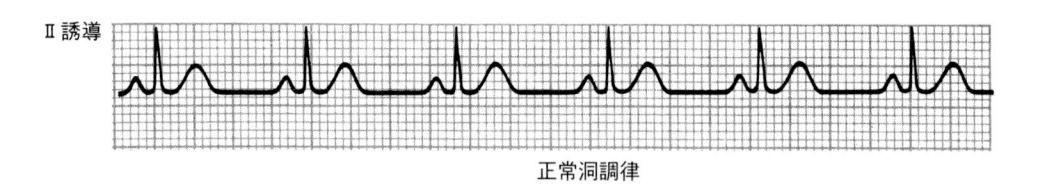

II誘導

正常洞調律

解答

リズムが洞調律ならば，II誘導でのP波は，必ず上向き（陽性波）となる。このルールの例外は，
1）患者が右胸心(dextrocardia)の場合
2）電極の位置が反対の場合

臨床的にはこの2つのうち，電極の付け間違いが圧倒的に多い。（リズムを解析する目的には）幸運なことにこれら2つとも臨床的には稀である。したがって，臨床的な目的としては次のように仮定しても構わない。

II誘導でのP波が陽性でなければ，そのリズムは洞調律ではない。

メモ しばらく14頁に戻ってみよう。そこではモニターの際に最も好まれる誘導について述べた。モニター用の誘導としてII誘導を使用する主な理由は，この誘導が心房の電気的活動をよく反映するためであることは明確である。そしてリズムが洞調律かどうかをすぐにいうことができる。——単にこの誘導でP波が上向きであるかどうかみればよい。

リズムは洞調律ですか？

〈練習〉

下図に示すリズムを調べなさい。これはⅡ誘導でモニターされたものであることに注目しなさい。リズムは洞調律ですか？

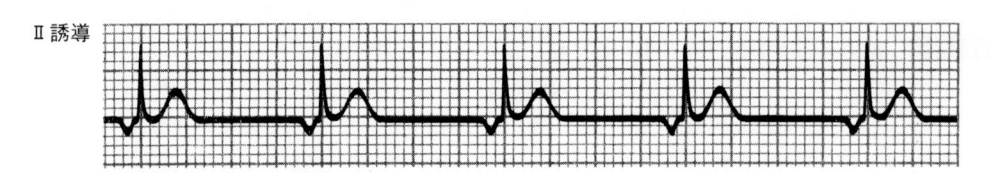

Ⅱ誘導

解答

違います。上のリズムは洞調律らしくはない。なぜならⅡ誘導でP波は上向きでないからである。このリズムが洞（房）結節由来のメカニズムである可能性は，

1）患者が右胸心である場合

または

2）電極の付け方が反対である場合

38頁でも強調したように，臨床的目的のために患者は右胸心でもなく，電極の付け間違いもないという仮定をすれば，以下のようにいうことができる。

Ⅱ誘導でP波が上向きでなければ，そのリズムのメカニズムは洞調律ではない。

メモ これから論議するように，上図で示したリズムのメカニズムは房室接合部性(房室結節調律 AV nodal rhythm)である。このリズムではペースメーカーの場所が洞（房）結節から房室結節に移動している（これでⅡ誘導での陰性P波の理由を説明できる）。

4 質問法の使い方—質問3

質問1　リズムは整か？
質問2　P波はあるか？
質問3　QRS幅は広いか狭いか？
質問4　P波とQRS群に関係はあるか？

キーポイント　成人の心室脱分極時間は正常で0.10秒以下である(7頁で記述したように)。結果として，正常のQRS群はこの時間以内である。QRS幅が0.10秒以上である場合，QRS群の幅が広いと呼んでいる。心電図の記録用紙で大きなマス目1つは0.20秒であるので(19頁参照)，単にQRS幅が大きなマス目半分以上あるかどうかをみれば，一目でQRS幅が広いか狭いかをいうことができる。

質問3　QRS幅は広いか狭いか？

QRS群の幅(QRS幅)の計測は，電気的興奮の起こっている部位を同定する指標である。
- もしQRS波の幅が正常(つまり大きなマス目の半分を越えない)なら，電気的興奮は上室性起源である(下図に示す二重点線より上方の部位から生じている)。
- 反対にもしQRS群の幅が広い(つまり大きなマス目の半分を越えている，つまり0.11秒以上)なら，電気的興奮は心室起源のものである可能性が高い。しかし，脚ブロックや変行伝導の場合には上室性起源である(11頁参照)。

図の二重点線は心房と心室の境界を示している。この線より上方を起源とする心拍やリズムを心室ventricleの上supraという意味から，上室性supraventricularと呼ぶ。刺激の起源が，洞結節・心房のどこか・房室結節ならば上室性である。線より下方を起源とする心拍やリズムは心室性である。

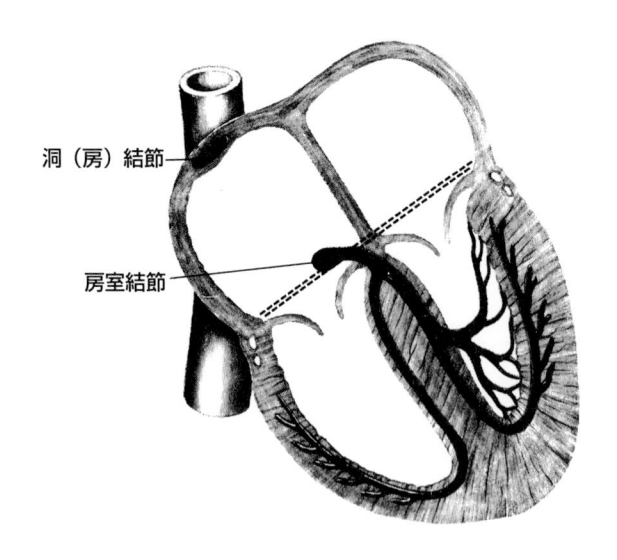

QRS 幅は広いか狭いか？

〈練習〉

下の2つの心電図を調べなさい。QRS幅は広いかそれとも狭いだろうか？

ヒント 解答をする際に19頁で紹介した心電図の記録用紙の寸法を思い出しなさい。小さなマス目1個は0.04秒，大きなマス目1個は0.20秒である。成人のQRS幅の正常は0.10秒以下であることを覚えなさい。

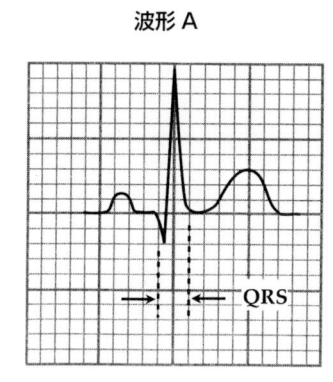

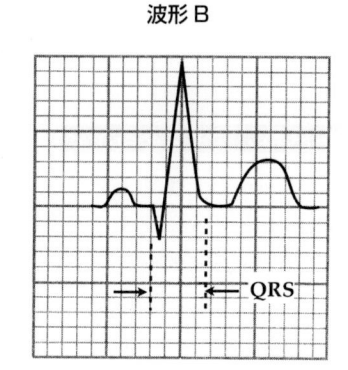

波形A　　　　　波形B

解答

上の波形AでQRS幅は小さなマス目2個に一致している。すなわちQRS幅は0.08秒（0.04秒×小さなマス目の個数2＝0.08秒）である。これはQRS幅の正常範囲内であり，波形AのQRS幅は狭いといわれる。

対照的に，波形BのQRS幅は小さなマス目3個以上である。QRS幅は約0.14秒であり，明らかにQRS幅は延長しており，波形BのQRS幅は広いといわれる。

メモ モニタリングのためにより多くの誘導が選択できれば，より正確にQRS幅を計測できるだろう（5頁参照）。この理由は，QRS群の一部が基線に一致することが時々あり，そんな場合には特定の誘導では実際よりもQRS幅が狭くみえるので誤った印象を受けるかもしれない。患者の血行動態が安定している場合，理想をいえば異なる誘導を考慮すべきである（また臨床的に可能ならば12誘導心電図を記録する）。

4 質問法の使い方—質問4

質問1　リズムは整か？
質問2　P波はあるか？
質問3　QRS幅は広いか狭いか？
質問4　P波とQRS群に関係はあるか？

メモ　この4番目の質問は，リズムが洞調律の場合には答えやすく，P波はQRS群と結合している。しかしP波はあるが，リズムのメカニズムが正常洞調律でない場合には，この質問の解答はかなり難しい。P波とQRS群の数が同じでない場合（つまり房室伝導が1：1でない場合）には，特に解答は難しい。

質問4　P波とQRS群に関係はあるか？

すべての不整脈にP波がいつもあるわけではない。もしP波がなければ，この4番目の質問は意味がないのは明らかである。

P波がある場合（ほとんどの不整脈にはP波が存在するので），P波とQRS群の関係の有無をみることは，判読の鍵になる。臨床で最も多い関係は圧倒的に正常洞調律である。正常洞調律では，P波は必ずQRS群の前に存在する。この関係では各々のP波は心室に伝導している（35頁の症例Aを参照）。その結果，PR間隔は固定（つまり一定）であり，各々のP波はそれぞれのQRS群と結合しているようにみえる。

正常洞調律におけるP波とQRS群の関係は1：1の房室伝導 AV conduction である。つまり心房 atrial 由来の刺激（P波）がすべてのQRS群（ventricular）の前に存在する。比較のため2：1房室ブロック（AV block）（これは125頁から始まるセクション1Gで論議される）では，QRS群1個に対して2個のP波がある。PR間隔がだんだん延長するWenckebach型ブロックのようなP波と，QRS群の関係や2：1以外の房室伝導比（つまり3：1，3：2，4：1など）などがある。

お勧めのアプローチ法　P波とQRS群の間の関係を決めるためには，心電図に記録されたすべてのQRS群を単に認識することにまず焦点を当てることが最も簡単である。次にP波があれば，それを探すために各々のQRS群の前をみなさい。P波があればPR間隔を計測しなさい。このPR間隔が変化するかどうかを心電図記録のすべてにわたり調べなさい。記録されたすべての心拍のPR間隔が同じならば，P波は結合している。最後にQRS群を伴わないP波（伝導されないP波の存在）があれば説明しなさい。

セクション IB 系統的アプローチ 43

4 質問法を同時に適用

〈4 質問法の応用〉

4 質問法としてまとめた概念を用いて下記のリズムを調べなさい。31〜41 頁を自由に参照して解答しなさい。

メモ 31 頁で強調したように，4 番目の質問も含めて評価項目の順序は自由に変えてもよい。個々の不整脈をみる場合，最も評価しやすい項目（リズムの規則性，P 波の認識，QRS 幅の計測）から始めればよいだろう。

ヒント 4 番目の質問（P 波と QRS 群の関係の有無）に答えようとするときには，42 頁に述べたお勧めのアプローチ法を使用しなさい。

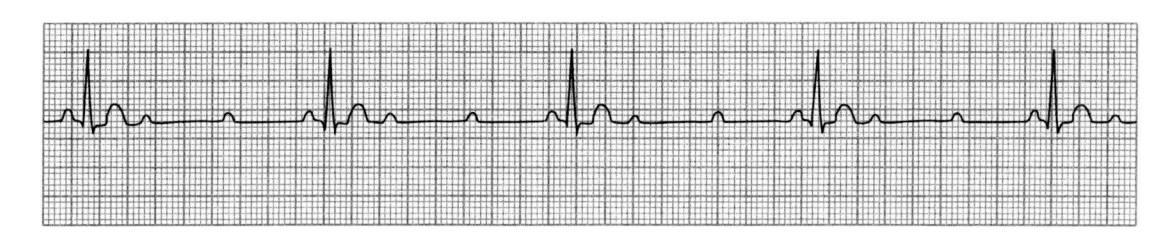

解答

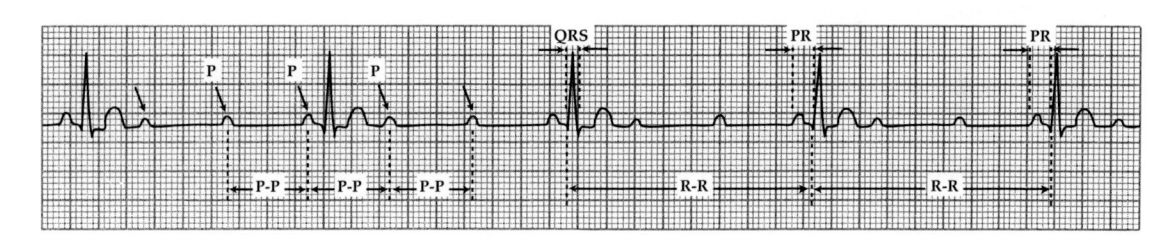

上図のリズムの判読に 4 質問法を応用し，下図に名称を付ける。以下にそれを示す。

1) 記録のすべてに P 波が認められる（質問 2）。
2) QRS 幅は狭くみえる（すなわち，大きいマス目の半分以下）。これはリズムのメカニズムが上室性であることを意味している（質問 3）。
3) リズムは規則的（整）である（質問 1）。これは心室リズム（R-R 間隔）だけでなく，P 波のリズム（P-P 間隔）にも当てはまり，その間隔は一定である。P-P 間隔は大きなマス目 3 個より少し短く，心房の拍数がおよそ 105 拍/分である。R-R 間隔は大きなマス目 8 個と 9 個の間であり，心室の拍数はおよそ 35 拍である。
4) P 波と QRS 群の間には関係がある（質問 4）。各々の QRS 群の前には P 波があり，QRS の前の PR 間隔は固定（つまり一定）である。しかしすべての P 波の後に QRS 群があるわけではない。3 つの P 波のうち，1 つだけが心室に伝わっている（すなわち 3：1 房室伝導である）。

セクション 1C　上室性リズム

基本調律

　セクション 1A では予備的知識，セクション 1B では系統的な 4 質問法を身に付けたので，今では実際どのような不整脈でも評価できる。

　基本的な不整脈を分類するために開発したシステムの枠組みを下記に示す。臨床的にいえば，習得しなければいけない基本調律 basic rhythm の数は限られている（解説参照）。臨床現場でよく遭遇する頻度の高い不整脈の多くはたやすくわかるが，容易に診断するためには驚くほど長い道のりが必要だろう。

　多くの不整脈は，以下の 5 グループ中のいずれか 1 つに分類される。
　　1）洞調律と洞不整脈
　　2）その他の上室性不整脈
　　3）期外収縮
　　4）持続する心室性不整脈
　　5）房室ブロック

解説

1）洞調律と洞不整脈
- 正常洞調律　normal sinus rhythm（NSR）
- 洞徐脈　sinus bradycardia
- 洞頻脈　sinus tachycardia
- 洞不整脈　sinus arrhythmia

2）その他の上室性不整脈
- 心房細動　atrial fibrillation（A Fib）
　多源性心房性頻脈　multifocal atrial tachycardia（MAT）
- 心房粗動　atrial flutter
- 発作性上室頻拍　paroxysmal supraventricular tachycardia（PSVT）
- 房室接合部調律　junctional（AV nodal）rhythm
　房室接合部性補充収縮　AV nodal escape rhythm
　促進された房室接合部調律　accelerated junctional rhythm
　房室接合部性頻拍　junctional tachycardia

3）期外収縮
- 心房性期外収縮　premature atrial contractions（PAC）
- 接合部性期外収縮　premature junctional contractions（PJC）
- 心室性期外収縮　premature ventricular contractions（PVC）

4）持続する心室性不整脈
- 固有心室性補充収縮　idioventricular escape rhythm
- 促進固有心室性（補充）調律　accelerated idioventricular escape rhythm（AIVR）

(注) 遅い心室頻拍 slow ventricular tachycardia（slow VT）とも呼ばれる。
- 心室頻拍 ventricular tachycardia
- 心室細動 ventricular fibrillation

5）房室ブロック

46   I．基本的な不整脈の理解

洞調律

37～38 頁で強調したように，洞調律では定義により II 誘導で上向きの P 波が存在する。

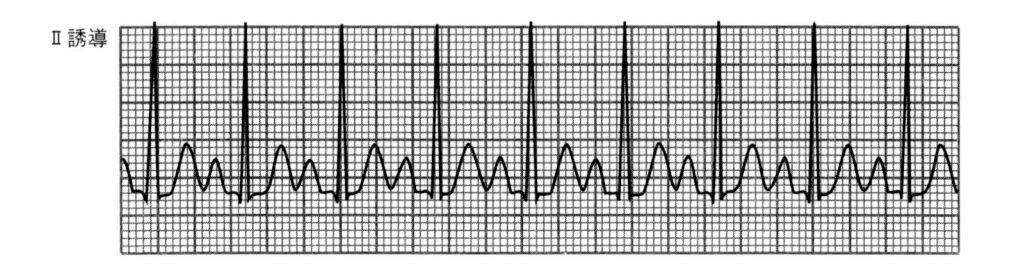

II 誘導

主な洞調律
1）正常洞調律（NSR）
2）洞徐脈
3）洞頻脈
4）洞不整脈

確認

上の心電図で示されるように，II 誘導で上向きの P 波が個々の QRS 群の前にいつもあれば洞調律の認識は容易である。PR 間隔も一定（固定）であり，房室ブロックがなければ PR 間隔は正常範囲内である。また上図の心電図ではすべての P 波が皆同じ形をしていることに注目しなさい。これは各々の心房の電気刺激がすべて同じ場所から発生していること支持している〔この例の発生場所は定義により洞（房）結節である〕。

主な洞調律
1）**正常洞調律**　リズムは規則正しく，心拍数は 60～99 拍/分である。
2）**洞徐脈**　リズムは規則正しく，心拍数は 60 拍/分以下である（48 頁参照）。
3）**洞頻脈**　リズムは規則正しく，心拍数は 100 拍/分以上（上図のリズムに該当）。
4）**洞不整脈**　洞調律であるが，リズムは不整である（49 頁参照）。

メモ　II 誘導で P 波は上向きならば，リズムは洞調律である（右胸心や電極の付け間違いがないと仮定）。しかし他のモニター誘導ではこれは必ずしも真実ではない。例えば，MCL_1 誘導をモニター用誘導として選択した場合，P 波は上向きにも下向きにもなりうる。

リズムは洞調律ですか？

下の12誘導心電図は急性心筋梗塞患者から得られたものである．リズムは何だろうか？

キーポイント 12誘導心電図のなかでリズムを決定するのに最もよい誘導はどれか？ 特定の誘導におけるP波の外見に注目せよ（残り11誘導のP波の外見はもちろんのこと）．

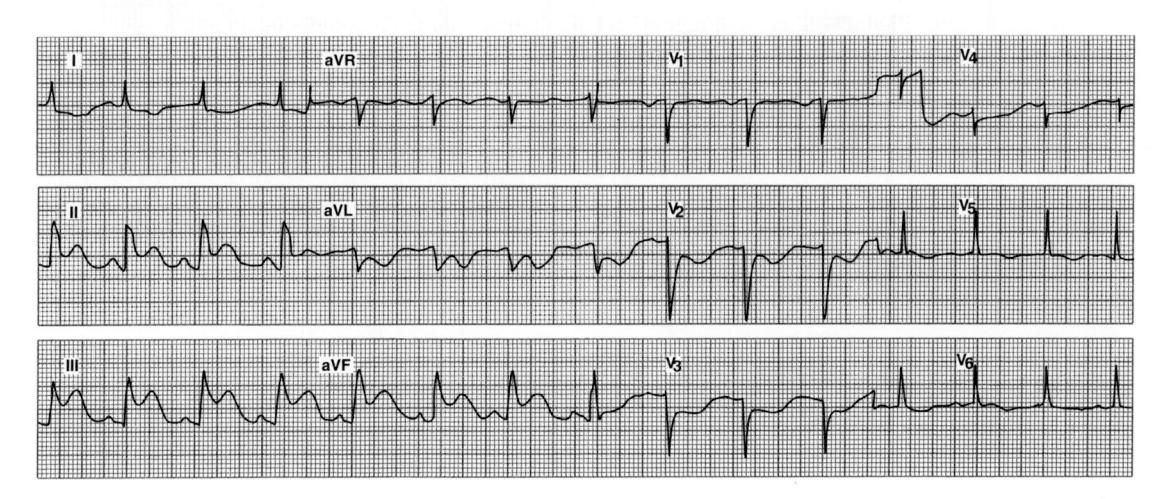

解答

12誘導のなかでリズムを決定するのに最も適した誘導はII誘導である．もしリズムが洞調律ならば，定義によりII誘導のP波はいつも上向きである．この12誘導心電図のII誘導でP波が上向きであることに注目せよ（実線矢印）．

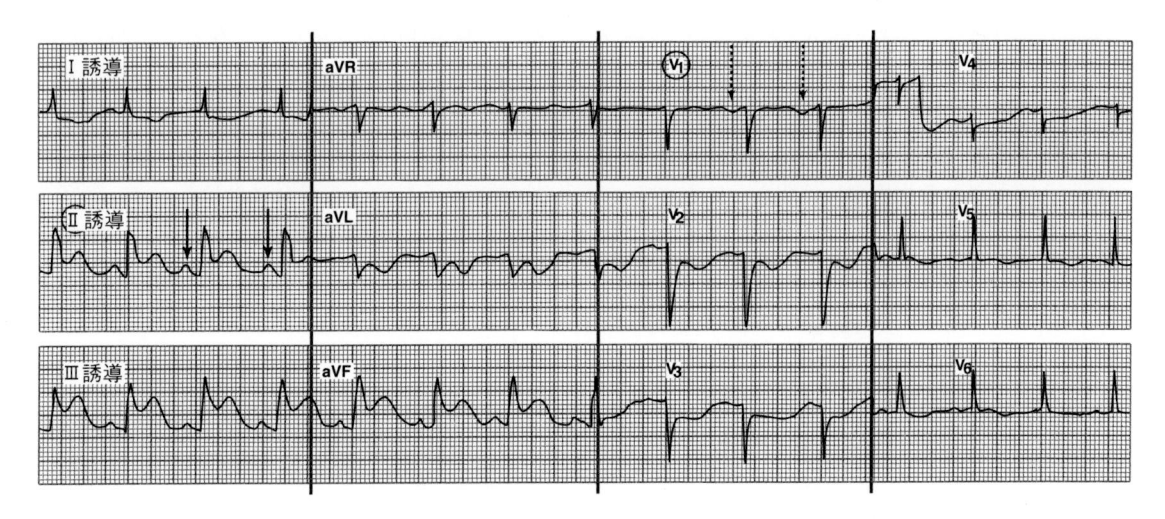

メモ この心電図の他の誘導ではII誘導のP波のようによくみえない．特に次の点について注目しなさい．正常洞調律であるにもかかわらず（II誘導のP波が上向きであることから洞調律であると決定できる），他の誘導のP波は必ずしも上向きでない（V_1誘導の点線矢印）．

洞徐脈

II 誘導

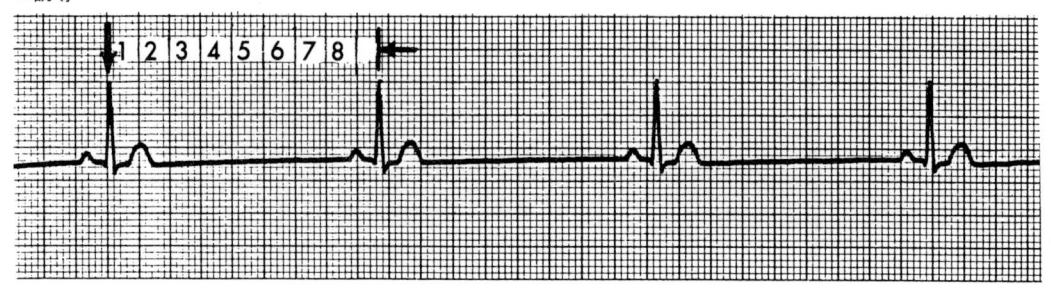

質問 上に示したリズムの臨床的意義は何か？　徐脈にもかかわらず，このリズムが正常であるかもしれない状況をあなたは考えられるか？

判読

上図のリズムに4質問法を応用すると，次のように記述できる。

質問1　P波は存在する。II誘導でP波は上向きであり，洞調律である。

質問2　QRS幅は狭い（QRS幅は大きなマス目半分以内である）。

質問3　心拍は規則的（整）であるが，非常に遅い。R-R間隔は大きなマス目8個と9個の間である。もし8マスならば心拍数は38拍/分（300÷8）であり，10マスならば心拍数は30拍/分（300÷10）である。したがって心拍数はおよそ35拍/分と推定される。

質問4　徐脈であるが，P波とQRS群とは関連している。個々のQRSにP波が先行していることからもこれは明らかである。そしてPR間隔は固定している（つまり，すべてのP波はそれぞれのQRSと結合している）。リズムが洞調律のときにはこうなる。しかし心拍数が60拍/分以下であり，リズムは洞徐脈である。

臨床メモ　洞徐脈 sinus bradycardia の意義は，それが起こる臨床的な背景による。著しい洞徐脈（上に示される程度の）は明らかに重大で，急性心筋梗塞や心肺停止の場合に生じる。一方，絶好調の健康な長距離ランナーで無症状であれば，30〜40拍/分の範囲の安静時洞徐脈でも完全に正常な所見かもしれない。

洞不整脈

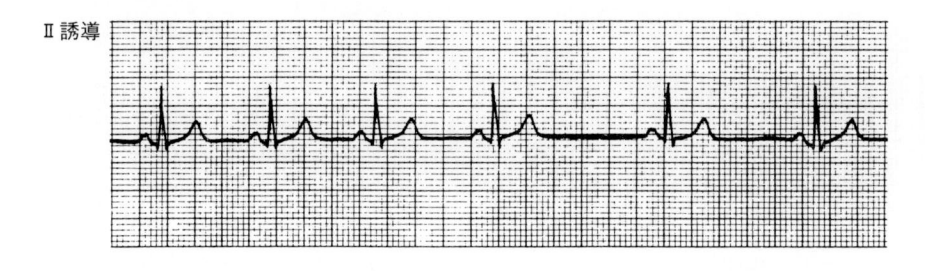

Ⅱ誘導

[質問] 上に示されたリズムの臨床的な意義は何か？ どのようなときにこのリズムを最もよくみかけるのか？

判読

上図のリズムに4質問法を応用すると，次のように記述できる。

質問1　P波は存在する。Ⅱ誘導でP波は上向きであり，洞調律である。

質問2　洞調律にもかかわらず，リズムは明らかに規則的ではない（つまりR-R間隔は1拍ごとにはっきり変動する）。R-R間隔の多くは大きなマス目4～6個の間であり，心拍数の範囲は50～75拍/分と推定できる。

質問3　QRS幅は狭い（QRS幅は大きなマス目の半分以下）。

質問4　リズムは不規則であるが，P波とQRS群とは関連している。つまり個々のQRSにP波が先行しており，PR間隔は固定している（つまり，すべてのP波はそれぞれのQRSと結合している）。したがってこのリズムを洞（性）不整脈と解釈できる。

[臨床メモ]　すべての洞調律に共通であるが，洞(性)不整脈の意義はそれが起こる臨床的な背景による。健康で無症状な子供や若年者では呼気と吸気でリズムはしばしば変動し，洞(性)不整脈は非常にありふれた正常な所見である。対照的に，もし失神症状がある高齢者にこのように著しい洞(性)不整脈が起きれば，それは病的所見かもしれない（リズムは洞不全症候群 sick sinus syndrome の現れであろう）。

洞頻脈

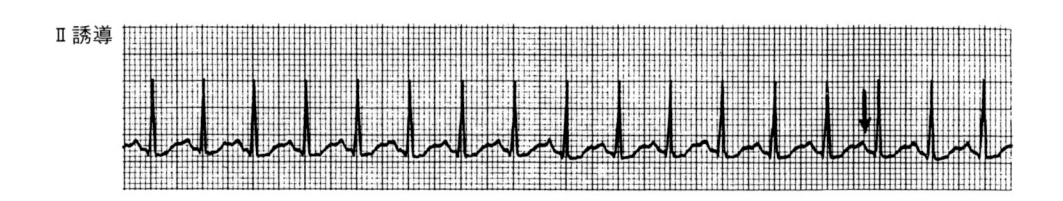

II 誘導

質問　上に示されたリズムの臨床的な意義は何か？　このリズムが本当に洞(性)頻脈であることはどの程度確かか？

判読

上図のリズムに4質問法を応用すると，次のように記述できる。

質問1　リズムは規則的で速い。R-R間隔は大きなマス目2個分であり，心拍数は150拍/分（300÷2）である。

質問2　QRS幅は狭い（QRS幅は大きなマス目の半分以下）。したがってこのリズムは上室性である。

質問3, 4　この心電図記録ではP波の存在や性状ははっきりしない。各々のQRS群にP波が先行しているようにみえる（矢印）。そしてPR間隔は固定しP波はQRSと結合している。心拍数が速いのでこの波（矢印）が単なるST部分とT波の終末部分ではなく，本当にP波かどうかを確かめるのは難しい。さらに新しい情報（他の誘導）がなければ，最終的な診断を下すことはできないかもしれない。おそらく，洞(性)頻脈であろうというのが我々の判読結果である（この波が本当にP波かどうかを確認できない）。

臨床メモ　この例の説明のように，心拍数が速い洞(性)頻脈ではP波がT波に融合してしまい，最終診断ができないかもしれない。臥床中（つまり入院中）の成人の洞(性)頻脈では150〜160拍/分を超えることは稀である（速くてもせいぜい170拍/分）ということを覚えておくと臨床的には役に立つ。小児や運動中の成人ではもっと速い洞(性)頻脈をみるかもしれない。その他の状況で心拍数が160〜170拍/分以上ならば，洞(性)頻脈の見込みはほとんどない。

洞(性)頻脈の管理で強調すべき点は，するべきことは診断と原因の修正であり，頻脈そのものの治療ではないことである。

練習：リズムは何ですか？

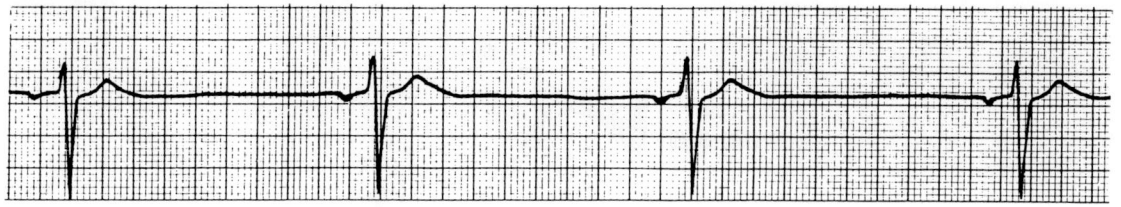

MCL 1 誘導

[質問] 上図の P 波は上向きではないが，リズムは洞調律だろうか？

[ヒント] 46 頁のメモを参照しなさい。

判読

上図のリズムに 4 質問法を応用すると，次のように記述できる。

質問 1　リズムはかなり規則的にみえる。しかし完全に規則的ではない。3 つ目の R-R 間隔は初めの 2 つの R-R 間隔よりも長い（小さなマス目で 3 個程度）。R-R 間隔は大きなマス目 10 個と 11 個の間であり，心拍数は約 30 拍/分である。

質問 2　QRS 幅は正常の上限（QRS 幅は大きなマス目約半分）らしい。

質問 3，4　P 波は存在する。モニターしている MCL_1 誘導では小さな陰性の波がみられ，各々の QRS 群に先行して PR 間隔は固定している。そして各々の P 波は個々の QRS と結合している。したがってリズムのメカニズムは洞調律と考えられる。このリズムは著しい洞(性)徐脈と洞(性)不整脈と診断する。

[メモ] 正常洞調律でよくみられるわずかな変動と洞(性)不整脈を特徴づけるある程度の不規則性との鑑別が難しいことがしばしばある。幸い，通常この 2 つの鑑別は学問的な問題である。洞(性)不整脈の臨床的意義は正常洞調律のそれとほとんど変わらないからである。

技術的には，R-R 間隔の変動が小さなマス目 2～3 個以上（0.08～0.12 秒以上）のときには洞(性)不整脈として洞結節由来の調律に分類される。上図でみられるリズムは，49 頁でみられるリズムと同様に洞(性)不整脈である。

その他の上室性リズム（QRS幅の狭いリズム）

40頁で強調したように，上室性リズムとは刺激の発生源が房室結節より上方（下図の2重点線より上方）にある調律である。

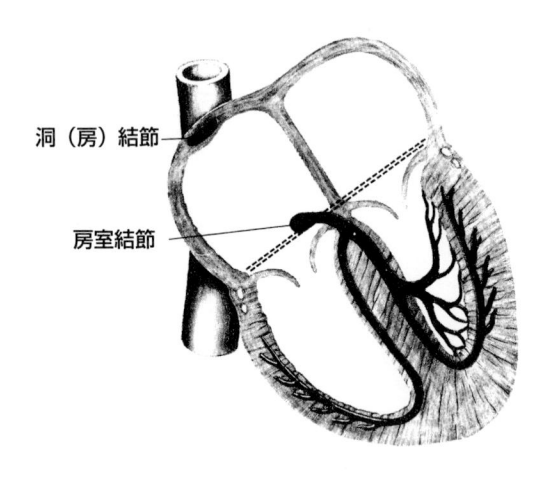

洞（房）結節
房室結節

主な上室性リズム
1) 洞結節(性)リズム sinus mechanism rhythms
2) 心房細動 atrial fibrillation（A Fib）
3) 心房粗動 atrial flutter
4) 発作性上室(性)頻拍 paroxysmal supraventricular tachycardia（PSVT）
5) 房室接合部(性)調律 junctional（AV nodal）rhythm

確認

定義により，上室性リズムとは刺激の由来が房室結節より上位（上図の2重点線より上方）の調律である。前述（46〜51頁参照）したような洞調律に加えて，この範疇（カテゴリー）に含まれる主な不整脈を以下に示す。

- 心房細動 atrial fibrillation（A Fib）（53〜56頁）
- 心房粗動 atrial flutter（57〜65頁）
- 発作性上室性頻拍 paroxysmal supraventricular tachycardia（PSVT）（66〜70頁）
- 房室接合部性調律 junctional（AV nodal）rhythm（75〜79頁）

不整脈の刺激発生源について強調すべき臨床的ポイントは，QRS幅を求めることの重要性である。

もしQRS幅が本当に狭い（すべての12誘導で狭い）なら，リズムは上室性起源に違いない。

キーポイント リズムが上室起源と決まれば，心拍数の計算とQRS幅以外に残った4質問法の項目（リズムの規則性，P波や心房の電気的活動性の証明，P波があれば，P波とQRSとの関係性）に基づいて上室性不整脈の鑑別診断ができる。

心房細動

4質問法を用いて下に示すリズムの判読をしなさい。

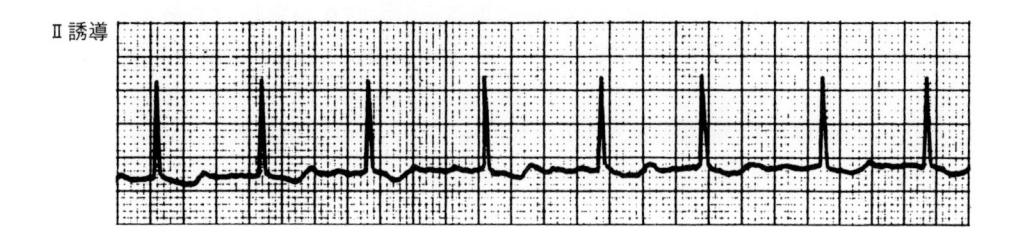

Ⅱ誘導

重要な質問

1. 上図のリズムの規則性パターンについて説明しなさい（解答する際に32頁を参照しなさい）。

   ヒント 解答にとりかかる前にすべてのR-R間隔を測定したほうがよい〔できればキャリパー（ディバイダー）を使用して〕。

2. 心房の(電気的)活動の証拠はみられるか？

判読

上図のリズムに4質問法を応用すると，次のように記述できる。

質問1　QRS幅は狭い（QRS幅は大きなマス目の半分以下）。これはリズムが上室起源に違いないことを意味し，52頁に載っている上室性不整脈のなかのいずれからしい。

質問2　P波はみられない。これはこのリズムが本質的に洞結節起源ではないことを示している（リズムが洞調律ならば，明らかに上向きのP波がⅡ誘導で常に認められる）。

質問3　リズムは完全に不規則(不整)である。R-R間隔ごとの変動幅はそれほど大きくないが，R-R間隔は1拍ごとに変動している（33頁の規則性パターンのパターン4に一致する）。

コメント　前頁のリズムは上室性(QRS幅は狭い)で，R-R間隔は完全に不規則で，P波がみられない。これらの所見は心房細動 atrial fibrillation（A Fib）の臨床的定義を含んでいる。この症例の心室応答 ventricular response，（心室の拍数）は抑制されている。

注意　この不整脈に対して4質問法のうち，3つしか答えることしかできない。P波がないので，P波とQRS群の関係を探る必要はない。

P波の代わりに，基線 baseline の細かなうねりが存在する。このうねりはおそらく無秩序に活動する心房を反映し，非常に速いレート(通常，400回/分以上)で震えており，細動波 fib waves (fibrillation waves：f波)を表している。しばしばf波が明らかである（粗い coarse そして振幅が大きい）。一方，この例のようにf波が明らかでないこともある。

心房細動

〈心室応答〉

単に心房細動と判読するだけでは，不完全な記述である．平均的な心室拍数である心室応答 ventricular response についても記述すべきである．心房細動の適切な判読は，次に示す3つの記述中のいずれか1つである．

- 心室応答の速い心房細動（速い心房細動） A Fib with a rapid ventricular response
- 中等度の（抑制された）心室応答の心房細動 A Fib with a moderate (controlled) ventricular response
- 心室応答の遅い心房細動 A Fib with a slow ventricular response

臨床メモ 53頁で論じたように，震えている心房の無秩序な活動は不規則な細動波（f波）をつくり，心電図の基線は平坦（isoelectric：等電位）にならない．このf波は粗い（coarse：大きな振幅の波）ことも，ほとんどみえない（fine：細かく）こともある．想像されるように，f波がわからないときには心房細動の診断はかなり難しいかもしれない．このような場合，リズムが完全に不規則であることと記録中どこにもP波がないことが心房細動の診断根拠である．

解説

II 誘導

- **心室応答の速い心房細動** 平均の心拍数は120拍/分以上（R-R間隔は大きなマス目2～3個）である．細動波（f波）がほとんどわからない．

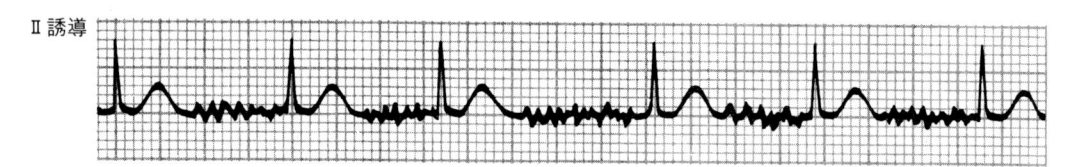

II 誘導

- **心室応答の抑制（コントロール）された心房細動** 平均の心拍数は70～110拍/分（多くのR-R間隔は大きなマス目3個弱と4個弱の間）である．この例ではf波は粗い．

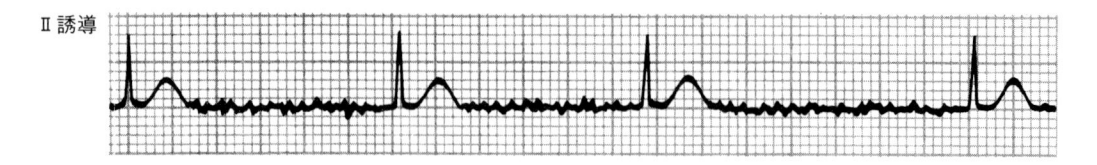

II 誘導

- **心室応答の遅い心房細動** 平均の心拍数は60拍/分以下（多くのR-R間隔は大きなマス目5個以上）である．この例ではf波は細かい．

心房細動

〈臨床的重要性〉

正常な心臓の患者に，突然発症する心房細動では通常，速い心室応答となる。
心房細動の結果，3つの主要な臨床的影響が生じる。これは，
　1）自覚症状（患者により自覚され，ふつうは動悸として感じる）
　2）血栓塞栓症の危険が増加（収縮しないで震えている心房に生じる血液うっ滞の結果）
　3）血行動態的な障害（心不全，肺水腫，低血圧の形で発症）

質問　新しく発症した心房細動ではなぜ高率に心不全を合併するのか，特に高齢患者では合併が多いのか？

ヒント　心房細動時の心房収縮 atrial kick はどうか？　拡張期の心室充満時間はどうなるか？

II 誘導

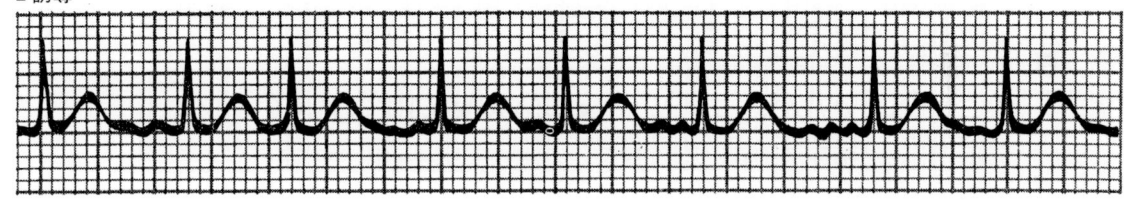

解答

　新しく発症した心房細動患者によく心不全が合併するのは，次の2要因，①心房収縮 atrial kick の欠如，②拡張期の心室充満の減少，の結果である。

　多くの高齢者の心機能はぎりぎりであり，心房収縮に対する依存性が増し，その貢献は心拍出量の5〜40％にもなる。心房細動により系統的な心房活動がなくなるので心房の収縮が完全に消失する。

　新しく発症した心房細動患者に心不全が起こりやすくなる二番目の理由は，心室充満時間の短縮に関係している。9頁で解説したように，機械的収縮時間（心室の収縮）は，心電図上で QRS 群の始まりから T 波の終わりまでの時間（QT 間隔）にほぼ一致する。拡張期（心室の弛緩と血液の充満）は，収縮が終了した後から始まり，次の QRS 群が起こるまで持続する。どのような頻脈でも心室の拡張期は心室の収縮期（収縮期は心拍数に関係なく比較的一定）に比べて不釣り合いに短縮する。その結果，心室応答が速いとき（心房細動が新しく発症したときに多い）には受動的な心室充満時間は短縮する。

臨床メモ　心房細動の管理には多面的アプローチを必要とする。心拍数を抑制する薬剤（つまりジゴキシン®digoxin，ヘルベッサー®diltiazem，ワソラン®verapamil）の使用，洞調律に戻すために硫酸キニジン®quinidine，アミサリン®procainamide のような他の抗不整脈薬の使用，同期をとった電気的除細動（薬物療法に反応しない選ばれた患者で行われる），血栓塞栓症の危険を減らすための長期にわたる抗凝固療法（または少なくともアスピリン®aspirin の使用），そして最も大切なことは，心房細動を引き起こした基礎疾患（心不全，急性心筋梗塞，甲状腺機能亢進症，低酸素血症など）の検索と（可能ならば）その治療である。

56　I. 基本的な不整脈の理解

練習：リズムは心房細動ですか？

　下の2つのリズムはいずれも完全に不規則（絶対的に不整）である。1つだけが心房細動である。どちらが心房細動か？　あなたの答えの根拠を説明しなさい。

ヒント　P波がみえるのはどちらのリズムか？

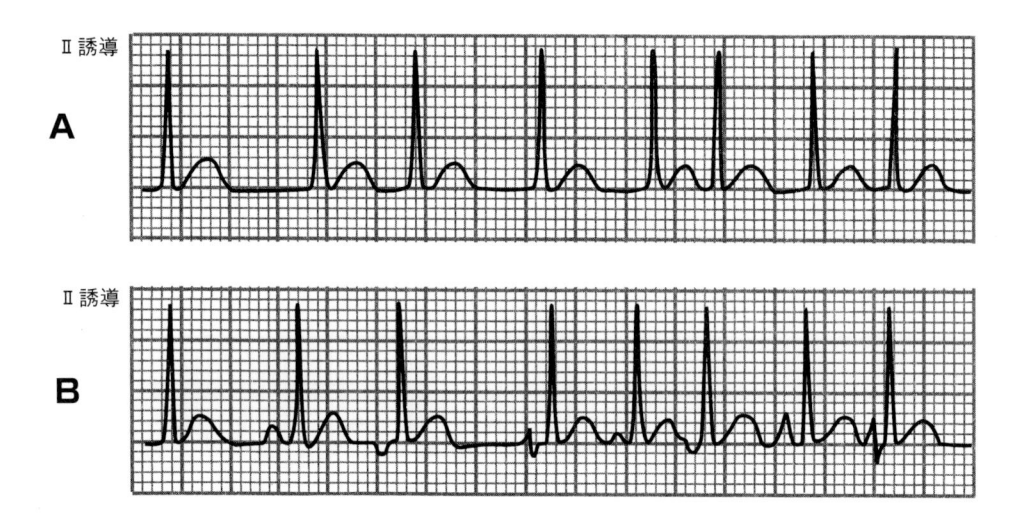

II誘導
A

II誘導
B

解答

　上図のリズムはどちらも完全に不規則（絶対的に不整）にみえる。上段の心電図記録（症例A）では心房の活動はまったくみられない。この心電図は心房細動に違いない。ほとんどのR-R間隔は大きなマス目2個弱から3個の間であることに注目しなさい。したがって，このリズムは速い心室応答の心房細動である。またこの例では細動波（f波）がみえないことにも注意しなさい。心房細動の診断は，単にP波がない，完全に不規則なリズムという認識に基づいている。

　これに対して，症例BではP波が存在する。上図の下段のリズムも絶対的不整であるが，これは心房細動ではない！　この例ではPR間隔の変化だけでなく，1拍ごとにP波の形が著しく変化する。このことは記録中のP波が心房 atria の色々異なる場所 multiple から発生していることを示唆している。さらに頻拍 tachycardia の所見（平均心拍数が100拍/分以上）が加われば，これを多源性心房頻拍 multifocal atrial tachycardia（MAT）といい，この不整脈（下段）の診断に用いられる。

臨床メモ　多源性心房頻拍（MAT）は，心房細動ほどありふれた不整脈ではない。MATが起こるのはほとんど慢性閉塞性肺疾患 chronic obstructive pulmonary disease（COPD）や重篤な全身性疾患（敗血症，ショック，酸塩基や電解質の異常やその組み合わせなど）の患者に限られている。MATを認識し，心房細動と鑑別することが重要なのは，この2つの状態に対する治療が大きく異なるからである！　MATの治療方法は基礎疾患や原因疾患の検索と矯正である。ジゴキシン®をもし使う場合，MATの患者はジギタリス中毒になりやすいので厳重な注意が必要である。

心房粗動

下に示すリズムを4質問法を用いて判読しなさい。

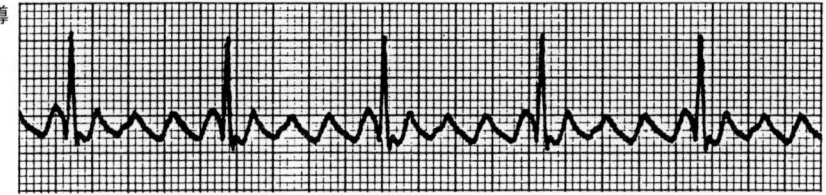

II誘導

重要な質問

1. 心房の活動の証拠はあるか？
2. 正常洞調律のP波はあるか？
3. なぜ心房細動ではないのか？

判読

上のリズムに4質問法を用いると，次のように記述できる。

質問1　QRS幅は狭い（大きなマス目半分以下）。これはリズムが上室性であり，52頁のリストに挙げた上室性不整脈の1つらしいことを示している。

質問2　リズムは規則的（整）である。R-R間隔は大きなマス目で4個ちょっとであり，心室の拍数は約70拍/分である。心室応答は規則的であり，心房細動の可能性は除外できる。

質問3，4　心房の（電気的）活動は存在するが，正常洞調律のP波の形ではない。代わりに心房活動は鋸歯状波としてみられ，このリズムが心房粗動 atrial flutter であることを明らかにしている。

臨床メモ　心房粗動は上室性リズムの特殊型であり，その心房興奮は不思議なことに，ほぼ300拍/分（未治療患者の範囲はふつう250～350拍/分）である。

心房粗動は組織的な心房リズムであり，周期的（規則正しく繰り返す）にはばたくような flutter 活動である。これは心電図では鋸歯状波としてみられ，のこぎりの歯の拍数は不思議なレート（約300拍/分）で起こる。上図のリズムがみせる鋸歯状波の規則性に注目しなさい。歯と歯の間は大体大きなマス目1個分であり，これは約300拍/分で粗動波（F波）flutter wave のレートに一致する。

心房粗動と対照的に，心房細動は無秩序な心房リズムであり，心房の活動はまったく組織立っていない。揺れる机の上に置かれたボールに入ったゼリーのように，細動を起こした心房は二度と同じ動きをしない。細動を起こしている心房の電気的活動は心電図上細動波（f波）としてみられる（54頁）。有効な心房収縮は得られない。

心房細動と心房粗動

〈臨床的な比較〉

　心房細動と心房粗動の管理についての臨床的アプローチには似たところが多くある。またいくつかの重要な相違点もある。この2つの状態での心房活動の特徴を考慮することでその大部分は説明が可能である。

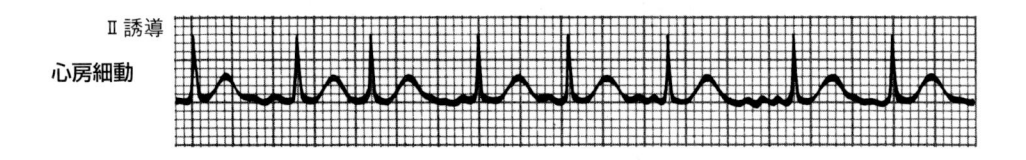

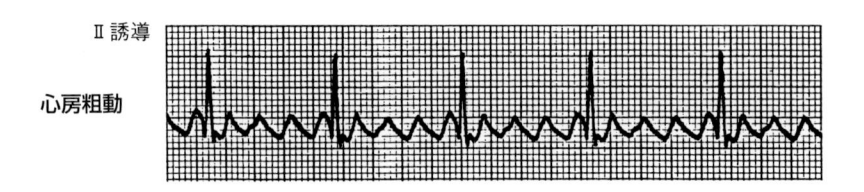

Ⅱ誘導
心房細動

Ⅱ誘導
心房粗動

質問
1. どちらのリズムのほうが血栓塞栓症のリスクが高いか？（すなわち，心房内に血液がうっ滞して血栓のできやすいリズム異常はどちらか？）
2. どちらのリズムのほうが電気的除細動に容易に反応しやすいか？

解答

　57頁で述べたように心房細動と心房粗動の基本的な違いは，後者では組織的な心房リズムがあるのに対し，前者ではまったく組織的でないことである。細動を起こした心房の収縮運動は無効であり（心房収縮 atrial kick の消失），心拍出量が減少する。そして心房内で血液のうっ滞を起こし，凝血ができやすい状態になる。これは続いて血栓塞栓症が極めて起こりやすい状態である。つまり慢性心房細動は，脳塞栓を起こす単独で重大な危険因子である。すべての慢性心房細動患者に対して長期の抗凝固療法（少なくともアスピリンによる治療）を考慮すべき理由である。心房細動と対照的に，非常に速い拍数（300拍/分近い）にもかかわらず心房粗動の心房活動は組織的である。その結果，心房粗動患者では心房内で血液のうっ滞が起き，凝血ができやすい状態ではなく，抗凝固療法の必要性は低い！

　臨床的に強調すべき重要なことは，心房細動は心房粗動よりはるかに頻度の高い不整脈である点である。特に高齢者では真実であり，少なくとも高齢者の5％にみられる。一般的に，両者の不整脈とも治療には同一の薬剤が使用される。洞調律に戻す薬剤（特に，硫酸キニジン® quinidine，アミサリン® procainamide，タンボコール® flecainide，アンカロン® amiodarone，sotalol〔日本未発売〕）はもちろんのこと，心拍を遅くするための薬剤（ジゴキシン® digoxin，ワソラン® verapamil，ヘルベッサー® diltiazem，β遮断薬）が共通する薬剤に含まれる。不幸なことに多量の抗不整脈療法

にもかかわらず，心房粗動の心室応答は薬物治療に抵抗し，しばしば心拍数は非常に速いままである。対照的に心拍数を抑制する薬剤は，心房細動の心室応答の速度を抑制するのにより有効である。

　予想に反する反応が起きる場合には電気的除細動を考慮する。つまり心房粗動はふつう電気的除細動が非常に効果的であり，通常は50ジュールjoules以下の低エネルギー量で反応する。ところが心房細動は電気的除細動に反応しにくく，しばしば高エネルギー量（通常，200ジュール以上）を必要とする。

心房粗動

〈診断をする際の心電図の手がかり〉

　我々の経験では，心房粗動は最も見落とされる不整脈である（断然多い！）。心房粗動時にみられる最も一般的な心房と心室の拍数（レート rate）を単に知ることが，この不整脈を容易に認識するのに非常に貴重なものであることがわかる。

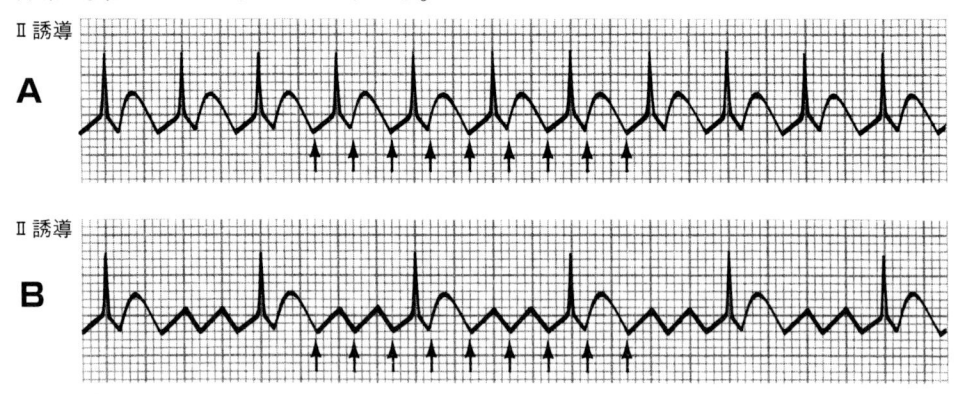

質問
1. 上に示された2症例の粗動波のレートはどのくらいか？（ヒント：矢印が繰り返される拍数はいくらか？）
2. 心房粗動の心房刺激がすべて心室に伝導されるのは望ましいことだろうか？　そうでないとすれば，なぜ望ましくないのか？

解答

　上の粗動波（F波）のレートは，どちらのリズムもおよそ300拍/分である。粗動波の幅はちょうど大きなマス目1個分に相当するからである（上図の矢印を参照）。57頁で強調したようにこのレートはまさに心房粗動で最も頻度の高いものである。

　幸運なことに，心房粗動の際に心房刺激がすべて心室に伝わらない。もしすべての粗動波が心室に伝われば，心室応答（心拍数）も300拍/分となり，速すぎて十分な心室充満が得られない。その代わり，通常は生理的な房室ブロックが生じ，粗動波に対する心室応答は多くの場合，2：1房室伝導になってしまう。通常，粗動波のレートは約300拍/分であり，未治療の心房粗動患者の心拍数はほとんど150拍/分前後である（つまり300÷2）。この関係（2：1伝導の心房粗動）は上図の症例Aでよく表されている。QRS1個ごとに2つの粗動波（矢印）があること，R-R間隔はちょうど大きなマス目2個分であり期待された心拍数150拍/分に一致する。

　2：1伝導の次によくみられる心房粗動の心室応答は4：1伝導である。粗動波のレートは約300拍/分であり，このタイプでは上図の症例B（57頁のリズムと同様）に示されるように心拍数はほぼ75拍/分（つまり300÷4）である。

　メモ　2：1伝導（症例A）より心拍応答がより遅くなればなるほど，心房粗動の鋸歯状波の認識はたいへん簡単になる（上図の症例Bは4：1伝導）。

心房粗動

〈様々な房室伝導を伴う場合〉

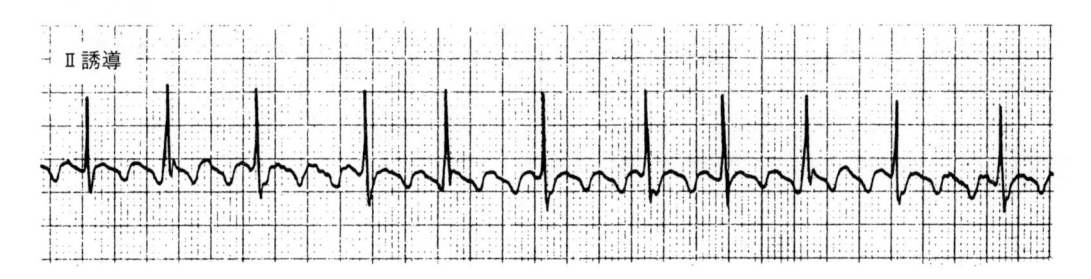

質問
1. 上に示したリズムは完全に不整であるが，心房細動ではない．なぜ違うのか？
2. 一目見てこのリズムのメカニズムが洞調律ではないといえるか？

解答

　上のリズムの心拍数は速く，完全に不規則（完全に不整）で，QRS幅が狭く上室性である．しかし，心室応答は不規則であるが，このリズムは心房細動ではない．心房細動でない理由は，繰り返す陰性波として規則的な心房興奮が記録中ずっとみられるからである．この陰性波のレートはおよそ300拍/分であり，このリズムは様々に変化する伝導比を伴う心房粗動であることが確認できる．

心房粗動に対する（心室応答）
- 心房粗動に対する心室応答は，2：1伝導が最も多い．未治療の心房粗動患者の粗動波は通常300拍/分前後であり，結果として心房応答は150拍/分になることが多い．
- 次に多いのは4：1伝導である．粗動波が300拍/分ならば，心拍数は約75拍/分である．
- 心房粗動で奇数の伝導比（例えば，1：1，3：1，5：1）はかなり少ない．
- 上図のように房室伝導比が変化する心房細動がしばしばみられる．2：1の次には4：1というように房室伝導が変化するのは，3番目に多い心室応答である．

メモ　上図のリズムが洞調律ではないことは一目見ればわかる．それはⅡ誘導で上向きのP波がないからである．

心房粗動

〈なぜ 1 つの誘導よりも 12 誘導のほうがよいのか？〉

下に示す 12 誘導心電図は心房粗動患者で記録されたものである。なぜ心房粗動が頻繁に見落とされるのかをこの記録から説明できるか？

ヒント　すべての 12 誘導で心房活動の形跡を探しなさい。

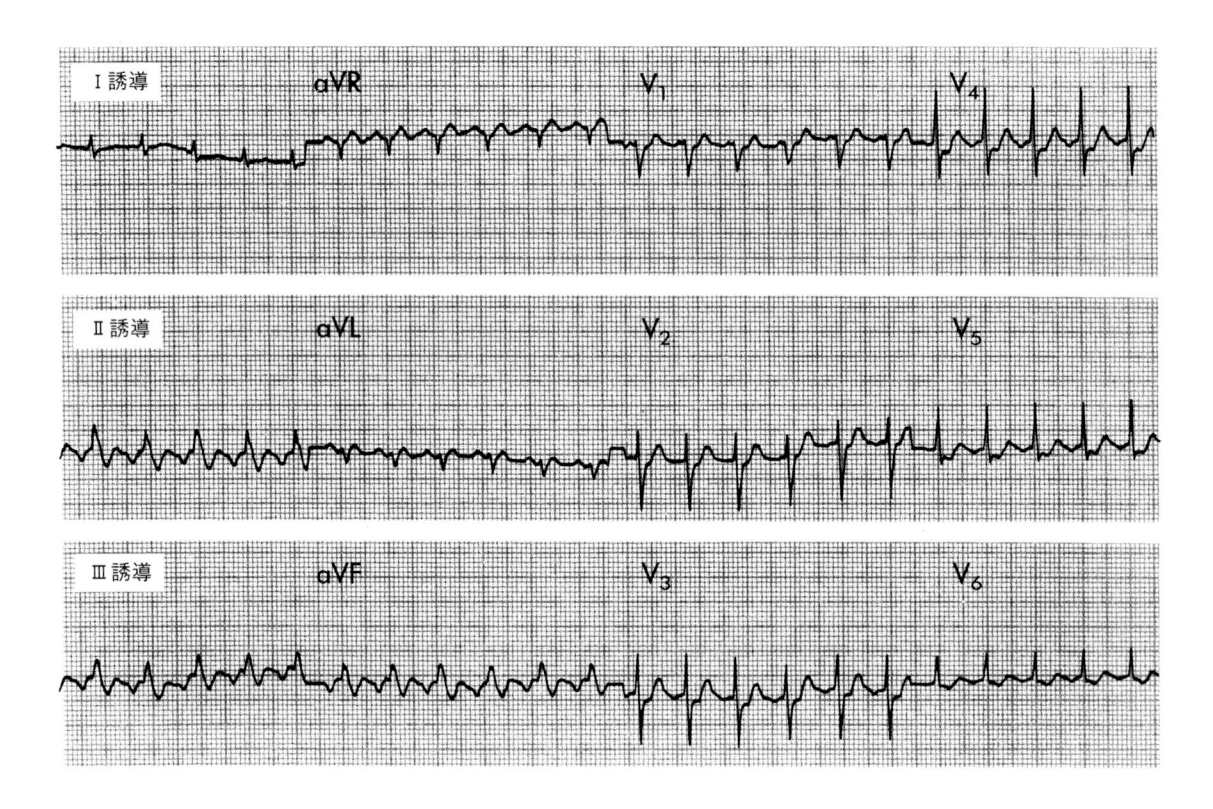

解答

上の 12 誘導心電図は，実際の臨床でなぜ心房粗動が見逃されるかを説明している。
4 質問法によりこのリズムが規則的で，上室性（QRS 幅が大きなマス目半分以下）であるという

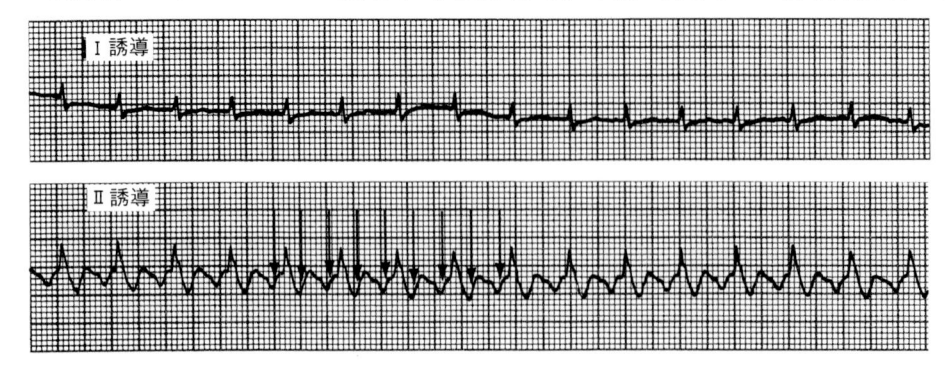

ことができる。心拍数は，ほぼ150拍/分（R-R間隔はほぼ正確に大きなマス目2個分）であり，正常洞調律を示すP波はみられない（Ⅱ誘導で上向きのP波がない）。

　説明のためにこの患者のⅠ誘導とⅡ誘導の同時記録を示す。Ⅱ誘導で反復する陰性波（図の矢印）があり，レートは300拍/分である。300拍/分近いレートの規則的な心房活動をみれば，このリズムは心房粗動であると確認できる。しかし同時に記録されたⅠ誘導には心房粗動の徴候はまったくない（前頁図の他誘導の多くでも徴候はない）。

重要なポイント　心房粗動を見落とさない要点は，常にこれを疑うことである。心拍数が約150拍/分の規則的な上室性頻拍をみた場合，特に心房活動がはっきりしないときには，いつでも心房粗動を疑う必要がある。

練習：リズムは何ですか？

4質問法を用いて下に示すリズムを判読しなさい。

Ⅱ誘導

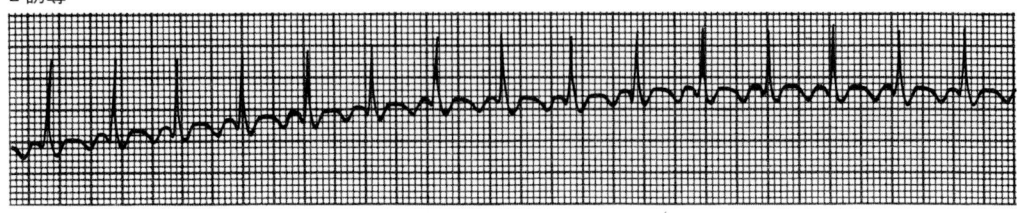

ヒント リズムが規則的で心室応答がこのレートならば，疑うべき診断名は何か？

判読

上のリズムに4質問法を用いると，次のように記述できる。

質問1　QRS幅は狭い（大きなマス目半分以下）。これはリズムが上室性であり，52頁のリストに挙げた上室性不整脈の1つらしいことを示している。

質問2　リズムは規則的（整）である。これで心房細動の可能性を除外できる。R-R間隔は大きなマス目でほとんど2個であり，これは心室の拍数が約150拍/分であることを意味している。

質問3　心房の（電気的）活動は存在するが，正常洞調律のP波の形ではない。各QRSに先行する上向きの波形がP波と解釈されるならば，正常経路による伝導にしてはPR間隔が短かすぎる。反対に，もし各QRSに先行する陰性波がP波であれば，このリズムのメカニズムはやはり洞調律ではない。なぜなら正常洞調律のP波はⅡ誘導で上向きでなければならない。

コメント　心拍数が約150拍/分の規則的な上室性頻拍症で正常洞調律のP波がない場合，心房粗動を強く疑うべきである。上のリズムでは粗動波は確かに微妙であるが（下図の矢印），心拍数約150拍/分で規則的な上室頻拍症で正常の心房活動がない場合は，いつでも心房粗動を疑うことの重要性を再び強調する。

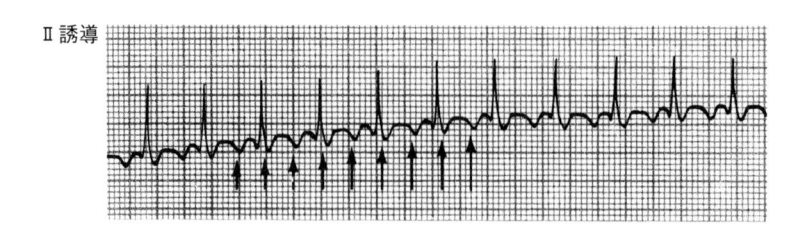

Ⅱ誘導

心房粗動

〈思考力を刺激する質問〉

房室伝導と心房粗動との関係を理解するための最後の質問として，下に示す問題に解答しなさい（57～64 頁を自由に参考にして，解答しなさい）。

質問

1. 心房レートが 280 拍/分の心房粗動の場合，最も多い心室応答のレートはいくらか？　またその次に多い心室応答のレートはいくらか？
2. 代わりに心房レートが 320 拍/分の場合を想定しなさい。今度の心室応答のレートはいくつくらいか？
3. 成人の心房粗動患者でみられる通常の心房レート（250～350 拍/分）と，最も頻度の高い房室伝導比を覚えなさい。未治療の成人の心房粗動で心拍数が規則的で 100 拍/分であることはなぜ稀だろうか？　また 200 拍/分の心室レートをもつものも通常みられないのはなぜか？

解答

1. 以前に強調したように，心房粗動で最も頻度が高い伝導比は 2：1 である。もし心房レートが 280 拍/分なら，心室レートは 140 拍/分（280÷2）となる。その次に多いのは 4：1 伝導であるから，心房レートが 280 拍/分ならば 70 拍/分（280÷4）となる。
2. 代わりに心房レートが 320 拍/分のとき，心室レートは 2：1 伝導なら 160 拍/分，4：1 伝導なら 80 拍/分となる。
3. 未治療の成人で心室レートが 100 拍/分で規則的ならば，心房粗動ではなさそうである。なぜなら，2：1 伝導の心房粗動で，心室応答が 100 拍/分ならば心房レートは 200 拍/分（100×2）であり，通常の心房粗動レートの範囲よりずっと低いからである。同様に，未治療の成人で心室レートが 200 拍/分で規則的ならば，心房粗動ではなさそうである。なぜなら 1：1 伝導の心房粗動（200 拍/分）ではこの心拍数は遅すぎるし，2：1 伝導の心房粗動（400 拍/分）にしては速すぎるからである。

メモ　我々が引用している「通常の心房粗動にみられる心房レートの範囲は 250～350 拍/分である」という一般的法則にも，2 つの例外が認められる。
- 小児―小児ではもっと速い心房レート（400 拍/分以上）がみられる。幸運なことに小児の心房粗動は稀である！
- 治療されている患者―硫酸キニジン® quinidine，アミサリン® procainamide，ワソラン® verapamil，ヘルベッサー® diltiazem などの抗不整脈薬を使用している。

規則的な上室性頻拍

〈鑑別診断〉

下に示すように，規則的で QRS 幅の狭い（つまり上室性の）頻拍の原因を決定することは，診断上よくある問題である。

規則的な上室性頻拍 regular SVT の主な原因
1）洞(性)頻脈
2）心房粗動
3）発作性上室性頻拍（PSVT）

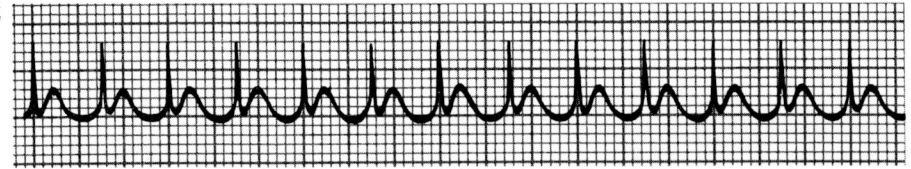

II 誘導

質問 ここに示した上室性頻拍 supraventricular tachycardia（SVT）の原因として最も適当なものは，上述したリスト（1〜3）のうちどれか？

ヒント このリズムを判読するために 4 質問法を用いなさい。まず解答の前に心拍数を求めなさい（50 頁と 65 頁を自由に参考にして，解答しなさい）。

判読

上のリズムに 4 質問法を用いると，次のように記述できる。

質問 1　QRS 幅は狭い（明らかに QRS 幅は大きなマス目半分以下である）。これはこのリズムが上室性であることを意味している。

質問 2　リズムは規則的である。これで心房細動の可能性を除外できる。心拍数はかなり速く，"1 拍おきの方法"を用いて計測するのがよい（28〜29 頁を参照）。この方法で 1 拍おきの R-R 間隔（2 個分の R-R 間隔）を求め（心拍数の半分），この数を 2 倍する。QRS 群（特に R 波の頂点）が記録用紙の太い線に一致しているので出発点として一番最初の QRS を用いると，1 拍おきの R-R 間隔（つまり半分の心拍数の R-R 間隔）は大きなマス目 3 個分である。これは半分の心拍数が 100 拍/分であり，実際の心拍数は 200 拍/分であることを意味する。

質問 3，4　P 波やその他の心房活動の徴候はない。

コメント　上図のリズムは，心拍数 200 拍/分の規則的な上室性頻拍であり，心房活動の証拠はない。規則的な上室性頻拍の最も多い原因については，

1）**洞(性)頻拍**　心房活動がなく，心拍数が速すぎるので洞(性)頻拍ではなさそうである（運動していない成人で洞性頻拍が 150〜160 拍/分以上になることは稀である。50 頁参照）。

2）**心房粗動**　これも患者に抗不整脈薬を使用していなければ，同様にありそうもない。なぜなら 200 拍/分の心室レートは 1：1 伝導の心房粗動にしては遅すぎるし，2：1 伝導の心房細動にしては速すぎる（65 頁参照）。

3）**発作性上室性頻拍（PSVT）**　したがって消去法の結果，診断名として最も適当である（67 頁参照）。

発作性上室性頻拍

発作性上室性頻拍 paroxysmal supraventricular tachycardia（PSVT）はリエントリーによる頻脈であり，下図に示すように電気刺激が房室結節の周囲か内部を持続的にぐるぐる回るようになる。旋回している電気刺激は 1 回転ごとに刺激の一部が枝分かれし，心室に伝導され QRS 群が発生する。残りの刺激は房室結節を回る次の旋回に再び入る（リエントリー）。

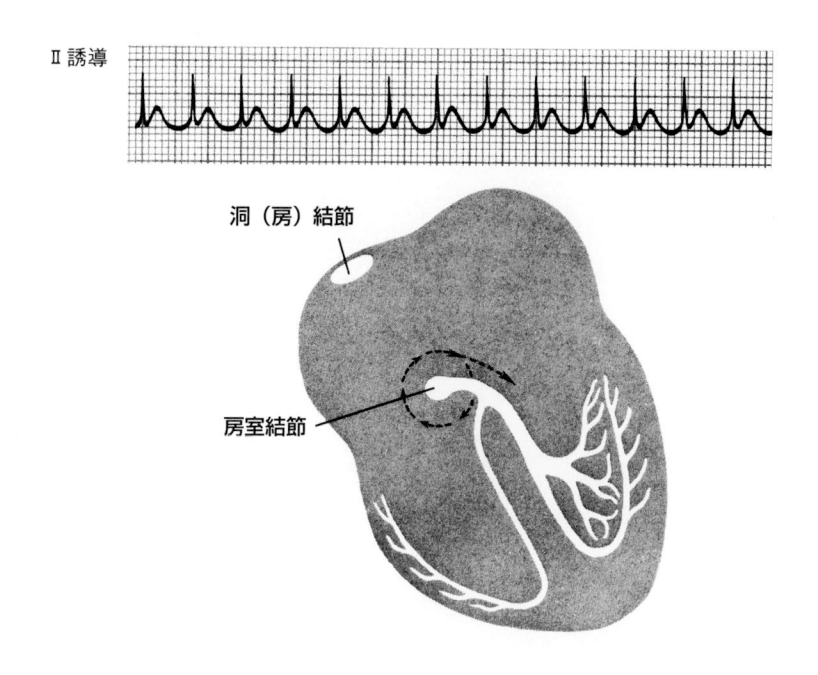

Ⅱ誘導

洞（房）結節

房室結節

解説

心電図の認識 心拍数 150～240 拍/分の規則的な上室性頻拍で，通常，心房活動の明らかな徴候を伴わない。しばしば QRS の終末部を変形させる微妙な切れ目や小さな陰性波がみられる（これは逆行性の心房活動を表す）。しかし，多くの PSVT の心電図は上図や 66 頁の図に類似している。

メカニズム PSVT は房室結節リエントリー AV nodal reentry 現象が関係している。上図に示した図のように，電気刺激が房室結節の周囲か内部を持続的にぐるぐる回る旋回経路に捕捉されると，（薬剤，迷走神経を緊張させる手技，何もしないで自然に，などで）どうにかして房室結節リエントリーが切断されるまで頻拍が持続する。

用語 以前は，上図に示されたリズムのことをふつう，発作性心房性頻拍（PAT）とか発作性接合部性頻拍 paroxysmal atrial or junctional tachycardia（PJT）と呼んでいた。この古い用語は現在ではもはや勧められない。なぜならこの不整脈の成因について我々が実際に知っている以上のことを意味しているからである（心電図をみただけで不整脈の起因する場所が，心房なのか房室結節なのか，それ以外の場所なのかを正しくいえないからである）。

近年，PSVT という用語が，この不整脈を表すのに広く用いられている。PSVT の "P"（paroxysmal）は，臨床家に PSVT がいかにも突然起こることを連想させる。さらに最近，房室結節リエントリー性頻拍 AV nodal reentry tachycardia（AVNRT）という新しい用語が採用された。専門的には AVNRT のほうが PSVT よりもずっとよい用語であるように思える。それは頻拍のメカニズ

ムがほとんど房室結節内リエントリーに関係していることを強調しているからである。しかし米国心臓病協会（AHA）のガイドラインに沿うように，この本ではこのリズムの用語として PSVT に決めた（我々の著作である他の ACLS の本と同じように）。

用語—上室性頻拍

40頁と52頁で既に強調したように，上室性リズムとは電気刺激の起源が房室結節より上位（下図の二重点線より上）にあるものである。

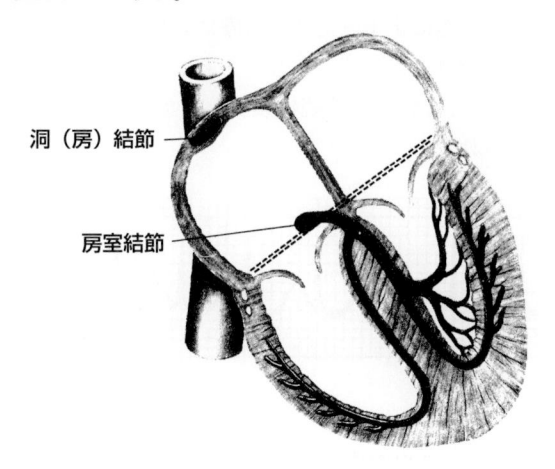

（図：洞（房）結節，房室結節）

質問 上室性リズムの上述の定義を覚えなさい。あなたはどのように上室性頻拍 supraventricular tachycardia（SVT）という用語を定義したいですか？

ヒント 心拍数が100拍/分以上のリズムを頻拍 tachycardia ということを思い出しなさい。

解答

上室性頻拍（SVT）という用語は，心拍数が100拍/分以上で刺激の起源が房室結節より上位にあるすべての頻拍の総称である。変行伝導 aberrant conduction や元々脚ブロックがなければ，リズムが上室性であればQRSの幅は狭い（40頁参照）。

SVTの広義の定義として含まれるものは，
- 洞性頻脈 sinus tachycardia
- 接合部性頻脈 junctional tachycardia
- 心房細動 atrial fibrillation（A Fib）
- 心房粗動 atrial flutter
- 多源性心房頻拍 multifocal atrial tachycardia（MAT）
- 異所性心房頻拍 ectopic atrial tachycardia
- 発作性上室性頻拍 PSVT（または AVNRT）

メモ 過去にはSVTという総称は，PAT，PJT，PSVTと同義として使用されていた。これは，洞性頻脈のような上室性不整脈もSVTの1つであるが，心房性頻拍や接合部性頻拍およびPSVTと大変異なっているという誤解を招く可能性がある。SVTという用語を，原因不明のQRS幅の狭い頻拍を表すときとSVTの型を特定するときの総称として用いることにする（つまり，66頁と67頁にみられるリズムを記述するのにPSVTを用いる）。

発作性上室性頻拍

〈臨床的重要性〉

　名称からもわかるように，発作性上室性頻拍（PSVT）の発症は突然（発作性 paroxysmal）である．頻拍はリエントリーの旋回が自然に止まったり，治療により切断されるまで続くので，一過性のことも，数時間続くことも，時に数日（！）続くことさえある．

　臨床的には PSVT は健康の若年者に起こる持続性頻脈としては最も頻度が高い．また基礎に心疾患がある中・高年者にもよくみられる．

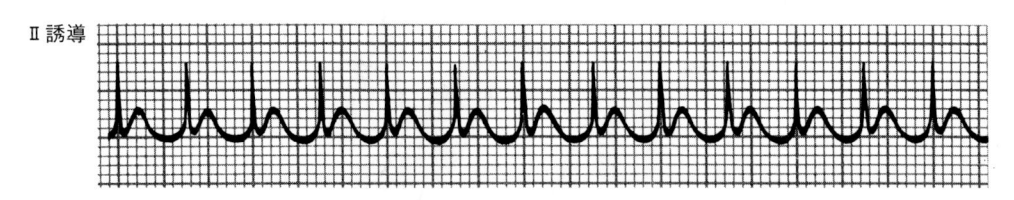

Ⅱ誘導

質問
1. PSVT 患者で最も多いと思われる自覚症状は何か？
2. このリズムを最も適切に治療するにはどうしたらよいと思うか？

ヒント　このリズムのメカニズムのほとんどは，房室結節内リエントリーが関係していることを思い出しなさい（67頁参照）．

解答

　PSVT 患者に最も多い自覚症状は動悸である．"胸のドキドキ"が患者を著しく動揺させることもあり，しばしば頻脈時には急性の不安発作を伴うこともある．他によくみられる自覚症状としては，胸部不快感と息切れを訴えることが多い．

　多くの患者は，心拍数が速く（200～240拍/分），長く持続していても不思議なほどうまく PSVT に耐えることができ，血行動態は安定している．しかし時折，低血圧や心不全に発展する—特に高齢者（または乳幼児）．そして PSVT の心拍数がもっと速いとき，長く持続するとき，基礎に心疾患があるときには起こりやすい．

　PSVT の治療にはいろいろな臨床的選択肢がある．治療にあたる臨床家の好みはもちろん，患者の臨床的状態や血行動態の状態に応じて治療手段が選択される．通常，まず迷走神経を緊張させる手技 vagal maneuver が試みられる（71～73頁参照）．これが無効で不整脈に耐えられているようならば，次にはアデホス® adenosine，ワソラン® verapamil，ヘルベッサー® diltiazem や β遮断薬などの抗不整脈薬が試される．即効性のベンゾジアゼピン系 benzodiazepine などの抗不安薬は，生理学的観点（交感神経の緊張を和らげ，発作性上室性頻拍症を持続させる原因であるリエントリー回路の伝導特性を変化させるかもしれない）だけでなく，自覚症状の観点（不安を和らげ，動悸感を減弱させる）からも治療の助けになる．通常，電気的除細動は，PSVT のために患者の血行動態が不安定になった場合や他の治療手段でうまくいかない場合にとっておかれる．

キーポイント　PSVT の治療手段（迷走神経を緊張させる手技，不安の軽減，抗不整脈，電気的除細動など）に共通するものは，PSVT を持続させているリエントリー回路の伝導特性を変化させうる点である．迷走神経の緊張により生じる一瞬の遅れでさえ，その回路を中断させ，不整脈を終結させるには十分である．

診断のジレンマ

〈上室性頻拍（SVT）の原因がすぐにわからないとき〉

下の心電図（これは64頁で初めて示した）を再度調べなさい。規則正しいSVTの主な原因の鑑別診断（65頁）を使用しなさい。

II誘導

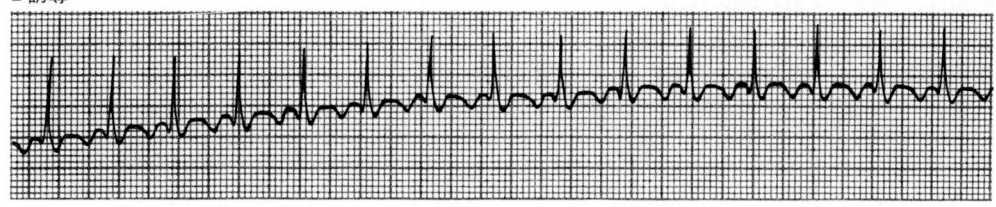

質問
1. 心房活動の証拠はあるか？ それは正常の心房活動か？
2. 心房活動をもっとわかりやすくするにはどうしたらよいか？

解答

64頁で述べたように，上図の心電図のリズムは，心拍数が約150拍/分の規則正しい上室性頻拍（SVT）である。心房の活動はみられるが，正常洞調律のP波の形ではない（つまりII誘導のP波は上向きではない）。その代わりに，この誘導ではおそらく粗動波（F波）を表す陰性波がみられる。62頁と64頁で強調したように，心房粗動を認識するキーポイントは，心拍数が約150拍/分の規則正しいSVTに出会ったとき（特に正常洞調律のP波がない場合）には，いつでもこの診断の疑いをもつことである。

心房活動をより明らかにさせ，心房粗動の診断を確かめるために，2つのインターベンション（介入手段）が考慮される。

1) 心房活動は今みている誘導とは異なる誘導でよくみえることがしばしばあるので，他の誘導での記録や12誘導心電図を観察する（62頁参照）。
2) 心室応答を一時的に遅くさせるために，迷走神経を緊張させる手技vagal maneuverを適用する。それにより頻拍のなかに隠されていた心房活動をはっきりさせることができるだろう。前頁のリズムに頸動脈洞マッサージcarotid sinus massage（CSM）を行うと房室伝導比が減少（2：1→4：1）し，元々隠れていたレート300拍/分の粗動波（下図の矢印）を確認できる。

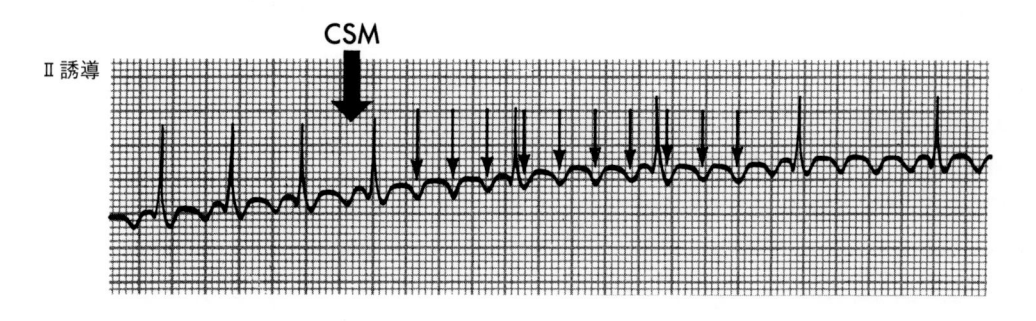

II誘導　CSM

迷走神経を刺激する手技

〈頸動脈洞マッサージ carotid sinus massage(CSM) — 作用機序・手技の実際・副作用〉

メモ CSMは，迷走神経を刺激する手技 vagal maneuvers として最もよく利用されている。その他にも多くの手技があり，以下に示す。
1) 咽頭反射（催吐反射）gag reflex
2) ヴァルサルバ試験 valsalva maneuver
3) 息こらえ breath-holding
4) 冷水に顔を浸けること facial submersion in ice
5) 眼球圧迫（もはや勧められない＝網膜剥離の危険のため）eyeball pressure（Aschner's test）
6) しゃがむ squatting
7) 指による直腸マッサージ digital rectal massage

迷走神経刺激の手技の作用機序はすべて共通であり，似たような抗不整脈効果がある。

追記 迷走神経刺激の手技の化学的方法として診断的に adenosine* を投与する臨床家もいる。この薬で心拍数が著しく減少し，頻拍のために隠れていた心房活動（粗動波）をみつけることができる。この薬剤の作用時間は極端に短く（10秒以内），副作用が起こりにくい**。

  * adenosine：日本ではアデノシン3燐酸（ATP，商品名アデホス）で代用されている。
  ** アデホスを使用する場合には，数十秒の心停止を伴うことがあるので，必ず蘇生の用意と心電図モニターを行うなどの注意が必要である。

解説

作用機序 CSMを行っている間，副交感神経（ここでは迷走神経と同義）を一時的に緊張し，上室と房室結節の伝導は一過性に遅くなる。

CSM手技 持続心電図モニタリングを行いながら，患者の頭を左に回し，右頸動脈の分岐部付近（下顎角の付近）を1回につき3～5秒程度優しく，しかししっかりとマッサージする。右側を数回しても効果がなければ，半対側を試してみる。しかし同時に両側を行ってはいけない！

- 右側の頸動脈のほうが，洞(房)結節，左心房，房室結節に対する影響が大きいと信じられている。
- 正しい部位（下顎角に近い，首の高いところ）に十分な圧力を与えること。また1回に5秒以上にならないように注意！ この手技は不快になったり，少し痛んだりすることさえありえると患者に警告しておいたほうがよい。圧力の程度はテニスボールをへこませるのに必要な圧力である。

副作用 CSMは完全に安全というわけではない。この手技により，失神，脳卒中（脳血管障害），房室ブロック，心停止やジギタリス中毒患者では心室性不整脈を合併することがある。
- CSMを適用する前に必ず頸部の聴診を行う。もしも頸部に血管雑音 bruit が聴こえたら，動脈硬化巣のプラーク plaque を剥がし脳卒中を引き起こすかもしれないので，この手技は行わないこと。

迷走神経を刺激する手技

〈様々な頻脈性不整脈に対する頸動脈洞マッサージの効果〉

臨床メモ 迷走神経刺激の手技は診断的手技だけでなく，治療的手技でもあるということを強調すべきである。この手技により伝導が一時的に遅くなりリエントリー回路が切断された結果，発作性上室性頻拍（PSVT）が突然停止したり，心室に到達する刺激の数を一過性に減少させるかもしれない。この方法で心拍数が遅くなると隠れていた心房活動がはっきりし，元々のリズムのメカニズムが明らかになる（71頁にみられるように）。

解説

頻脈性不整脈のCSMに対する反応

- 洞性頻脈
  手技中に洞頻脈の心拍数が次第に減り，止めると再び心拍数は速くなる。
- 発作性上室性頻拍（PSVT）
  突然，頻脈が停止し，洞調律に復帰するか，まったく反応しない。
- 心房粗動，心房細動
  房室ブロックが増強し，心室数が一過性に遅くなり，隠れていた心房活動がはっきりし診断しやすくなる。
- 心室頻拍（VT）
  CSMには反応しない。

74　Ⅰ．基本的な不整脈の理解

練習：リズムは何ですか？

4質問法を用いて下のリズムを判読しなさい

ヒント　リズムの規則性を評価するのに，必ずキャリパー（ディバイダー）を用いなさい。

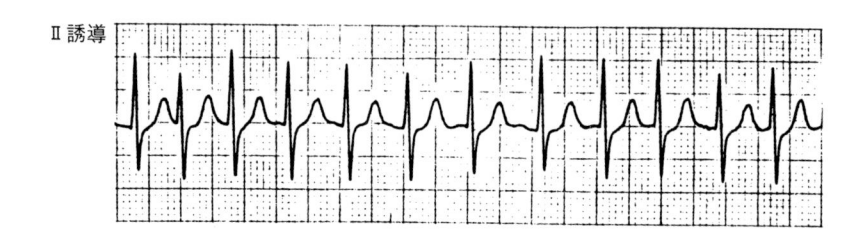

Ⅱ誘導

質問　このリズムに対して迷走神経刺激を行うと，どのような効果が起こるであろうか？（解答の前に73頁の表をよく参照しなさい。）

判読

上のリズムに4質問法を用いると，次のように記述できる。

質問1　QRS幅は狭く（大きなマス目半分以下），リズムが上室性に違いないことを意味する。

質問2　一見すると，リズムは規則正しくみえる。しかし違う。キャリパーを用いて注意深く測定するとR-R間隔が1拍ごとに変化しているのがわかる。つまりリズムは完全に不規則である。

質問3，4　P波はなく，心房の（電気的）活動を示す他の徴候もない。

コメント　心房活動のない完全に不規則なリズムは，これが心房細動であることを示している。この症例の心拍応答は速く，細動波（f波）はみられない（54頁参照）。

　臨床的に注意することは，上図のリズムのように心拍応答が速い場合，しばしば心房細動はPSVTに似る点である。この点は治療方法の選択判断に影響を与える。その理由はこれら2つの不整脈治療はまったく異なるからである。例えば，adenosineはPSVTには使われるが，心房細動には無効である。またdigoxinは心房細動の治療として多くの人に好まれるが，PSVTの適切な治療としては作用発現時間が遅すぎる。

　上図のリズムに対して迷走神経刺激手技を適用することは，診断的にはっきりしないときに助けになりうる。73頁に示したように，心房細動患者に迷走神経刺激手技を行うと心室に伝わる刺激回数（心室応答）が一時的に減少するだろう。心房細動が洞調律に戻ることはないが，確認が必要ならば心房活動の正常をはっきりさせることで診断を確定できるだろう。

練習：リズムは何ですか？

下のリズムは規則的(整)で，明らかに上室性である（QRS 幅は大きなマス目半分以下）。このリズムは 52 頁に示したリストの項目のうちどれに当てはまるだろうか？

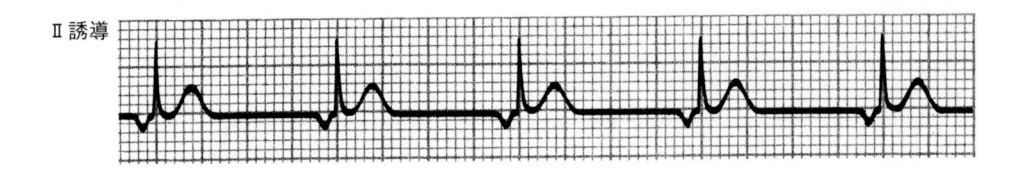

II 誘導

質問
1. 心房興奮はあるか？ それは正常な心房興奮か？
2. このリズムの由来は心臓のどの部分と考えるか？

解答

上のリズムは前述したように規則正しく，上室性である（QRS 幅は明らかに大きなマス目半分以下）。心拍数は 75 拍/分である。P 波は存在するが，II 誘導で陰性である。これは洞調律ではないことを意味している。このリズムは房室結節由来である。下の図からわかるように電気刺激が房室結節由来の場合，心房の脱分極の方向は逆向きとなる。これが房室結節調律 AV nodal rhythm（接合部調律 junctional rhythm）で II 誘導の P 波が陰性になる理由である。

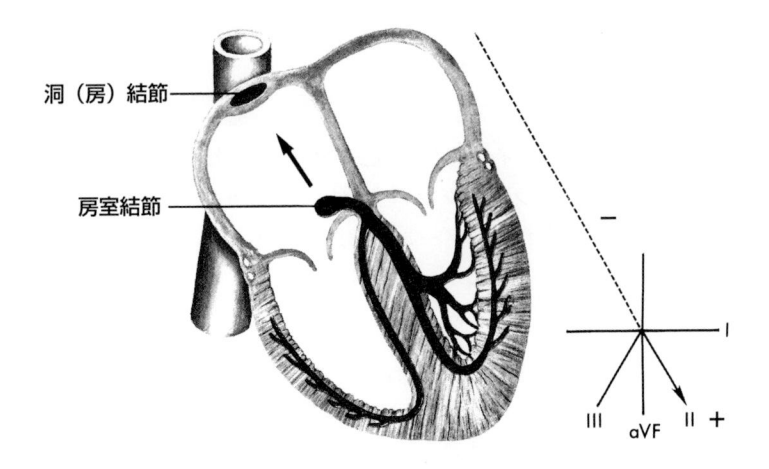

メモ　我々は既に上図（すなわち 39 頁）のリズムをみてきた。その頁や 37〜38 頁で強調したように II 誘導での陰性 P 波の所見は重要で，これで本質的に洞調律のメカニズムを除外できる（もちろん患者は右胸心でもなく，電極の付け間違いもないと仮定する）。

接合部（房室結節）性調律

〈P波の極性〉

75頁に述べたように接合部（房室結節）性調律の場合，II誘導のP波は陰性となる。P波の極性として可能なパターンは3つあり，そのうちのどれか1つを生じる（下のラダーグラム laddergramではB，C，D）。

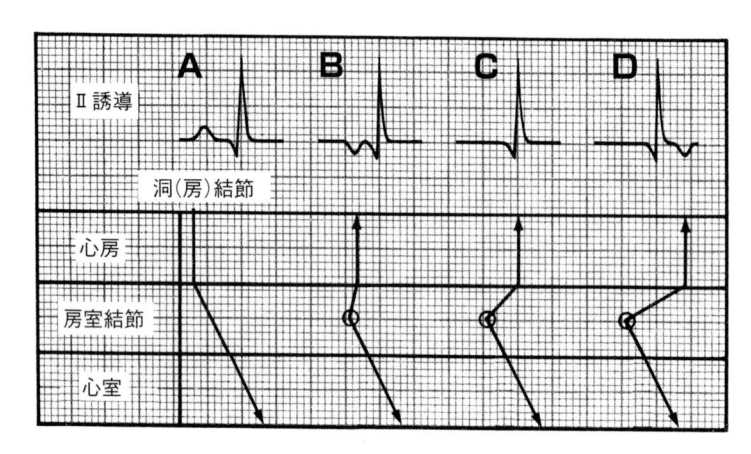

メモ 正常洞調律ではII誘導のP波は上向きである（波形A）。これは洞（房）結節から始まる心房の脱分極の進行方向（順行性）によるためである。対照的に房室結節性リズムの場合にはII誘導のP波は陰性（つまり逆行性）となる。P波はQRS群の前に現れたり（波形B），QRS群で隠れたり（波形C），QRS群の後ろに現れたりする（波形D）。

接合部性調律におけるP波の極性

上のような図をラダーグラムという。心臓の伝導様式や色々な不整脈のメカニズムを説明するのにこの図は最適である。特にこの例ではラダーグラムを用いると，正常洞調律のII誘導のP波形状と房室結節性（接合部）リズムでみられるパターンとを比較できる。

波形A これは正常洞調律のパターンであり，刺激は洞房結節に始まり，続いて心房（ラダーグラムの上段），房室結節（同中段），心室（同下段）を伝わる。

> 正常洞調律で生じていることと対照的に，接合部性調律では電気刺激が中段（房室結節）から発生する。房室結節で生じた刺激は，順行性に心室を脱分極させるのはもちろん，逆行性に伝わり心房を脱分極させる。パターンの可能性は3つで，そのうちの1つがみられる。

波形B 逆行性心房伝導が，心室への順行性伝導よりも速い。この結果，II誘導のQRS群の前に（PR間隔の短い）陰性P波が生じる。

波形D 逆行性心房伝導が，心室への順行性伝導よりも遅い。この結果，II誘導のQRS群の後ろに陰性P波が生じる。

波形C 逆行性心房伝導が心室への順行性伝導とほぼ同時に生じる。その結果として心房活動はQRS群のなかに隠れ，II誘導でP波は全然みえない。臨床的にはこのパターンが最も多い。

接合部性調律

〈心電図の認識（レート/P波）〉

下に示す接合部性調律の3つの例について調べなさい。P波の極性として可能性のある3パターン（76頁参照）を覚えなさい。各々の例について心房活動の有無や性状について解説しなさい。

追加質問 成人の房室結節性（接合部性）リズムのレート範囲は，通常40〜60拍/分であることを覚えなさい。上で示した例の各々のレートはあなたが期待するレートに同じか？

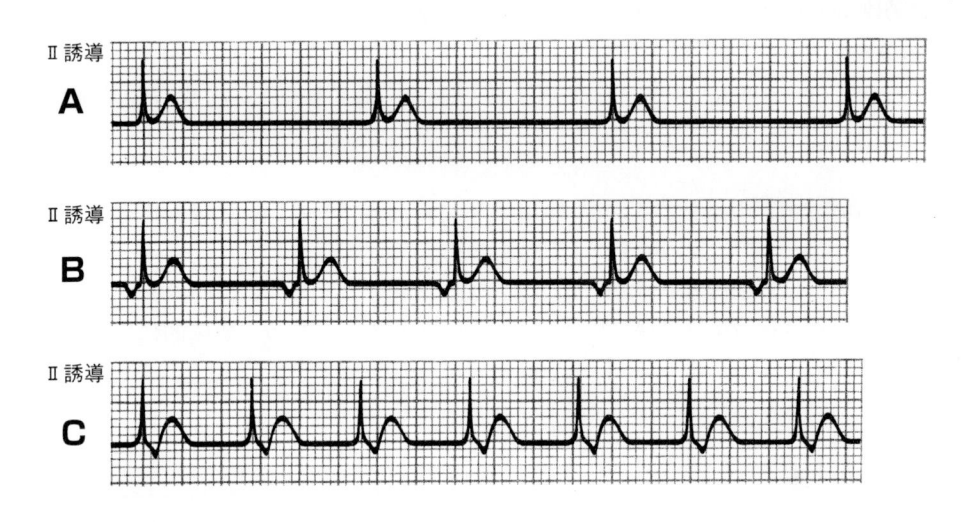

解説

前頁に示す接合部性調律の3例の間にはいくつかの類似点があることに我々は注目している。特に各々のリズムは規則的であり，QRS幅は一様に狭い点である。これらのリズム間の差異は，心拍数の違いと心房活動の性状の違いである。

症例A：R-R間隔は大きなマス目6個分であり，これは心拍数50拍/分に一致している。40〜60拍/分のレートは成人の房室結節性補充調律 AV nodal escape rhythm の（正常）範囲である。この記録でP波はまったくみられないので，このパターンは76頁の波形Cである。

症例B：R-R間隔は大きなマス目4個分であり，これは心拍数75拍/分に一致している。この心拍数は房室結節性補充調律の通常範囲より明らかに速いので，このリズムは促進接合部性調律 accelerated junctional rhythm といわれる。陰性P波がQRS群に先行するので，このパターンは76頁の波形Bである。

症例C：R-R間隔は大きなマス目3個より短い，この心拍数は約110拍/分に一致している。この接合部性調律は100拍/分を超えているので，このリズムは接合部性頻脈 junctional tachycardia といわれる。QRS群の直後に陰性P波として心房活動が存在するので，このパターンは76頁の波形Dである。

メモ 専門的にいえば，QRS群に先行する陰性P波を生じる接合部調律（上図の中段）と電気刺激が解剖学的に房室結節に近い点から生じる低位心房調律 low atrial rhythm を区別できないかもしれない。幸いなことに，低位心房調律の臨床的意義は接合部性調律と実質的に同じであり，この区別は主に学問的な話である。

接合部性調律

〈種類と臨床的意義〉

接合部性調律は心拍数に基づいて3種類に分類される。
- **房室結節性補充調律** AV nodal escape rhythm　心拍数が40～60拍/分ならば、これは正常の房室結節性補充調律のレートである。これは77頁の症例Aに該当する。
- **促進接合部性調律** accelerated junctional rhythm　心拍数が61～99拍/分である。これは77頁の症例Bに該当する。
- **接合部性頻脈** junctional tachycardia　心拍数は100拍/分以上である。これは77頁の症例Cに該当する。

臨床メモ　房室結節性調律と接合部性調律は、臨床的には同義である。したがって我々はこの本のなかで、これらを互いに交換可能な用語として使用する。

促進接合部性調律と接合部性頻脈の違いは主として心拍数である。専門的には、心拍数がいったん100拍/分以上になると、促進接合部性調律といわないで接合部性頻脈という。臨床的には、この2つの意味は同じである。

接合部性調律の臨床的意義

様々な接合部性調律の意義は、主にそれが生じる臨床状況に依存する。徐脈以外は健康で若い成人にみられる適切なレートの房室結節性補充調律（促進していない接合部調律で、40～60拍/分）は正常所見と解釈される。ゆったりしたとき、入眠時、麻酔導入時、激しい身体トレーニング（スポーツ心臓）時などこのリズムが起こりやすい状況でみられる場合には、なおさらそうである。これらの状況下では、正常洞調律のレートがしばしば減少しやすい。そのような臨床状況下では、洞（房）結節で脈を作り出す（ペースメーカー）機能が低下すると、代わりのペースメーカーとしてやや速いレートに設定された接合部が働くことは非常に適切なことであり、警報を発令する根拠にすべきではない。どちらかといえば、適切なレート（50拍/分）の接合部性補充収縮のほうが、かなり遅いレート（40拍/分以下）の生理的な洞徐脈よりも望ましい。

一方、著しい洞徐脈により突然生じた失神がある高齢者に同じような房室結節性補充調律が急に出現した場合には、まったく異なる結論になる。このような状況で著しい洞徐脈とその結果、房室結節性補充調律が生じたのは、洞不全症候群 sick sinus syndrome（SSS）の病的症状らしく、たぶんこの患者には恒久的ペースメーカーが必要になるだろう。

生理的な洞徐脈が生じる場合（その結果ペースメーカー機能が低下し、接合部が代替する）と対照的に、促進した房室結節性調律（60拍/分以上）によるものはほとんど常に病的である。臨床的に促進接合部性調律や接合部性頻脈を起こしやすい原因は、ジギタリス中毒、急性下壁心筋梗塞、術後状態の3つである。

メモ　患者の多くは接合部調律でも血行動態は正常であるが、心房収縮 atrial kick がなくなる結果、低血圧が生じることもある。

練習：リズムは何ですか？

4質問法を用いて下のリズムを判読しなさい。

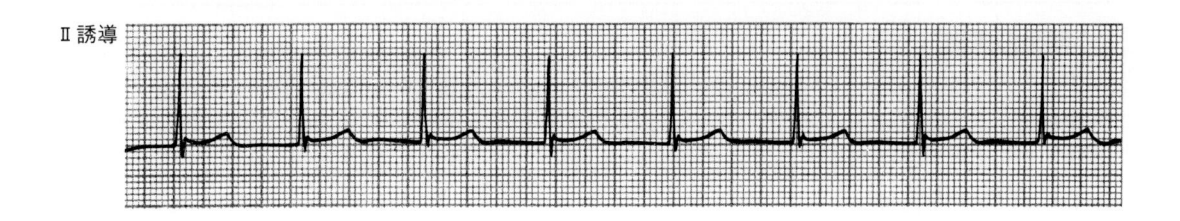

II誘導

質問
1. 迷走神経の刺激手技を適用することは診断の過程に有用だろうか？
2. 上図リズムの心拍数は，この種のリズムで正常に期待される心拍数だろうか？

判読

上図のリズムに4質問法を用いると，次のように記述できる。

質問1　QRS幅は狭い（明らかにQRS幅は大きなマス目半分以下である）。これはこのリズムが上室性であることを意味している。

質問2　リズムは規則的である。R-R間隔は大きなマス目4つより少し長く，心拍数は約72拍/分に一致する。

質問3, 4　P波やその他の心房活動の徴候はない。

コメント　心房活動の証拠のない規則正しい上室性調律を接合部性調律と定義する。心拍数が40～60拍/分以上と房室結節性補充調律より速いならば，このリズムを促進接合部性調律という。

迷走神経の刺激手技は，診断過程において不必要であり，役に立たない。それはこのリズムのレートがそんなに速くないからである。迷走神経の刺激手技が主として用いられるのは，上室性調律で心拍数が速く（通常は，120拍/分よりかなり速いとき），元々の心房活動をはっきりさせるのに心室応答を十分遅くさせたいときである（73頁参照）。この症例では心房活動がないことは明らかで，さらに遅くする必要性はない。

メモ　成人の房室結節性補充調律で期待されるレートは40～60拍/分である。小児ではこの範囲が異なり，標準範囲は50～80拍/分である。小児の房室結節性調律では心拍数が80拍/分を超えなければ，"促進accelerated"していると考えるべきではない。

80   I．基本的な不整脈の理解

セクション 1D 期外収縮／心室頻拍

早く生じる心拍と遅く生じる心拍

〈心電図の認識〉

　すべての不整脈についてリズムの規則性総合パターンを決定することの重要性をセクション1Bで強調した。この総合パターンに加えて，予想外に早くまたは遅く生じる心拍が元のリズム・パターンを変えてしまう。下に示す2つの図でこの2つの概念（早く生じる心拍 early beats と遅く生じる心拍 late beats）を復習しなさい。

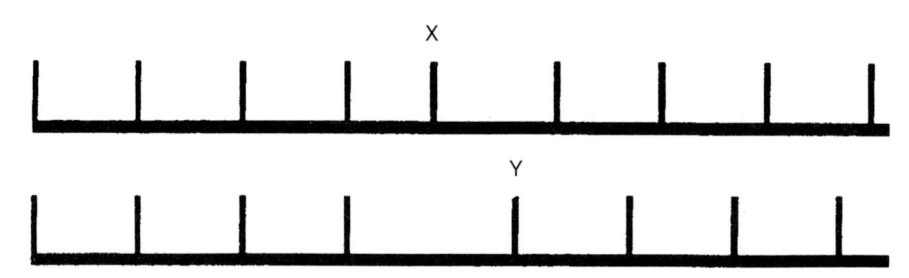

質問　上の例でリズムの規則性パターンを中断している"心拍X"と"心拍Y"は，それぞれ早く生じているのか，遅く生じているのか？

ヒント　34頁を自由に参考にして，解答しなさい。

解答

　32〜36頁で述べたように，心電図判読で大切なことは解析すべきリズムの基本的な規則性パターンを決めることである。基本リズムが規則的（少なくともかなり規則的）である場合，早く生じる心拍（期外収縮＝早期収縮）や遅く生じる心拍（補充収縮）を認識することは通常やさしい。

　上の両方の例とも"心拍X"と"心拍Y"および直後のR-R間隔を除くと基本リズムは規則的である。"心拍X"は早期に生じて規則的パターンを中断する。反対に，"心拍Y"は遅れて生じて規則的パターンを中断する。

- 臨床的には早期に生じる心拍は，心房性期外収縮（PAC），接合部性期外収縮（PJC），心室性期外収縮（PVC）である。これらの心拍については82頁，83頁，86頁で論じられている。
- 遅く生じる心拍は保護的なものとするのが，おそらく最もよい考えである。下位のペースメーカーから生じる補充収縮 escape を反映しており，明らかな目的は過度の徐脈を防ぐことである。補充収縮や補充調律の概念については，103頁から始まるセクション1Eで詳しく述べられている。

重要なポイント　不整脈の判読方法を習得する上でキーとなるのは，問題となる不整脈が他の部分のリズムと異なる場合にするべき手順と関係している。真の基本調律を決めるために評価が必要である。例えば，上の2つの図では"心拍X"や"心拍Y"が早いか遅いかを決める前に，各々の基本調律がともに規則正しいという認識が必須である。

　一般的にリズム記録を評価するのが難しい情報はもちろん，やさしい情報を含んでいるときには，最も解釈しやすい記録部分から始めなさいと勧める。

期外収縮(早期収縮)の種類

期外収縮は期待されるタイミングより早く生じることで基本調律を中断する心拍で，80頁で述べたように3種類ある。
- 心房性期外収縮 premature atrial contractions (PAC)
- 接合部性期外収縮 premature junctional contractions (PJC)
- 心室性期外収縮 premature ventricular contractions (PVC)

質問
1. P波が早期に起こり，QRS群に先行する期外収縮の種類はどれか？ どのようにして早期のP波をみるのか？
2. 各々の期外収縮に対してどのようにQRS群をみるのか？

ヒント 8頁を自由に参考にして，解答しなさい。

解答

心房性期外収縮 (PAC) は，洞(房)結節以外の心房のどこか(異所性)で早期に生じる心拍である。その結果，正常洞調律のP波とまったく異なる形のP波が早期に発生し，QRS群に先行する。PACのQRS幅は典型的には狭く，正常に伝導する心拍に似ている。期外収縮の刺激がいったん房室結節に到着すれば，その後は変行伝導や脚ブロックがなければ，正常に伝導するからである(下図B)。

接合部性期外収縮 (PJC) は，房室結節自体から早期に生じる心拍である。そこからPJCは，His束，左右の脚へと正常の伝導路に沿って進んでいく。結果としてPJCのQRS幅は狭く，正常洞調律のQRS群の外観に似ている。P波の極性は76頁のいずれかのパターンになる。

心室性期外収縮 (PVC) は，心室内の異所性焦点から早期に生じる心拍である。QRS幅は広く，正常に伝導したQRS群とまったく異なってみえる。PVCの異所性刺激発生源は定義により房室結節より下位にあるので，QRS群の前にP波は先行しない(下図A)。

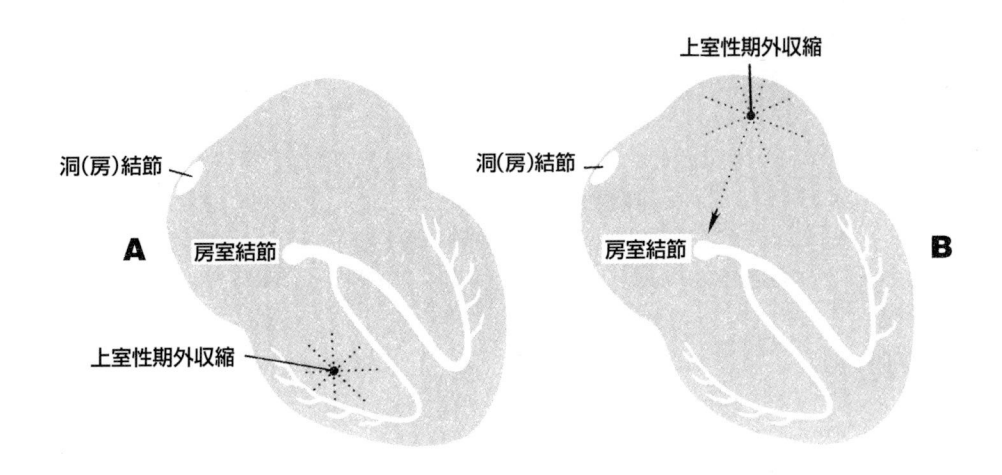

心房性期外収縮

〈診断的特徴/臨床的意義〉

4質問法を用いて次のリズムを判読しなさい。

ヒント まず最初の3拍に焦点を当てて基本調律を解析しなさい。次に残りの心拍に注目し，心拍の起こるタイミング，QRSの形，心房活動の存在の有無や性状を評価しなさい。

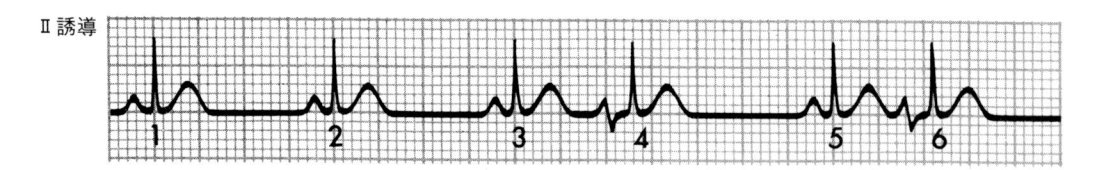

Ⅱ誘導

追加質問 4番目と6番目の心拍に先行するP波は，なぜ他のP波と異なってみえるのか？

判読

上の記録に4質問法を適用すると，すぐにリズムが不規則なことがわかる。規則正しいリズム・パターンが変化する場合，判読の鍵は，少なくとも心電図記録の一部分で基本リズム・パターンが規則的か否かを決定することである（80頁の重要なポイントに示唆したように）。

上の心電図記録を判読する鍵は，最初の3拍が規則的であることの認識である。これら3拍のQRS幅はいずれも狭く，Ⅱ誘導で正常のP波（上向き）が先行している。つまり最初の3拍は正常洞調律であり，これが基本調律である。

これを心に留めて，早期に生じる4番目と6番目の心拍を明らかにすべきである。これらの期外収縮のQRS幅は狭く，外観は正常である（つまり洞調律のQRSと同じ）。4番目と6番目の心拍には早期に生じるP波が先行していることに注目しよう。これらの心拍は心房性期外収縮（PAC）である。4番目と6番目の心拍に先行するP波が正常洞調律のP波とまったく異なってみえる理由は，刺激の発生源が異所性（洞房結節以外の場所）だからである。この記録の完全な判読は，PACを伴った洞調律である。

臨床メモ PACの重要性は，それが生じる臨床的状況に依存する。基礎疾患に心臓病のない健常人でもPACはよくみられる。心臓病患者に起こるPACでさえ，過度に頻発する場合や自覚症状が強くなければ，通常は抗不整脈薬で治療しない。PAC患者の最善の治療は予防であり，カフェイン，アルコール，興奮薬の過剰摂取などの増悪因子をみつけて是正することである。

接合部性期外収縮

〈診断的特徴/臨床的意義〉

4質問法を用いて次のリズムを判読しなさい。

ヒント まず最初の3拍に焦点を当てて基本調律を解析しなさい。次に残りの心拍に注目し，心拍の起こるタイミング，QRSの形，心房活動の存在の有無や性状を評価しなさい。

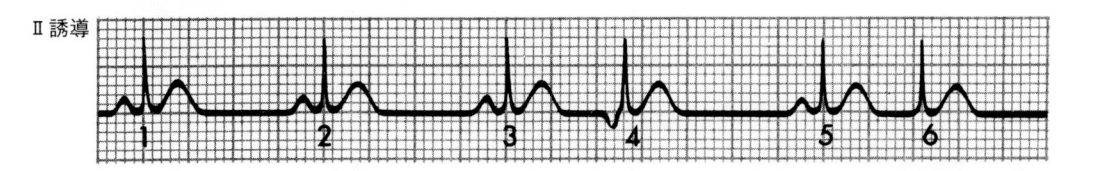

II誘導

追加質問 4番目の心拍に先行するP波は，なぜ他のP波と異なってみえるのか？ 6番目の心拍にはなぜP波がないのか？

判読

82頁のリズムの例と同じように，上のリズムもまた規則的ではない。再び，その鍵は基本のリズム・パターンの決定であり，最初の3拍を評価することで明らかになる。最初の3拍は，規則正しくPR間隔が一定で上向きのP波が先行するQRSの幅は狭い。つまり，ここの基本調律もまた正常洞調律である。

82頁の症例のように，4番目と6番目の心拍はともに早期に生じる。この期外収縮のQRS幅は狭く，外観は正常である（つまり洞調律のQRSと同じ）。4番目の心拍には早期に生じる陰性P波が先行していることに注目しよう。ゆえにこの心拍は，76頁の波形Bと同じP波の極性パターン（QRSに先行する陰性P波）を示す接合部性期外収縮（PJC）であると判読される。

対照的に，早期に生じる6番目の心拍ではP波はみられない。6番目の心拍もPJCであり，この例のP波極性パターンは76頁の波形Cと同じである。この記録の完全な判読は，PJCを伴った洞調律である。

臨床メモ 専門的にいえば，上の4番目の心拍が本当にPJCか，房室結節に非常に近い心房の低位に発生源のある心房性期外収縮（PAC）かどうかを確認することはできない。幸いなことに（77頁のメモで強調したように）この鑑別は臨床的にはあまり重要ではない。なぜなら，PJCの臨床的意義はPACの意義とほとんど同じだからである。実用的にいえば，PACのほうがPJCよりもはるかに多いということを覚えなさい。

練習：ブロックされた心房性期外収縮，それとも変行伝導を伴う心房性期外収縮か？

上室性期外収縮（PACまたは接合部性期外収縮PJC）は，下図のAとBの記録に示されるように必ずしもいつも心室に伝導されない。

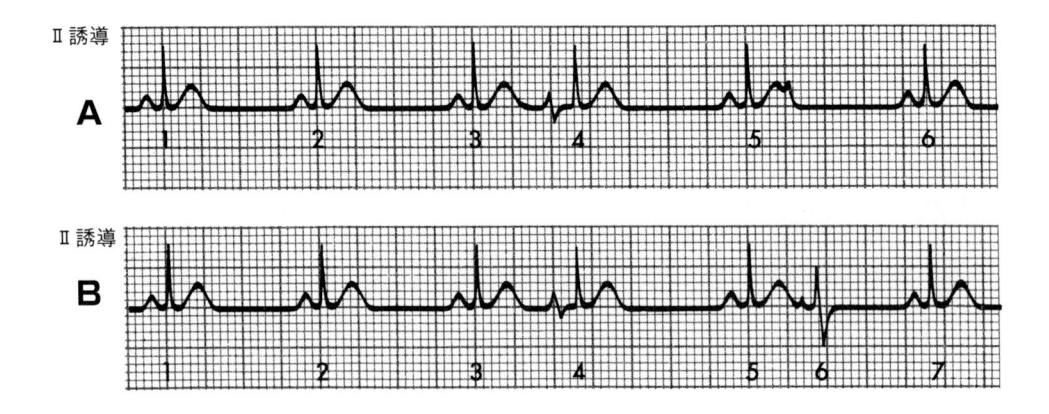

重要な質問

1. 記録Aの5拍目で，その直後に早期に生じたP波にはなぜQRS群が伴っていないのか説明できますか？

   ヒント 5拍目の後に生じるP波はあまりにも早期であり5拍目のT波で部分的に隠されており，T波に切れ込み（ノッチ）が生じている。

2. 記録Bでは，6拍目の心拍は，早期に生じたP波が先行する明らかなPACであるが，このQRS幅は広く，他のQRS群とまったく異なるようにみえる。なぜそうなったのか？

解答

上の両方の記録とも最初の3拍は規則正しく，PR間隔が一定で上向きのP波が先行している。つまり各々の記録の基本調律は正常洞調律である。

記録Aの4拍目は明らかに心房性期外収縮（PAC）である。この心拍は早期に生じ，QRS幅は狭く，その外観は正常で，早期に生じた形の異なるP波が先行している。この記録上で2つ目のPACは，心周期のなかのずっと早い時期に発生し，5拍目のT波に切れ込みが生じている。このP波がQRS郡を伴わない理由は，あまりにも早く生じたP波が房室結節が回復（再分極 repolarization）する前に房室結節に到達するからである。その結果，房室結節は絶対不応期 absolute refractory period なのでPACの刺激は房室結節を越えて伝わることはできない（PACがブロックされるのである，blocked PAC）。

上の記録Bで4拍目もPACである。6拍目も早期に発生し，他の心拍に比べてQRS幅はより広く，異なる形のQRS群を示している。記録Bで6拍目には早期に生じたP波が先行しており，これもPACである。このQRS群の形が異なっている理由は，PACが変行伝導 aberrant conductionを起こしているからである。記録Aで5拍目のT波に続くPACに比べて，このPAC（記録Bの6）の発生が少し遅い時期であることに注目しなさい。記録Bの2つ目のPACが，たぶん相対不応

期 relative refractory period に生じており，その時期には心室の伝導系は部分的に回復しているが伝導はまだ正常ではない．記録 B で 6 拍目にみられる広い QRS 幅と変化した外観は伝導の遅延を反映しており，少なくとも脚やその末梢の伝導系の一部がまだ不応期だからである．

メモ 記録 A で 5 拍目の T 波にノッチをつくる早期の P 波は，非常に見落としやすい．特にこの T 波と他の心拍の正常で滑らかな T 波との比較を怠ると見落としやすい．記録 B で 6 拍目に先行する早期の P 波も同じように見落としやすい．そしてこの QRS 群に先行する本当にわずかな切れ込みを認め損なうと，この幅の広い，正常と異なる QRS 群を心室性期外収縮（PVC）と誤ってしまう．

I．基本的な不整脈の理解

心室性期外収縮

〈診断的特徴/臨床的意義〉

4質問法を用いて次のリズムを判読しなさい。

ヒント　まず最初の3拍に焦点を当てて基本調律を解析しなさい。次に残りの心拍に注目し，心拍の起こるタイミング，QRSの形，心房活動の存在の有無や性状を評価しなさい。

II誘導

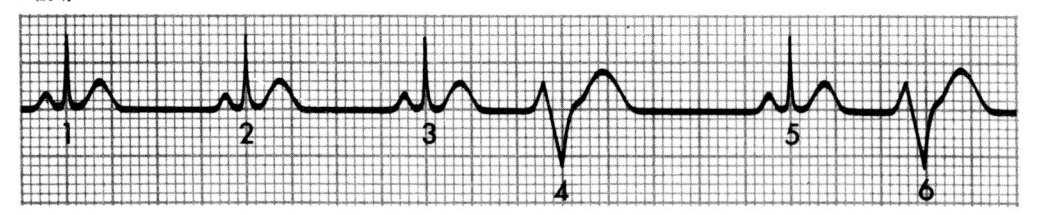

追加質問　4拍目と6拍目のQRS群は，なぜ他のQRS群と異なってみえるのか？

判読

規則正しい洞調律である。その後にいくらかの早期収縮が生じている。

上図の4拍目と6拍目が早期に発生している。これらの期外収縮のQRS幅は著しく広く，外観は洞調律の心拍と大きく異なる。幅広いQRS群には早期発生のP波は存在しない。上図の4拍目と6拍目は心室性期外収縮（PVC）である。この記録の完全な判読は，PVCを伴った洞調律である。

臨床メモ　期外収縮の発生は臨床では非常に一般的であり，特に救急現場ではありふれている。実用的にいえば，救急治療時の主な目的は2つである。

1）期外収縮の種類を決定すること〔つまり，PVCと上室性期外収縮（心房性期外収縮PAC/接合部性期外収縮PJC）との鑑別〕
2）期外収縮が生じる臨床的状況の評価

PVCと上室性期外収縮（PAC/PJC）との鑑別が臨床的に重要なのは，PVCでは特別な治療が必要となるからである。救急時にPVCが生じる場合には，特に真実である。急性の心筋虚血や急性心筋梗塞の患者に新しく生じる心室性期外収縮（new-onset PVC）は，人命を脅かす可能性のある心室性不整脈（心室性頻拍VTや心室細動）が急に起こる危険性があるので要注意である。新しく生じたPVCが頻発したり，反復して発生する場合には，特に注意が必要である（89～90頁参照）。

対照的に，同じ状況で上室性期外収縮（PAC/PJC）が起きても心配はかなり少なく，治療の必要性も少ない。特に患者の自覚症状がなければなおさらである。

練習：心房性期外収縮か心室性期外収縮か，それとも両方か？

4質問法を用いて次のリズムを判読しなさい。

ヒント　まずリズムの規則性を調べて総合的に解析しなさい。少なくとも記録は部分的に規則正しい。基本調律を決めなさい。

II誘導

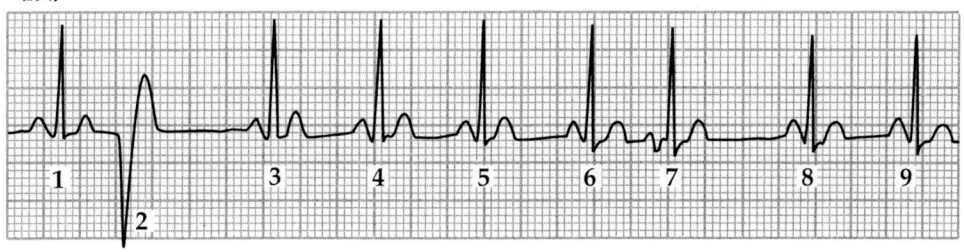

判読

　上のリズムは完全に規則的ではない。3拍目から6拍目までの心拍を調べると明らかなように，基本調律は洞調律のようにみえる。この間では，R-R間隔は規則正しく，QRS幅は狭く，各々のQRS群の前には正常のP波（II誘導で上向き）がみられる。
　2拍目と7拍目の2つが基本調律の規則性パターンを中断している。これらの心拍は，基本調律から期待されるよりも早期に生じている。
　2拍目　QRS幅は広く，他のQRS群の外観と大きく異なっている。そして早期のP波はQRS群の前に先行していない。この心拍は心室性期外収縮（PVC）である。
　7拍目　QRS幅は狭く，洞調律である他のQRS群の外観と同一である。ゆえに7番目の心拍は上室性期外収縮（心房性期外収縮PACか接合部性期外収縮PJC）である。この心拍には早期のP波が先行しており，II誘導のP波は陰性ではないので，この期外収縮はPACである。
　上のリズムの完全な判読は，1個のPACと1個のPVCを伴った洞調律である。

重要なポイント　期外収縮（PAC, PJC, PVC）が早く生じるので，基本調律の規則性パターンを変化させる。早期に心拍が生じる結果，その次のR-R間隔は基本の規則性パターンが再開するまで延長する。これにより上図の記録で2拍目と7拍目の後に短い休止がなぜみられるかを説明できる。
　最後に，上図の7拍目に先行する早期のP波が，それ以外のP波（洞調律）の外観と明らかに異なっていることが注意を引く。つまり7拍目のP波は二相性biphasicであるが，洞調律のP波は上向きで後半の陰性部分がない。正常と形が異なるP波は，このPACの発生源が異所性であることをさらに支持している。

88　I．基本的な不整脈の理解

練習：心房性期外収縮か心室性期外収縮か，それとも両方か？

4質問法を用いて次のリズムを判読しなさい。

ヒント1　まずリズムの規則性を調べて総合的に解析しなさい。少なくとも記録は部分的に規則正しい。基本調律を決めなさい。

ヒント2　最も異常にみえる心拍（3拍目）の解析は最後にとっておきなさい。この心拍がPACかPVCを決める前に，この心拍の前のT波を注意深くみなさい。

MCL₆誘導

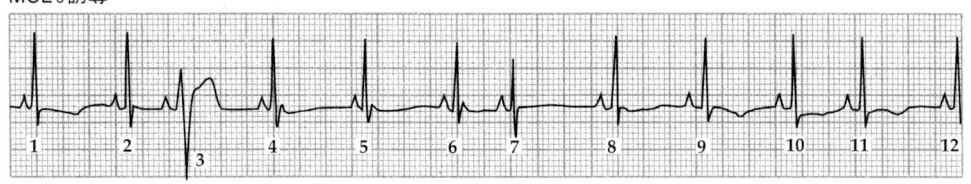

追加質問　II誘導以外の誘導でモニターされているにもかかわらず洞調律の診断は可能か？

判読

リズムを判読する上で非常に有用な原則が，80頁の重要なポイントに紹介されている。

> リズム記録を評価するのが難しい情報はもちろん，やさしい情報を含んでいるときには，最も解釈しやすい記録部分から始めなさいと勧める。より難しい部分は最後にとっておきなさい。

上図の3拍目の解析を最後にしなさいと勧める理由は，この心拍の評価は最も問題の部分だからである。この記録の全体のリズムが不規則であることは明白である。不規則ではあるが，1-2, 4-6, 8-10と12の心拍に注目すると基本調律は再び洞調律である。すなわち，これらの短い部分に含まれる心拍間のR-R間隔は一定であり，QRS幅は常に狭く，各々のQRS群に先行するP波の外観は似ており，PR間隔も一定である。このリズム記録はII誘導から得られたものでないが，P波の形態が同一でPR間隔が一定であるのでこのリズムが洞調律であることを強く示唆する。

3拍目，7拍目と11拍目はすべて早期に生じている。後半の2つは，早期のP波が先行し，QRS幅は狭く，QRS群は他の洞調律の波形にそっくりなので，明らかに心房性期外収縮（PAC）である。

3拍目もまたPAC。このQRS幅は広く，外観は異なっているが，これには明らかに早期のP波が先行している。QRS波形が異なる理由は，このPACが変行伝導しているためである（84〜85頁参照）。このリズムの完全な判読は，いくつかのPACを伴った洞調律で，PACの一部は変行伝導を伴っている。

重要なポイント　上図の7拍目のQRS群をよくみると，正常洞調律のQRS波形と比べるとこの心拍の波形は少しではあるが異なっている（R波はやや低く，S波は少し深い）。7拍目もまたある程度の変行伝導が生じているらしい。

反復する型の心室性期外収縮

反復する PVC とは，PVC が 2 つ以上続けて発生することを表現する用語である。反復する型の PVC の例が含むのは，
- 心室性期外収縮の 2 連発 ventricular couplets — 続けて発生する PVC。
- 心室頻拍 ventricular salvos* — 3 発以上続けて発生する PVC。定義により連続する 3 発以上の PVC を心室頻拍 ventricular tachycardia（VT）という。

＊salvo：一斉射撃，爆弾の一斉投下，拍手喝采，などの意味がある。

II 誘導

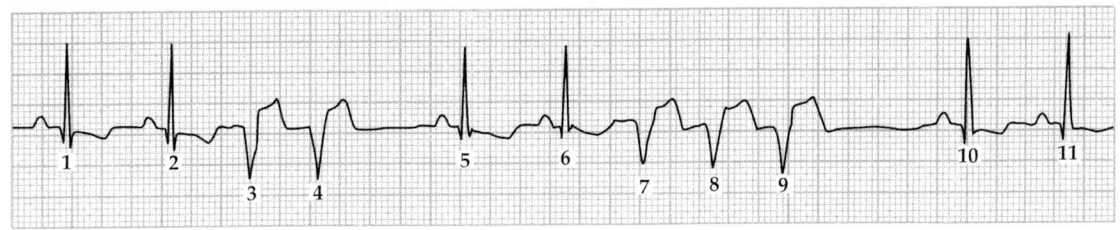

[質問] 上図の基本調律は洞調律か？　どの心拍が 2 連発か？　どの心拍が心室頻拍か？

判読

上のリズムを判読する最もやさしい方法は，
1）まず異常にみえる心拍（3-4，7-8-9）を無視する。
2）基本調律を決定する。
3）異常にみえる心拍に戻って考える。

上の全体的なリズムは明らかに規則的ではないが，1-2，5-6，10-11 の心拍を調べると，この基本調律も洞調律を示唆している。この結論に達する理由は，これらの QRS 幅は狭く，各々の QRS 群の前には正常の形（上向き）の P 波が先行しており PR 間隔も一定であることからである。1-2，5-6，10-11 の R-R 間隔は同一で，その長さは大きなマス目 3〜4 個であるので，この洞調律のレートは約 85 拍/分である。

3，4，7，8，9 はすべて心室性期外収縮（PVC）である。これらの心拍の QRS 幅は広く，波形は奇妙で，早期の P 波の先行はみられない。前頁の定義により，3-4 は PVC の 2 連発 ventricular couplet であり，7-8-9 は心室頻拍 ventricular salvo である。

[臨床メモ] 86 頁に述べたように，頻発したり，反復する場合（2 連発，3 連発以上）に PVC は危険である。そのような PVC が急に生じたり，急性の心筋虚血や心臓疾患の救急時に生じると特に危険である。

多形性心室性期外収縮

心室性期外収縮（PVC）の形は，同一患者でもいつも単一ではなく，多形性を示すかもしれない。これが生じると，多形性心室性期外収縮 multiform PVC といわれる。

MCL₁ 誘導

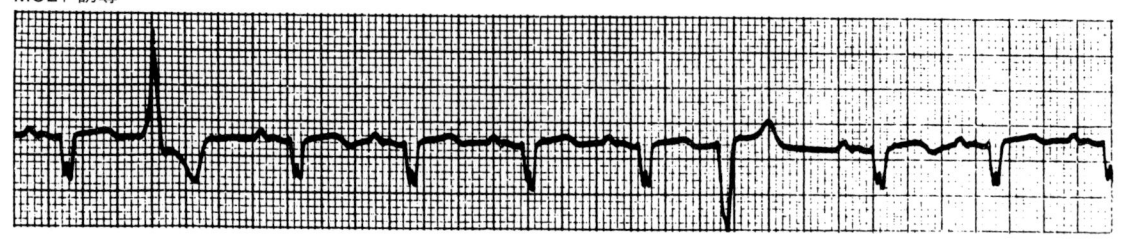

[質問] PVC は，同一患者でなぜしばしば形態が異なってみえるのか？ その2つの理由を考えられるか？

[判読]

上の MCL₁ 誘導の記録で，R-R 間隔のほとんどは規則的で，小さいが上向きで正常にみえる P 波があり PR 間隔は一定なので，基本調律は洞調律である。洞調律に伴う PR 間隔は正常範囲の上限である（大きなマス目ほぼ1個分，0.20秒である）。QRS 幅もまた正常範囲の上限である（大きなマス目ほぼ半個分，0.10秒である）。

この記録には2つの異常な形の心拍がある。両者とも，QRS 幅は広く，早期の P 波は先行していない。この早期に生じた心拍が PVC であることを示唆している。最初の PVC の QRS 波形は完全に上向きである（R 波）。これに反して2番目の PVC の QRS 波形は下向きである（QS 波）である。上のリズムの完全な判読は，多形性 PVC を伴った洞調律である。

異なる形の PVC は，以前は PVC が異なる発生源から起こると考えられていたので多源性 multiform といわれていた。これは必ずしもそうでないことが今ではわかってきた。PVC の発生源が同じでも，心室心筋へ伝導するリエントリー経路が異なるからである。心室の刺激発生源が同一にもかかわらず，2つの PVC の形がまったく異なる理由である。このような異なる形の PVC を表す用語として"多源性 multifocal"よりも"多形性 multiform"のほうがより適切である。

[臨床メモ] 心室性期外収縮が多発する患者のほとんどではないとしても，そのなかの多くの患者では多形性心室性期外収縮もみられるという事実は，医療関係者にはまだ十分理解されていない。幸いなことに，多形性心室性期外収縮は，依然考えられていたほど悪い兆候ではない。持続性心室頻拍や心室細動を起こしやすい状態の患者では，2連発や3連発以上の反復性心室性期外収縮のほうが多形性心室性期外収縮に比べてずっと危険である。

二段脈，三段脈，四段脈

時折，2拍目ごと，3拍目ごとや4拍目ごとの心拍がPVCであるようなPVCの規則正しいパターンが生じる。次の用語でこれらのパターンを表している。

- 心室性期外収縮の二段脈 ventricular bigeminy — 2拍目ごとにPVC
- 心室性期外収縮の三段脈 ventricular trigeminy — 3拍目ごとにPVC
- 心室性期外収縮の四段脈 ventricular quadrigeminy — 4拍目ごとにPVC

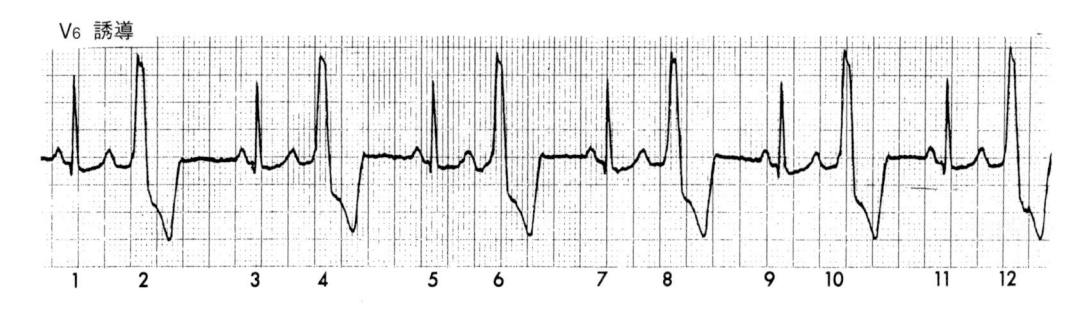

V₆ 誘導

[質問] 上図でみられるPVCの規則性パターンはどれか？ 基本調律は何か？

[判読]

上の記録の基本調律は，1，3，5，7，9，11の心拍から明らかに洞調律である。これらの心拍のQRS群の外観は正常で幅は狭く，各々のQRS群には同じ形をした上向きのP波が先行し，そのPR間隔は一定で正常範囲内である。モニタリングに使用された記録誘導はII誘導でなく，この記録中のQRS波形の変動はあるが，基本にあるメカニズムが洞調律であることがまだ認識可能である。

この記録では1拍おきに心拍のQRS幅が広い（2，4，6，8，10，12のQRS幅は大きなマス目半個分以上である）。これらの幅広いQRS波形は洞調律のQRS波形と著しく異なっている（洞調律ではqR波形であるのに対し，幅広い心拍は上向きの波で単相性のR波である）。幅広い心拍には早期のP波は先行していない。この1拍おきの心拍はPVCらしく，リズムは心室性期外収縮の二段脈である。

この記録では洞調律が基本調律であると決定できたが，基本洞調律の心拍数は求められない。その理由は，単に連続する正常の2心拍が記録上ないからである。その結果，心室性期外収縮の二段脈という表現がここではすべてである。

[臨床メモ] 心室性期外収縮の二段脈の意義は，多発するが反復しないPVCの意義と同様である。86頁で強調したように，PVCの意義を評価するのに最も重要な因子は，PVCが起こる際の臨床状況である。したがって，急性の心筋虚血患者に新しく生じた心室性期外収縮の二段脈は要注意である。一方，心臓に基礎疾患のない無症状の患者に心室性期外収縮の二段脈が長時間生じても，必ずしも緊急ではないし，治療も必要ないかもしれない。

92　Ⅰ．基本的な不整脈の理解

練習：リズムは何ですか？

4 質問法を使用して次のリズムを判読しなさい。

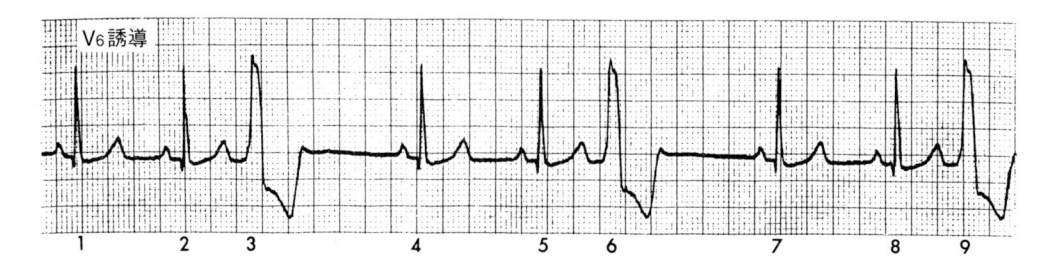

[V6誘導の心電図波形：心拍1〜9が記録されている]

質問

1. 幅の広い心拍の発生のしかたにパターンはあるか？

    ヒント　上図は，91 頁のリズムを示した患者の経過観察中に生じた。91 頁を自由に参照して，解答しなさい。

2. 上図の基本調律は洞調律か？　もし洞調律ならば，心拍数はどのくらいか？

判読

上のリズムは規則的ではない。にもかかわらず，1-2，4-5，7-8 の心拍から明らかに基本調律は洞調律である。これらの QRS 群は，幅が狭く，QRS には上向きの類似している P 波が先行しており，PR 間隔も一定で正常範囲内である。基本洞調律の心拍数は少し変動しているが，洞調律の R-R 間隔は大きなマス目 4〜5 個分であり心拍数を求めることができ，その心拍数は 65〜70 拍/分である（この心電図記録は短く，洞性不整脈による変動であるということは困難である。51 頁のメモ参照）。

上図の最も目立つ所見は，3 拍目ごとに QRS 幅が広いことである（3，6，9 の QRS 幅は明らかに大きなマス目半個分以上である）。91 頁の幅広い心拍と同様に，この記録の幅の広い心拍の QRS 波形も洞調律の QRS 波形と大きく異なっている。幅広い心拍には早期の P 波は先行していない。したがって，3 拍目ごとの心拍は PVC であり，リズムは心室性期外収縮の三段脈である。

重要なポイント　91 頁のリズムにしばらく戻ってみよう。ここでは洞調律が 2 拍連続して認められないので，早期の P 波が先行する T 波の中に隠れているかどうかはわからない。つまり正常の T 波がどのようなものかは確認できない。したがって，この記録の T 波が元々尖っているのか，巧妙に隠された PAC なのかを知ることはできない。

この患者の追跡記録（上図）により問題が解決する。ここでは連続する洞調律がみられる（例えば上図の 1-2，4-5，7-8）。連続する 2 つの洞調律により正常の T 波の外観が決定できる（心拍 1，4，7 の T 波）。この正常 T 波は幅広い心拍に先行する T 波の外観と同一であり，上図の心拍 3，6，9 には先行する早期の P 波がなく，この期外収縮が心室性であるという結論に対してより自信をもつことができる。

練習：リズムは何ですか？

4質問法を使用して次のリズムを判読しなさい。

ヒント 最も異常にみえる心拍（心拍4と9）の判読を最後にしなさい。

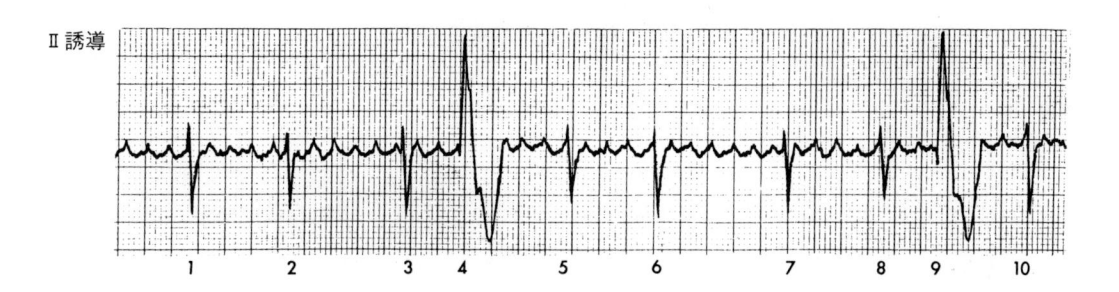

質問 基本調律は洞調律か？

判読

　上のリズムを判読する最もやさしい方法は，この2つの異常な心拍（4と9）を最初は無視することである。それ以外の記録をみれば，正常洞調律でみられるP波がないので基本調律が洞調律ではないと示唆される。代わりにリズムは完全に不規則である。かなり規則的な心房活動が存在し，鋸歯状波がみられ，レートは300拍/分に近い（心房波の間隔は大きなマス目1個弱である）。この例で心室反応はコントロールされているが，変動している心房粗動が基本調律であろう。

　この記録で2つの異常な心拍（上図の4と9）に戻ろう。この2つのQRSは幅広く，奇妙な外観で，他の心拍の波形と著しく異なっている。この2つの幅広い心拍には早期のP波が先行しない。基本調律は心房粗動（定義により心房性期外収縮PACを除外できる）であり，P波が先行することはできない。幅広い心拍は，PVCに違いない。このリズムの完全な判読は，房室伝導の変動する心房粗動とPVCである。

コメント 89頁で紹介した原則を適用すれば，このリズムの判読が容易になることに注目しなさい。
- 最初は異常にみえる心拍を無視しなさい。
- 基本調律を求めなさい。
- 次に異常な心拍の判読に戻りなさい。

臨床メモ 61頁で強調したように，心房粗動の心室応答で最も多いのは2：1の房室伝導である。その次に多いのは4：1房室伝導である。奇数の伝導比（1：1，3：1，5：1など）は珍しい。しばしば，上図のリズムのように房室伝導が変動する心房粗動がある。想像されるように，このような例では心房粗動と心房細動の鑑別は困難である。特にモニターされている誘導で粗動波がよくみえない場合には難しい。

94　I．基本的な不整脈の理解

心室性頻拍

89頁で心室性頻拍 ventricular tachycardia（VT）を，3拍以上連続して起こるPVCと定義した。2種類のPVCがある。

- 非持続性心室性頻拍 non-sustained VT－VTの持続時間が短い場合（通常，持続時間は30秒以内）
- 持続性心室性頻拍 sustained VT－VTがずっと持続する場合

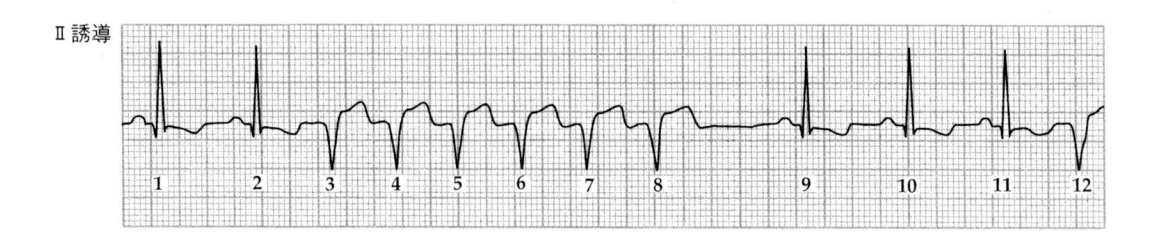

II誘導

[質問] 上の記録ではどのような種類のVTがみられるか？　頻拍中の心拍数はいくつか？

[判読]

前の記録のように，上のリズムを判読する最も簡単な方法は，異常にみえる心拍の連続を最初は無視することである。代わりに，まず正常にみえる心拍に注目し，基本調律の決定に努める。この記録で正常にみえる心拍は，1，2，9，10，11である。これらの心拍のQRS幅は狭く，正常洞調律のP波（II誘導で上向き）がQRSに先行しておりPR間隔は一定で正常範囲内である。基本調律は洞調律である。洞調律のR-R間隔は大きなマス目で3～4個分であり，基本洞調律のレートは約85拍/分である。

この記録で洞調律は6連発の頻脈（3～8の心拍）で中断されている。この連発のQRS幅は広く，心房活動は伴っていない。この6連発は非持続性心室性頻拍 non-sustained VTである。この連発に引き続いて短い休止期 short pause（8と9の心拍の間隔）が生じ，その後に洞調律が再開している。記録の最後の心拍は別の心室性期外収縮（PVC）である。

[コメント]　頻拍の記載は，発症のしかた，持続時間，終わり方に加えて，完全な記載には規則性と心拍数の決定もまた必要である。この例の幅広い心拍の個々のR-R間隔は規則正しく，大きなマス目2～3個分である。R-R間隔は2個にやや近いので，この頻拍のレートは約130拍/分と推定できる。

[臨床メモ]　上のリズムは，89頁のリズムを呈した患者の追跡記録で得られたものである。（89頁の記録でみられるような）反復性PVCはしばしば持続性VTの前兆であることを説明している。

心室性頻拍

94頁に述べたように心室性頻拍（VT）には主な種類が2つある。すなわち，①非持続性心室性頻拍と②持続性心室性頻拍。下に示されたリズムはこの2つのうちのいずれか？

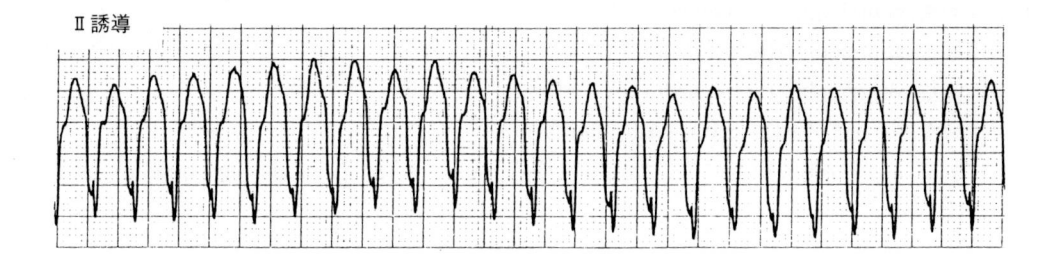

Ⅱ誘導

追加質問

1. 上のリズムは本当にVTと確信しますか？ このリズムは他に何だろうか？
2. 幅広いQRSの頻拍（wide-complex tachycardia, wide QRS tachycardia）の原因について疑問がある場合，他の方法で証明されるまでどのような不整脈と仮定するか？

判読

前の記録のように，上のリズムを判読する最も簡単な方法は，4質問法を適用することである。

質問1　QRSは幅広い。QRS群が始まる点と終了する点を正確に決定することは確かに難しいが，QRS幅は少なくとも大きなマス目半個分以上ありそうにみえる。

質問2　リズムは規則的である。R-R間隔は大きなマス目1個と2個の間である。1拍おきの方法 "every other beat" method を使えば，心拍数は簡単に求められる。28～29頁で述べたようにこの方法は，まず1拍おきの心拍数（実際の半分の心拍数）を計算し，そしてこの数字を倍にする。上図の記録で1拍おきの方法によるR-R間隔は大きなマス目3個分弱である。つまり半分のレートは約115拍/分であり，実際のレートは230拍/分である（115×2）。

質問3　P波や他の心房活動の徴候はみられない。

コメント　上のリズムは規則的な幅広いQRSの頻拍である。前述したように，このリズムの心拍数は230拍/分で，心房活動はみられない。このリズムの原因が（脚ブロックや変行伝導の結果，QRS幅が広い）上室性の可能性があっても，はっきりするまでは心室性頻拍として対処しなさい。

94頁で我々は持続性心室性頻拍 sustained VT をこのリズムが持続（通常，30秒以上）することと定義した。"持続 sustained" にもかかわらず，上図に示されたリズム記録の長さはたった6.2秒間であることの認識は大切である。救急時には，時間の長さの感覚は当てにならないかもしれない。そのような状況下では，しばしば時間が拡大して感じる。

規則正しいQRS幅の広い頻拍

救急時の心臓治療で，一般的でかつ非常に重要な診断的問題は，規則正しいQRS幅の広い頻拍 regular WCT（wide-complex tachycardia）の原因確定である．考慮すべき5つの原則がある．

規則正しいQRS幅の広い頻拍の理由（VT）
1）心室性頻拍 ventricular tachycardia（VT）
2）心室性頻拍 ventricular tachycardia（VT）!
3）心室性頻拍 ventricular tachycardia（VT）!!
4）変行伝導を伴う上拍性頻拍 SVT with aberration
5）元々，脚ブロックがある場合に生じた上室性頻拍 SVT with pre-existing bundle branch block（BBB）

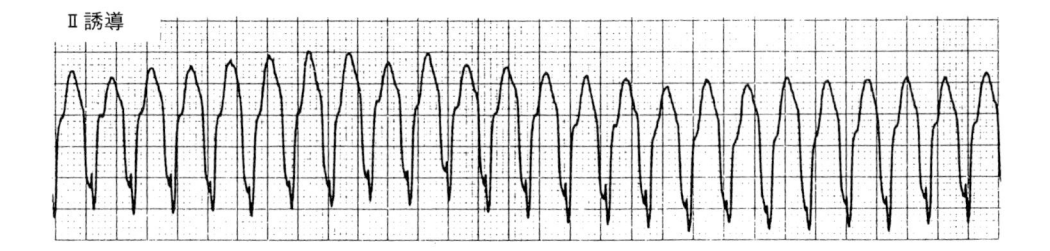

重要な質問
1. なぜ，最初に考慮すべき3つの原因として我々がVTだけを挙げたと思うか？
2. 該当患者の意識が清明で，無症状で，血圧が正常ならば，上図のリズムをVTと考えるべきではないのか？

解説

規則正しいQRS幅の広い頻拍の鑑別診断において，最初に考慮すべき3つの原因としてVTだけを挙げる主な理由は2つである．それは，
1）リズムが規則正しく（少なくともかなり規則的），そして洞調律のP波がどこにもみられないQRS幅の広い頻拍の原因として，VTが断然多いという事実．
2）一般的にVTのほうがSVTに比べてずっと重篤なリズムであり，しばしば生命を脅かす危険性（高率に悪化して心室細動になる）がある．反対に，SVTでは血行動態の急激な悪化は起こりにくい．VTの診断を見逃さないためには，（鑑別診断のリストに繰り返して挙げたように）他の不整脈と確認されるまで常にVTと考えるよう強調したい．

心電図診断上の重要なポイント

QRS幅の広い頻拍（WCT）の評価およびVTと変行伝導や元々の脚ブロックを伴うSVTとの鑑別の話題は広範囲である．それゆえ，この本の後半に丸々1章を設けた（セクション2B-171頁〜）．ここではキーポイントのみに限定して次に示す．
- QRS幅の広い頻拍（WCT）の原因が不明な場合には，VTと仮定しなさい．そうすることで生命を脅かす恐れのある不整脈の見落としを防げる．実際的にいえば，変行伝導や元々の脚ブロ

ックを伴うSVTに比べてVTの可能性がずっと高いので，VTと仮定することは多くの場合，正しいだろう．特に年齢が高く，心疾患が基礎疾患にある患者では，VTがQRS幅の広い頻拍（WCT）の原因らしい．
- 患者の意識が清明で，無症状で，正常血圧のときでさえ，まだVTが診断として適当である．持続性心室性頻拍に驚くほど耐えられ，このリズムが長時間（数時間，時に数日）続いても意識が保たれている患者がいるという認識は重要である．

練習：リズムは何ですか？

下図は心筋梗塞の既往のある高齢男性から得られた記録である。心電図が記録されたときの彼の血圧は 150/80 mmHg で覚醒していた。

II 誘導

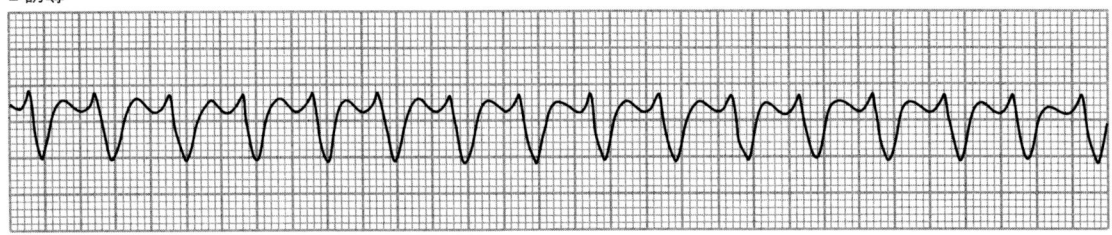

質問
1. 上図の心電図の鑑別診断として可能性のある診断名を5つ挙げよ。

ヒント 96 頁を自由に参照して，解答しなさい。

2. この患者の臨床的な所見（患者は清明で正常血圧という事実）は，あなたの解答に影響するだろうか？

判読

上のリズムに4質問法を用いると，次のように記述できる。

質問1　QRS幅は著しく広い。QRS群のS波の終わりとST部分の始まりの点を決定することは非常に難しいが，この頻拍のQRS幅は，（あまり長くはないとしても）少なくとも0.12秒であることは確かだろう。

質問2　リズムは規則的である。R-R間隔はおおよそ大きなマス目2つであり，心拍数は150拍/分近い。

質問3，4　P波やその他の心房活動の徴候はない。

コメント　4質問法を使用すると，上のリズムは規則正しいQRS幅の広い頻拍（WCT）である。心房の活動はない。96頁に述べたように，鑑別診断すべき主なものを以下に示す。
1) 心室性頻拍　VT
2) 心室性頻拍　VT！
3) 心室性頻拍　VT！！
4) 変行伝導した上室性頻拍　SVT with aberration
5) 元々の脚ブロックに伴う上室性頻拍　SVT with pre-existing BBB

　他の不整脈と診断されるまではVTと仮定されるべきである！　この心電図が記録されたときに患者は清明で血行動態的に安定していた事実から臨床的予想はよいが，他の不整脈と確認されるまではVTと仮定する以外ない。この患者の病歴（基礎疾患として心疾患を有する高齢者）の点でも特にこの患者の診断はVTらしい。

セクション ID 期外収縮／心室頻拍　99

もしリズムが心室性頻拍だと考えるならどうなるだろう？

　下図に示されたリズムは他の不整脈と確認されるまでは心室性頻拍（VT）と仮定することの必要性を98頁で強調した。このリズムはVTであると想定し，記録時には意識が清明で，正常血圧の高齢男性ならば，臨床的にはどのように診断を続けるべきか？

II誘導

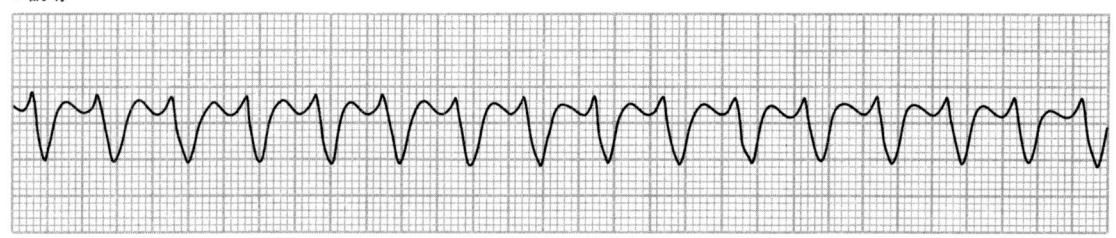

質問

1. どのような診断的および治療的介入が適用されるか？
2. 患者の血行動態が急に悪化し，低血圧になったならどうするか？　もし応答がなくなり，脈を触知しなくなったらどうするか？

解説

持続性VTを管理する鍵は，患者の血行動態の把握である。3つの可能性がある。

1）脈を触知しない。これは脈なし心室性頻拍 pulseless VT として知られている状態である。直ちに処置が行われないと患者は死亡するだろう。推奨される治療は心室細動と同じで，直ちに200〜360ジュールで非同期の電気ショック（カウンターショック countershock）を行う。

2）脈を触知するが，患者の状態が不安定である。血行動態の不安定さは，低血圧，精神状態の変化，胸痛や息切れとして表れる。緊急治療が必要であるが，通常，同期のカルディオバージョン cardioversion（除細動）* を行う余裕がある。心周期のなかで最も攻撃を受けにくい時期**（R波の立ち上がり）に電気刺激を与えるように除細動器を設定することで，同期が不用意なカルディオバージョンで心室細動になる機会が最小化する。

　　* cardioversion と defibrillation は両方とも除細動と訳される。正確には心室細動と心房細動のときには除細動で，心室頻拍，心房粗動，PSVTなどが対象の場合にはカルディオバージョンである。
　　** この時期とは反対に，最も少ない電気刺激で心室細動になりやすい時期は「受攻期 vulnerable period」といわれ，T波の前半〜頂点までに相当する時期である。

3. 脈を触知し，患者の血行動態が安定である。96〜97頁の重要なポイントで強調したように，持続性VTによく耐えられ，長時間（数時間，時に数日間）このリズムが持続するにもかかわらず意識が保たれる患者もいる。その結果，次のことができる。

- はっと思う。
- 必要ならば，診断を確認するための追加する診断手段を考える（頻拍中の12誘導心電図，今回と前回の記録との比較）。

- 内科的治療を開始する（キシロカイン® lidocaine，アミサリン® procainamide やその他の抗不整脈薬）。
- 万一，治療中に血行動態が増悪しても，いつでも電気的除細動ができる準備をしなさい。

重要なポイント　QRS 幅の広い頻拍（WCT）の正しい診断が何かということを，いつも確かめることはできないと悟りなさい。専門家でさえ常にはわからない。

練習：リズムは何ですか？

ヒント QRS幅が広いにもかかわらず，このリズムはVTではない！
4質問法を用いて，次のリズムを判読しなさい。

II誘導

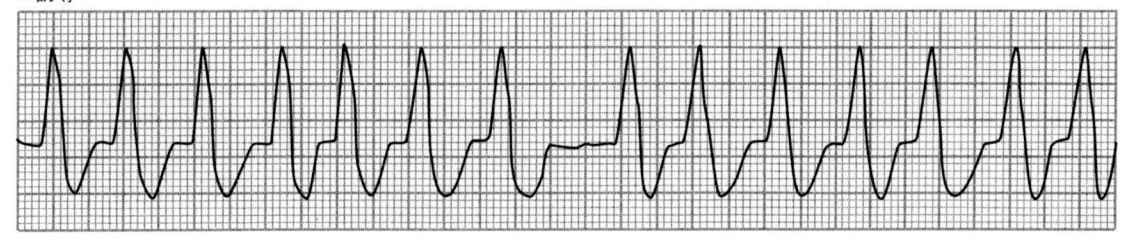

質問
1. 上図の記録がVTでないといわれた場合，この基本調律は何か？
   ヒント 解答の前に，心房活動の性状とリズムの規則性についてを考えなさい。
2. このリズムがVTではないにもかかわらず，なぜこのQRS幅は広いのか？

判読

上のリズムに4質問法を用いると，次のように記述できる。
質問1　QRS幅は広い。QRS幅は明らかに大きなマス目半個分以上である。
質問2　リズムは完全に不規則である。R-R間隔は1拍ごとに変動し，認識できるパターンはない。
質問3，4　P波やその他の心房活動の徴候はない。

コメント 明らかにQRS幅が広いにもかかわらず，上図のリズムはVTではない。その代わり，心拍応答は完全に不規則で，心房の活動もないので，このリズムが心房細動である可能性が高い。ほとんどのR-R間隔は大きなマス目2個と3個の間であり，心室応答は中等度 moderately rapid である。

この記録でQRS幅が広いのは，この患者には元々脚ブロックがあるに違いないという説明が最もしやすい。可能性はいくぶん少ないが，他の可能性は変行伝導 aberrant conduction である。

メモ 持続性VTと元々ある脚ブロックで幅広いQRSに伴う心房細動の鑑別はしばしば困難である。心室応答が比較的速い場合（この例のように）には，これは特に難しい。心拍応答が速い場合，心房細動が規則正しくみえるからである（74頁のコメント参照）。

持続性VTは通常，規則正しいリズムであるが，心拍応答は少なくともある程度は変動する。しかしリズムは通常は上のように完全に不規則にはみえない。さらにこのリズムが心房細動であるという証拠は，手に入れた過去の心電図と比較して心房細動や脚ブロックがあるかどうかをみれば簡単である。

102　I　基本的な不整脈の理解

練習：リズムは何ですか？

ヒント　QRS幅が広いにもかかわらず，このリズムはVTではない！
4質問法を用いて，次のリズムを判読しなさい。

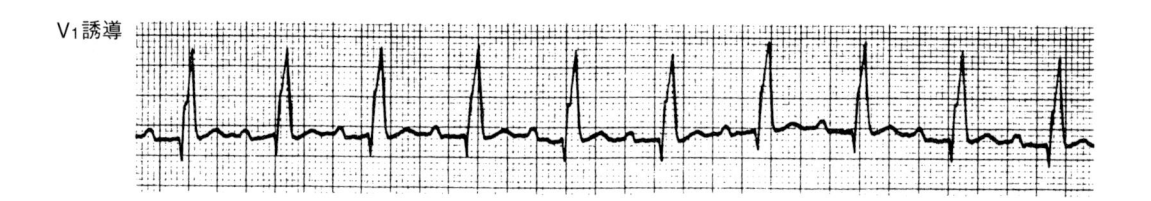

V₁誘導

質問　このリズムがVTではないにもかかわらず，なぜこのQRS幅は広いのか？

ヒント　基本調律は何か？

判読

上のリズムに4質問法を用いると，次のように記述できる。
質問1　QRS幅は広い。QRS幅は明らかに大きなマス目半個分以上である。
質問2　リズムは規則的である。R-R間隔は大きなマス目3個と4個の間であり，心拍数は約85拍/分である。
質問3,4　正常にみえるP波がQRS群に先行しており，PR間隔は約0.22秒とやや長いが一定である。

コメント　モニタリングはⅡ誘導以外であるが，P波は規則正しく生じPR間隔が一定でQRSに先行しているので，上図のリズムは明らかに洞調律である。セクション1G（127頁）で論じられるように，PR間隔は0.20～0.21秒以上であり延長している。これは1度房室ブロック1°AV blockがあることを意味する。QRS幅が広い理由は，右脚ブロックが患者にあるからである。

メモ　101頁と上のリズムは，幅広いQRSは常にVTの結果ではないことを説明している。各々の症例で上室性を示唆する手がかりがある。リズムが規則的で，正常な洞調律のP波がない場合のQRS幅の広いWCTの最も多い原因はVTである点を強調したい。

セクション 1E 晩発性収縮／補充調律

晩発性収縮

正規のリズムよりも早く，あるいは遅れて起こる心拍の概念については 80 頁で既に述べた。下図はそこからの引用である。

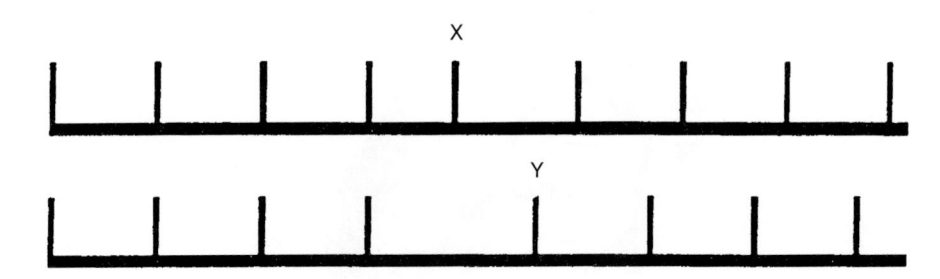

質問
1. 上図の 2 つのリズムが示す規則性についての総合パターンは何か？
2. 波形 X と比べて波形 Y の相対的なタイミングはどうか？

解答

上の図では，波形 X と波形 Y（またそれぞれの直後の R-R 間隔も）以外は両者とも規則正しく打っている。波形 X は正常のタイミングより早く，また波形 Y は正常よりも遅く生じるので規則的なパターンが乱れている。

早期心拍（期外収縮 premature complex）は，臨床的に心房性（PAC），接合部性（PJC），心室性（PVC）の 3 種類に分類される。81～86 頁で述べたようにこれら 3 種類は，QRS 波形の形と付随する心房活動（または心房活動の欠落）を評価して鑑別される。

期外収縮と対照的に，晩発性収縮 late beats の多くは下位のペースメーカーでの"補充 escape"活動を反映している。補充収縮には極端な徐脈を予防する特別な働きがある。診断的には 3 種類の期外収縮の鑑別に使われるのと同じ原則（ただし発生のタイミングは異なる）を使用して，補充調律が生じるペースメーカーの部位を同定する。

- **心房で生じる補充調律** 通常，QRS 幅の狭い，正常に伝導された QRS と同じ形の QRS 波形を明らかに示す。ふつう，正常洞調律の P 波と異なる波形の P 波が QRS に先行している（定義により補充調律は洞房結節以外の心房で生じている）。
- **房室結節で生じる補充調律** 通常，これも幅の狭い QRS 波形を示す。ほとんどの場合，接合部性補充調律の QRS 波形は正常に伝導された QRS と似ているが，QRS 波形に若干の相違があるかもしれない（房室結節内の異なる部位で補充収縮が生じることを反映している）。接合部性補充調律に伴う心房活動は，76 頁の図のようにいろいろな形をとる（つまり，II 誘導での陰性 P 波が QRS に先行するか，QRS の後に続くか，P 波が認められないかである）。
- **心室で生じる補充調律** QRS 幅の広く，正常に伝導された QRS とはたいへん異なる外観を示す。

補充調律

最も重要な心臓のペースメーカー（歩調取り）は，洞（房）結節である。正常洞調律 normal sinus rhythm（NSR）は，洞（房）結節で 60〜100 拍/分のレート（頻度）で刺激を発する。もしも何らかの理由で洞（房）結節で刺激を発生しなくなったら，どのようなことが起こるだろうか？

ヒント 下図で示される心臓で洞(房)結節以外のどの部位がペースメーカー機能を引き継ぐだろうか？

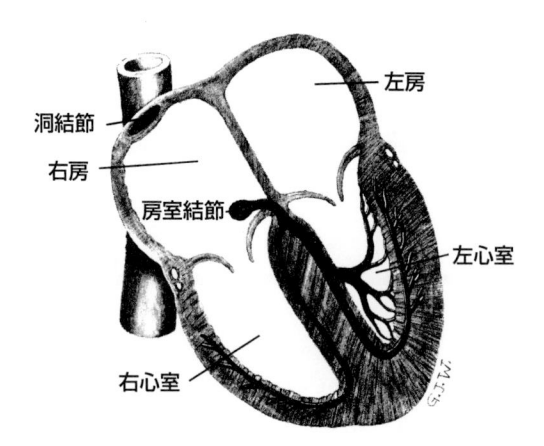

追加質問 補充ペースメーカーが，心臓内のどの部位から生じているかをどのようにして認識するのか？（103頁を自由に参照して，解答しなさい。）

解説

正常な状態では，最も重要な心臓のペースメーカーは洞（房）結節であるが，時に洞（房）結節が機能不良や機能停止を起こすことがある。洞不全症候群や洞結節の梗塞などの心臓病の結果起こることもあれば，睡眠時に起こる洞結節の発火頻度の低下や全身麻酔下時など正常現象でも起こることもある。

いかなる理由であろうと洞（房）結節が電気刺激を出せなくなると，おそらく他のペースメーカー（つまり補充）が心臓のペースメーカー機能を引き受けるだろう。最も多い補充調律の部位は房室結節であるが，心房のどの部位もペースメーカーになりうる（心房補充調律の形となる）。もしも心房も房室結節も反応しないときには，心室部位から生じる固有心室性補充調律 idioventricular escape rhythm がペースメーカー機能を引き継ぐだろう。

房室結節と心室の補充調律の内因性レートは論理的に連鎖しているようである。つまり，通常の房室結節性補充調律の速度（レート）は 40〜60 拍/分（ちょうど洞性徐脈の下限）である。通常の固有心室性補充調律の速度（レート）は 20〜40 拍/分（ちょうど洞房結節性補充調律の下限）である。

103頁で述べたように，補充収縮のペースメーカーの部位を知る手がかりは QRS 波形と心房活動の性状（またはその欠落）の評価である。心房性や接合部性補充調律は上室性起源であり，典型的な QRS 波形は幅狭く，洞調律の QRS 波形と同一ではないかもしれないが似ている。それに対して心室性補充調律の場合，QRS は幅広く，形も洞調律のそれとは非常に異なっている。

心房性補充収縮では P 波が QRS 群に先行して規則的にみられる。それらは 76 頁に示されるようにしばしば（しかしいつもではない）接合部性補充収縮に伴って出現する。それに対して，心室性補充心拍では P 波はふつうみられない（逆行性 P 波 retrograde P waves は時々みられるが）。

練習：リズムは何ですか？

4 質問法を用いて，下図のリズムを判読しなさい．

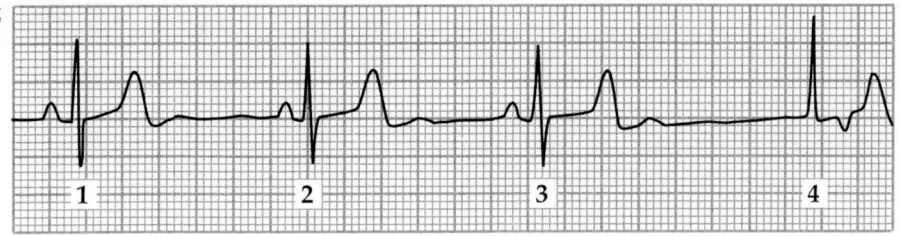

II 誘導

質問
1. 上図の 4 拍目は期外収縮（早期収縮）か？ それとも補充収縮か？
   ヒント この質問に答える前に，まず基本調律を求めなさい（1 拍目〜3 拍目までの評価から）．
2. 4 拍目は心臓のどの部位から生じているか？

判読

上のリズムの最も簡単な判読方法は，
1）まず，異なってみえる心拍（4 拍目）を無視する．
2）基本調律を求める．
3）4 拍目（異常にみえる心拍）の判読に戻る．

上のリズムは全体として明らかに規則正しくない．もしも異なってみえる 4 拍目の心拍を無視すれば，最初の 3 拍の R-R 間隔は規則正しい．4 質問法によれば，最初 3 拍の QRS 波形は狭く，各々の QRS には正常にみえる P 波（II 誘導で上向き）が先行している．つまり基本調律は洞調律である．この症例では心拍数が 50 拍/分より少し遅いので洞（性）徐脈である（1-2 拍と 2-3 拍の R-R 間隔は大きいマス目 6 個分より若干長い）．

4 拍目の性質を評価するのに鍵となる質問は，この心拍が予想より早く出現したか遅く出現したかである．4 拍目直前の R-R 間隔は，洞調律の R-R 間隔よりも明らかに長く，この心拍は予想よりも遅れて生じているといえる．したがって 4 拍目は補充収縮である．補充収縮の発生は幸運である．というのはこの補充収縮がなければ，まったく心拍のない期間がもっと長くなったかもしれない．

103〜104 頁で述べたように補充収縮が一般的に発生する可能性のある部位は 3 カ所で，①心房，②房室結節，③心室の 1 つから起こる．4 拍目の QRS は幅が狭いので，心室起源の補充収縮ではない．さらに，洞調律の QRS に比べて波形が違ってみえるので，この補充収縮は心房起源でもない．最も可能性の高い発生部位は，房室結節である．房室結節は，補充収縮の発生源として最も頻度の多い部位である．これはまた 4 拍目の QRS 波形がいくぶん異なっていること（103 頁参照），補充収縮の後にみられる陰性 P 波（逆行性 P 波）の説明にもなる（76 頁参照）．

メモ 4 拍目の QRS 波形が狭いことについての別の説明は（より頻度は少ないが），補充収縮の起源が刺激伝導系の下方（しかし伝導系内），つまり房室結節よりも下位の His 束にあるとこのような波形が起こりうる．

練習：リズムは何ですか？

4質問法を用いて，下図のリズムを判読しなさい。

ヒント まず基本調律を決めること（記録の最初4拍に焦点を当てて行う）。次にそれぞれの異常心拍をみて（つまり5，6，7拍目や10拍目），それらの出現が早いか遅いかを調べなさい。

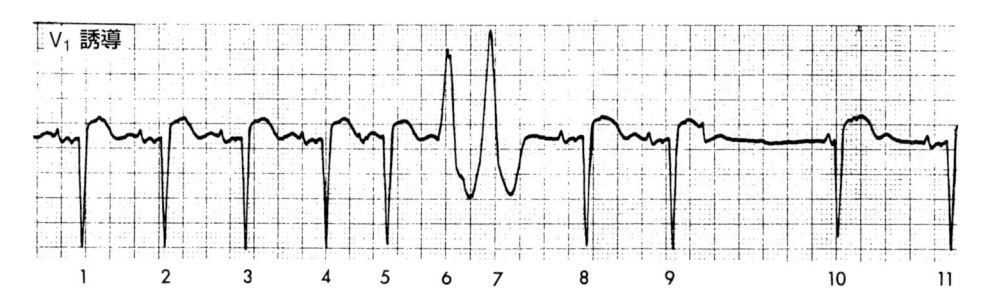

質問
1. この記録中に期外収縮があるか？ もしもみられるなら，どのような種類の期外収縮か？
2. 補充収縮はみられるか？ もしもみられるなら，どのような種類の補充収縮か？

判読

上の心電図を判読するキーポイントは，まず基本調律を決めることである。記録の最初の4拍に焦点を当てることでできる。4質問法によれば，最初の4拍のQRS幅は狭く，正常にみえるP波がQRSに先行し，PR間隔は一定である。したがって，基本調律は洞調律であるとわかる。

5拍目は予想よりも早く出現している。この心拍のQRS幅は狭く，正常伝導のQRS波形とたいへん似ている。また，早期P波が5拍目に先行しているが，これはサイズが小さく，先行するT波（4拍目のT波）に部分的に隠されているので非常に見つけにくい。したがって，5拍目は心房性期外収縮（PAC）である。

6拍目と7拍目は（最初の4拍から想定される）予想より早期に出現している。どちらもQRS幅は広く，正常伝導のQRS波形と著しく異なっており，先行する早期P波がみられない。これら2拍は心室性期外収縮（PVC）であり，この連続発生は2連発 ventricular couplet と呼ばれている。この2連発後に，8拍目と9拍目の洞調律が再開するまでの短い休止期がみられることに注意しよう。

10拍目は遅く発生している。QRS波形は似ているが，正常伝導のQRS波形とは同一ではない（10拍目のS波は正常伝導の波形と比べて浅い）。10拍目の発生タイミングは遅いので，これを補充収縮と定義できる。P波は先行しているがPR間隔は洞調律のPR間隔に比べて非常に短い。したがって，10拍目の原因は接合部性補充収縮であると確認できる。

重要なポイント 臨床ではリズムの休止期で最も多い原因は，ブロックされた心房性期外収縮 blocked PAC である。この症例で9拍目と10拍目との間にみられるやや長い休止期の原因はこのためである。85頁のメモで強調されているように，T波の終末に切れ込み（ノッチ）をつくるブロックされたPACはたいへん見逃されやすいので，いつも休止期が始まるT波を調べ，このT波（この症例では切れ込みがある）と正常伝導のT波の形（この症例では滑らか）とを比較する必要がある。

補充調律：どの部位から生じるか？

〈心電図の認識〉

4質問法を用いて，下図のリズムを判読しなさい。

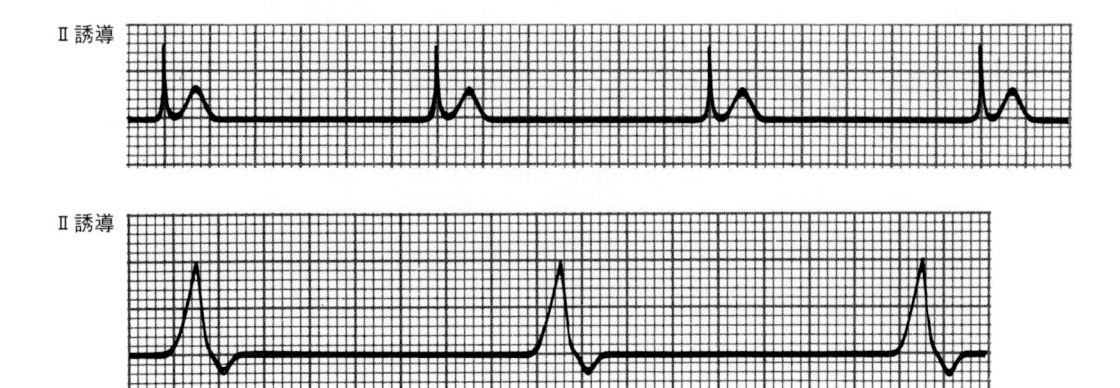

質問　上のリズムが生じている部位は，心臓の中のどの部位か？（103～104頁を自由に参照して，解答しなさい。）

判読

　上のリズムは2つとも規則正しい（整）。上段のリズムでQRS幅は狭く，心房活動を伴っていない。R-R間隔は大きなマス目6個分であり，心拍数は50拍/分である。これは房室結節性（接合部性）補充調律である。
　下段リズムでQRS幅は明らかに広い。心房活動もみられない。R-R間隔はおよそ大きなマス目8個分であり，心拍は40拍/分弱である。これは心室性補充調律である。

臨床メモ　104頁に示されるように房室結節内で生じる補充調律が最も多い。房室結節での通常の補充調律レートは40～60拍/分の間であり，上図上段の接合部性調律のレートはこの範囲内に入っている。接合部性調律だからといって，それだけで必ずしも心臓が病的だとは限らない。完全に健康な若者に洞徐脈が起こりやすい状況（睡眠中や全身麻酔導入時など）で一過性に房室結節性補充調律を示してもそれは正常な現象である。
　それに対して固有心室性調律 idioventricular rhythm（IVR）では，心臓の異常を伴うことが多い。特に遅い固有心室性調律 slow IVR は，心停止の際によくみられる徐脈性不整脈である。
　補充調律の治療は患者の臨床的状態と補充調律が生じる状況次第である。もしも患者が健康で血行動態が安定していれば，房室結節性補充調律の治療は必要ない。一方，心停止時にみられる遅い固有心室性調律の治療適応は明らかで，薬剤（硫酸アトロピン® atropine，イノバン® dopamine，ボスミン® epinephrine）や心臓ペーシングが必要である。

108　I．基本的な不整脈の理解

心室性調律

〈補充調律と心室性頻拍〉

下の3つの記録を調べよう。これらは心臓のどの部位から生じているだろうか？

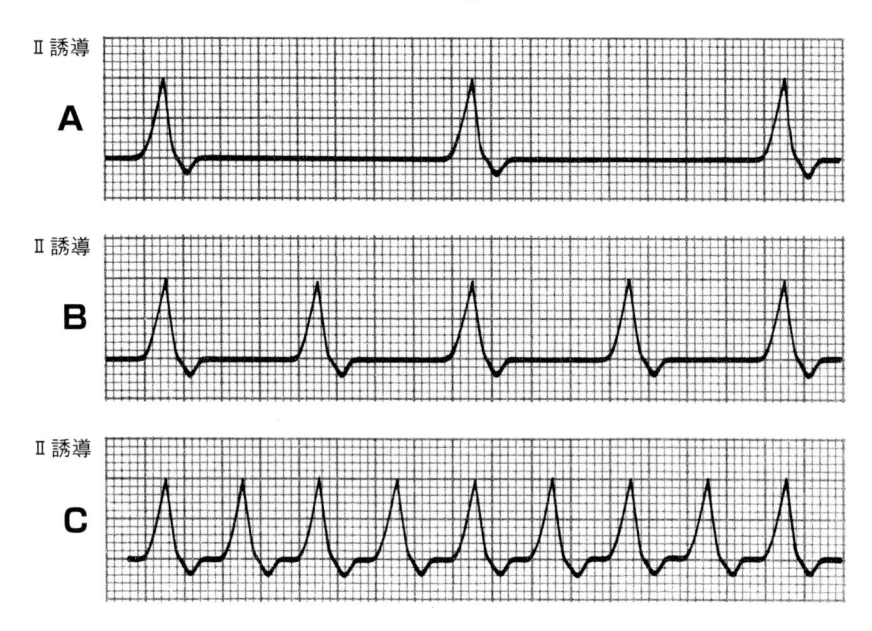

II誘導　A

II誘導　B

II誘導　C

[追加質問]　上図リズムのそれぞれの心拍数は予想通りか？

[解答]

　上のリズムはすべて規則正しい（整）。QRSは皆一様に幅広く，心房活動は認められない。したがってどのリズムも心室起源らしい。

- 症例A　R-R間隔は大きなマス目8個分であり，心拍数は40拍/分に少し足りない。この心拍数は成人の固有心室補充調律の通常の予想範囲である（20〜40拍/分）。
- 症例B　R-R間隔は大きなマス目4個分であり，心拍数は75拍/分である。この心拍は明らかに固有心室性補充調律の通常の予想値より速い（109頁参照）。
- 症例C　R-R間隔は大きなマス目2個分であり，心拍数はおよそ150拍/分である。これはVTである。

[臨床メモ]　無秩序に変動する心室細動を除けば，持続する心室性調律 ventricular rhythms は非常に規則正しい（少なくともかなり規則的な）リズムである。補充調律（上室性のペースメーカー機能がなくなったとき）や強奪性リズム usurping rhythms（心室の活動が加速化され，元々の上室性ペースメーカー機能を引き継いでしまう）の結果，心室性調律が生じる。

　上のリズムをみると症例Aは補充調律であり，洞(房)結節，心房，房室結節などの上位ペースメーカーがかなり遅くなったり，完全に機能停止に陥ると，その救援のために遅い固有心室調律 slow IVR が生じている。それに対して症例Cでは，強奪 usurpation 現象を示しており，心室起源の刺激発生が速くなり，そのリズムを引き継いでしまう。もし治療しないで放っておくと，VTは生命を脅かす危険がある（心室細動に移行する危険があるため）。

促拍固有心室性調律

4質問法を用いて，下図のリズムを判読しなさい。

ヒント　これは108頁に示された心室性調律のなかの1つである。

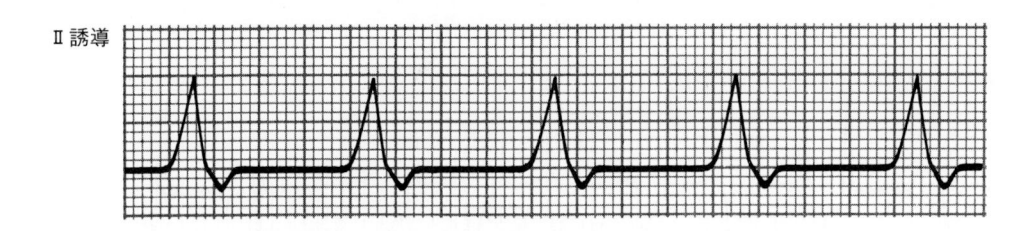

II誘導

質問　上のリズムは心室性頻拍（VT）の遅い形なのか？　それとも固有心室調律の速い形なのか？
（108頁を自由に参照して解答しなさい。）

判読

上のリズムに4質問法を用いると，次のように記述できる。
質問1　QRS幅は明らかに広い（大きなマス目半個分以上）。
質問2　リズムは規則的である。R-R間隔は大きなマス目4個であり，心拍数は75拍/分である。
質問3，4　P波やその他の心房活動の徴候はない。

コメント　上図のリズムは促拍固有心室性調律 accelerated idioventricular rhythm（AIVR）と呼ばれる。名前がすべてを物語っている。つまり，リズムは心室起源（明らかなQRSは幅広く，心房活動がない）で，心室の拍数は75拍/分と通常の遅い固有心室性調律（IVR）（典型的には20〜40拍/分）に比べて「加速」されている。したがってAIVRといわれる。

AIVRの代わりに，このリズムが遅い固有心室性調律よりも速いと認めるように遅い心室性頻拍 slow VT と呼ぶ人もいる。しかし本当のVTほど十分には速くない。我々はAIVRのほうが好みの用語である。というのは，この用語のほうがこの不整脈の臨床的役割をより正確に表しているからである。AIVRは，心停止や心筋梗塞の際に最もよくみられ，とりわけ閉塞した冠動脈の再灌流直後によくみられる（血栓溶解療法の直後など）。驚いたことに，多くの患者はAIVR中でも血行動態的には安定している（臓器灌流が保たれているため）。このリズムは，上室性ペースメーカーの機能低下または完全停止に陥った場合に心拍を補充することで救命機能を果たす。強奪性リズム usurping rhythm としてAIVRが生じ，適切な上室性ペースメーカー機能に取って代わったとしても，通常は比較的良性のリズムである（生命を脅かす危険性のあるVTと比較して）。

練習：リズムは何ですか？

4質問法を用いて，下図のリズムを判読しなさい。

ヒント まず基本調律を決める。これは記録中で正常にみえる心拍（1，2，9拍目や10拍目）に焦点を当てて行う。次に異常心拍の連発（3〜8拍目まで）に注目する。

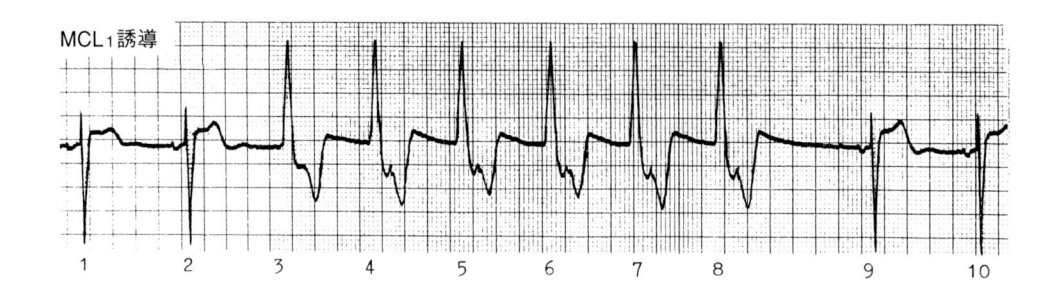

質問
1. 6連発の異常な心拍は，侵害性リズムか，それとも補充調律か？
2. 上記のリズムを治療すべきか否かを決定する臨床的に最も重要なものは何か？

判読

以前にも提案したように，上のリズムを判読する上で最も簡単な方法は，

1) まず異常な心拍の連発（3〜8拍目まで）を無視する。
2) 基本調律を決めるため正常にみえる心拍に注目する。
3) そして異常な心拍の連発に戻って考える。

この記録で正常にみえる心拍は，最初の2拍（1と2）と最後の2拍（9と10）である。4質問法によれば，これら正常にみえる心拍のQRS幅は狭く，同じような形のP波が各QRSに先行しPR間隔は一定である。したがって，基本調律は洞調律である。

洞調律は3拍目から始まる異常な心拍の6連発で中断される。この心拍は期外収縮（早期収縮）ではない。洞（房）結節のペースメーカーがやや遅れたために生じた補充調律である。逆行性P波が4拍目と8拍目のT波に切れ込みを作っている。短い休止期の後に9拍目から洞調律が回復している。

いかにQRS波形が3拍目から劇的に変わるかに注目しなさい。これにより心拍が心室起源であることが強く示唆される（連発する心拍も同様である）。連発中のR-R間隔はかなり規則的（整）で，大きなマス目4個分弱であり，75〜80拍/分の心拍である。したがってこの連拍はAIVRである。

臨床メモ AIVRの適切な管理を決定する最も重要な2つの因子は，①このリズムが発生する臨床的状況，②患者の状態と血行動態状態である。例えば上のAIVR中の心拍数はほどほどで，患者が無症状で，正常血圧ならば，治療はまったく必要ない。一方，患者の血圧が下がったり，自覚症状を訴えるときには，遅くなっている洞（房）結節のペースメーカーを速くするような治療（アトロピン投与やペーシングなど）が必要である。

練習：リズムは何ですか？

4質問法を用いて，下図のリズムを判読しなさい。

ヒント 正しいと思われる解釈には2つの可能性がある。

II誘導

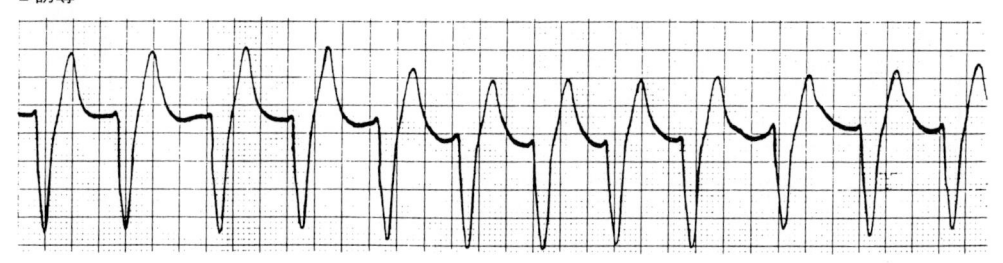

質問
1. リズムは完全に規則的か？ 心室性調律は常に厳密に規則的か，それとも心拍数には多少の変動があるだろうか？
2. もしも上のリズムが上室性ならば，QRS幅が広いことをどのように説明するか？

判読

上のリズムに4質問法を用いると，次のように記述できる。
質問1　QRS幅は広い（確かに大きなマス目半個分より大きい）。
質問2　一見するとこのリズムは規則的にみえるが，これは規則的でない！　キャリパー（ディバイダー）を用いて注意深く計測するとR–R間隔が1拍ごとに（わずかではあるが）変動しているのがわかる。
質問3, 4　P波やその他の心房活動の徴候はない。

コメント このリズムは真の原因を確かめることができないという点で難しい心電図記録である。2つの判読が可能であるが，次のどちらも同程度に正しいと感じている。
①心房細動，もしくは，②促拍固有心室性調律（AIVR）

上述したように，この記録ではR–R間隔は（わずかではあるが）絶えず変動している。心房活動を伴わないまったく不規則なリズムは，抑制された心室応答の心房細動の診断を示唆する。もしもこれが心房細動ならば，QRS幅が広いのは元々ある脚ブロックで説明される。

一方，このリズムはAIVRの可能性も示している。持続性心室性調律（つまり，遅い固有心室性調律，AIVR，心室性頻拍）は通常規則的であるが，時に心室応答がある程度変動するかもしれない。

キーポイント 上のリズムについて2つの説明が可能という事実に戸惑ったり，この1片の記録からどちらのリズムが正しいか決められないことに困ってはいけない。2種類以上の判読ができる不整脈は多い。上記の2つの解釈が理解できたなら満足してほしい。特にこの2つの解釈を思いつくことができたならばなおさらである。

練習：リズムは何ですか？

4質問法を用いて，下図のリズムを判読しなさい．

ヒント もう一度，この不整脈について可能性のある解釈を2つ以上挙げなさい．

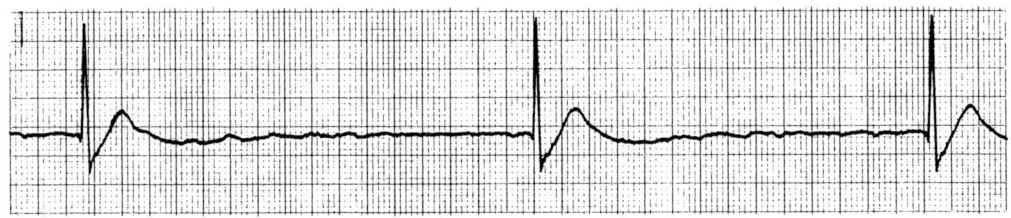

II誘導

質問 上のリズムの発生源は心臓のどの部位と思われるか？

判読

上のリズムに4質問法を用いると，次のように記述できる．

質問1　QRS幅は広いようにみえるが，1つのモニタリング誘導だけからこれを確かめることは難しい（QRSの終末とST部分の開始の境界が不明なので）．

質問2　心拍数は著しく遅い．たった3個のQRS群しかみられない．比較的限られた情報から規則性の評価をしなければならない．心室応答にわずかな変動があり，心拍数はおよそ20拍/分である（R-R間隔はそれぞれ大きなマス目で16個分と14個分である）．

質問3，4　P波やその他の心房活動の徴候はない．

コメント　上のリズムは著しく遅く，（少なくともいくぶん不規則な）補充収縮であり，心房の活動は伴っていない心拍数は遅く，QRSの形は心室性としてほぼ矛盾しない（遅い固有心室性調律 slow IVR）が，QRS波形が狭くなるならば，このリズムは伝導系（房室結節やHis束）のどこかで生じている可能性もある．あるいは，リズムが不規則なので著しく遅い心室反応の心房細動かもしれない．確認するためには，もっと長い記録や他の誘導の記録が必要なのは明らかである．このリズムが本当は何であるかは構わないが，臨床的な意味づけや治療的な優先度は同じであり，心拍数を速くしなければいけない！　アトロピンや昇圧薬（dopamine, epinephrine）が最初にしばしば試みられるが，この程度の徐脈で選択すべき治療は心臓ペーシングである．

セクション 1F 心停止のリズム

心室細動

心停止の患者から記録された下図のリズムを判読しなさい。組織だった電気的活動の証拠はあるか？

Ⅱ誘導

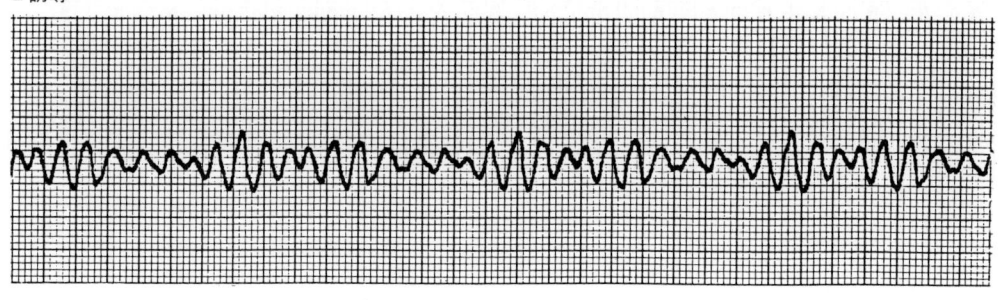

追加質問
1. 上のリズムで最も重要な臨床的指標は何だろうか？ どのような治療が適応か？
2. 上のリズムの患者がもしも意識清明で応答可能ならば，臨床的には何を疑うか？

判読

上のリズムは完全に無秩序で，組織だった電気的活動の証拠はない。代わりに不規則でジグザグしたパターンで，電気的な波形は大きさや形が絶え間なく変動している。これは心室細動 ventricular fibrillation（V Fib）である。

臨床メモ 心室細動は心停止をきたす最も一般的な原因である。まったくでたらめな波形から想像されるように，このリズムでは有効な血液灌流はない。選択すべき治療は，直ちに非同期の電気ショック（除細動）を行うことである。定義から心室細動は血液灌流のないリズムなので治療しないとすぐに死んでしまう（通常，4〜6分程度）。薬物（ボスミン® epinephrine）を投与し，心肺蘇生を施行すれば，助けることができる期間を多少延長できる。しかし実際的にいえば，心室細動を血液灌流が保てるリズムに戻すためには，電気的除細動は不可欠である。非同期電気ショックの本質的な効果は，すべての心筋細胞を（同時に）脱分極させて心室細動を自立させている過程を電気刺激が中断すると，続いて自然に組織だった灌流が保てる上室性調律が再開するという前提に基づいている。

キーポイント 上のリズムにおいて最も重要な臨床的指標は，脈拍の欠如 pulselessness と反応の欠如 unresponsiveness である。もしもこれらがなければ（つまり患者は応答可能），このリズムは心室細動ではありえない!!! この場合，1本以上のモニタリング・リードが外れていることが多い。典型的には心肺蘇生中のように，活動性が動揺するときによくみられる。

114　I．基本的な不整脈の理解

心室性頻拍

心停止の患者から記録された下図のリズムを判読しなさい。組織だった電気的活動の証拠はあるか？

II誘導

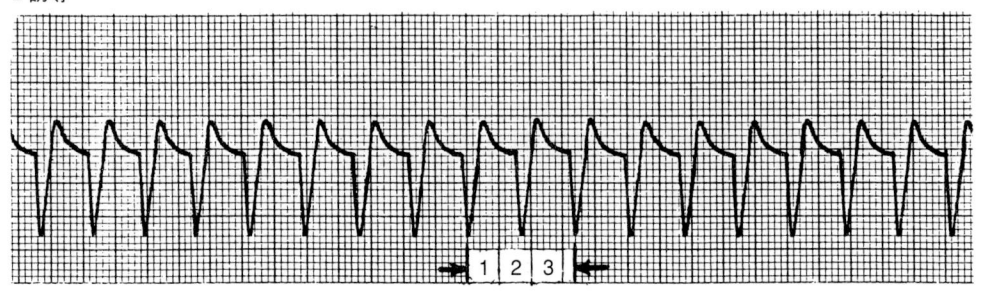

追加質問
1. 上のリズムで最も重要な臨床的指標は何だろうか？
2. 心拍数はいくつか？　この頻拍の鑑別診断としてどのようなものを挙げるべきか？

判読

　上のリズムは，規則的なQRS幅の広い頻拍 wide complex tachycardia（WCT）で，心房活動は伴っていない。心拍数は約170拍/分である。上室性の可能性もあるが（変行伝導や元々脚ブロックが存在していれば），他の不整脈と確認されるまでは心室性頻拍（VT）と仮定されるべきである（96頁参照）！

　心拍数がおよそ170拍/分であることは，28〜29頁で既に述べられた1拍おきの方法で求めることができる。この記録の中ほどで，出発点として（S波が太い線上に重なっている）あるQRSを選ぶと，1拍ごとのR-R間隔（2つのR-R間隔）は大きなマス目3個分と4個分の間である（半分の心拍数）。つまり半分の心拍数が約85拍/分なので，実際の心拍数は倍の約170拍/分となる（85×2=170）。

臨床メモ　心室細動とは異なりVTは必ずしも心拍出のないリズムではない。というのはVTは組織だった不整脈であり，しばしば有効な心拍が起こり，VTが驚くほど長時間続いているにもかかわらず（何分，何時間，あるいは時に何日間さえ）意識が清明で，血行動態的に安定している患者もいる。結果として，原因不明のWCTの患者を評価する際，まず優先すべきことは，患者が血行動態的に安定しているかどうかということである。もしもそうでなければ速やかに電気的カルディオバージョン（電気ショック）をまず行うべきである。一方，もしも患者の意識が清明で，正常血圧で，比較的無症状であれば，薬物治療（通常はキシロカイン® lidocaine やアミサリン® procainamide）が合理的な方法であるが，薬物治療中に血行動態が悪化することがあるので，いつでもすぐにカルディオバージョンができるように警戒が必要である。

心静止

心停止 asystole の患者から得られた下図のリズムを判読しなさい。電気的活動の証拠はあるか？

II 誘導

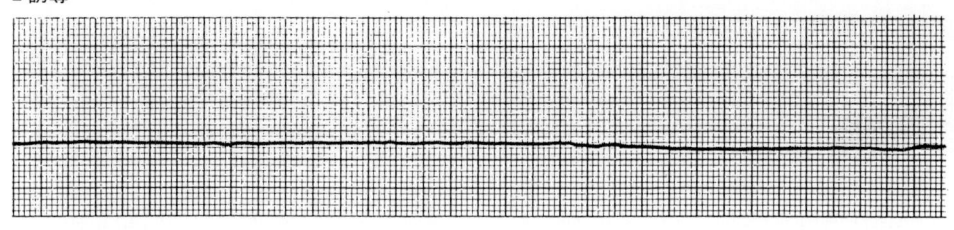

追加質問

1. 上のリズムで最も重要な臨床的指標は何だろうか？　どのような治療が適応か？
2. モニター記録で心静止 asystole 以外に平坦な線を呈するものを考えつくか？

判読

　上の記録では平坦な線がみられる。これは心静止である。「心静止」という用語は文字通り「収縮がない」という意味であり，機械的にも電気的にも完全に活動性がみられない。治療は，心肺蘇生（CPR）の施行（心静止は定義上，心拍出のないリズムである），薬物投与（特にボスミン® epinephrine や硫酸アトロピン® atropine）および心臓ペーシングである。不幸なことに，どのような治療が行われても心静止をきたした患者のほとんどの予後は著しく悪い。

　臨床メモ　稀に心室細動（V Fib）が心静止のようにみえる。他の心電図波形と同様，心室細動の波動は電気的活動の優勢なベクトルである。このベクトルがモニター誘導の電気軸に対して垂直方向になると平坦波にみえることがある。幸いなことに，2つ以上の誘導で患者をモニタリングすれば，この現象は簡単に認識できる。このことは臨床的には重要である。なぜなら心室細動は除細動で治療されるべきだが，電気ショック後の心静止は元の心静止よりもさらに治療に抵抗性を示すからである。

　心停止の際に生じる他のリズムの場合と同じく，平坦な線が記録上確認された場合，最も重要な臨床的指標は患者が本当に脈拍がなく，応答もないということである。細かな波の心室細動が心静止のようにみえる場合（上述）に加え，モニター装置の異常，モニターの増幅感度を不注意に下げたとき，モニターリードが緩んだり外れたりしたときなどでは，電気的や機械的活動性があるにもかかわらずモニター上平坦な線にみえる。実際的には平坦波の記録に関しては，心室細動が心静止にみえる場合よりもこのような技術的エラーが原因のことが圧倒的に多い。

I．基本的な不整脈の理解

徐脈／脈なしの電気的活動

心停止の患者から得られた下図のリズムを判読しなさい。

Ⅱ誘導

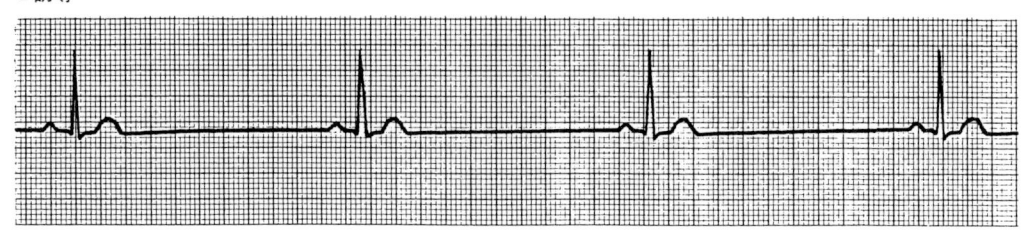

質問
1. 上のリズムのメカニズムは何か？　心拍数はどのくらいか？
2. もしも脈拍を触れない患者から記録されたといわれた場合，上のリズムはどのように判読するか？

判読

　上のリズムは非常に遅い。にもかかわらずリズムは規則的である。R-R 間隔は大きなマス目 12 個分よりやや短いので，心拍数はおよそ 25 拍/分と推定できる（300÷12）。

　徐脈にもかかわらず QRS 幅は狭く，正常にみえる P 波（Ⅱ誘導で上向き）が各々の QRS に先行し PR 間隔は正常で一定である。したがって，このリズムのメカニズムは洞調律で，このリズムは洞性徐脈 sinus bradycardia である。

　臨床メモ　患者の脈拍を触知しないといわれた場合には，上のリズムに対する我々の判読はがらっと変わるだろう。この状態は，伝導-収縮解離 electromechanical dissociation（EMD）または脈なしの電気的活動 pulseless electrical activity（PEA）と呼ばれる。どちらの用語もモニター上で電気的活動（組織だった心電図リズムの形）の存在は認めているが，有効な機械的収縮はない（つまり脈拍がない！）。PEA リズム（EMD を含む）は，他の基礎疾患や臨床的な破綻時（心室や大動脈瘤の破裂，大きな肺塞栓，緊張性気胸，心タンポナーデ，重篤な循環血液量不足 hypovolemia など）の電気的表れである。臨床的にいえば，意味のある救命（神経機能が無傷な状態）のための現実的なチャンスは，PEA（EMD を含む）の原因をいかに素早く発見し，治療するかに依存している（不幸なことに，多くの例では成功しない）。特別な治療は，心肺蘇生の施行（PEA は定義から心拍出のないリズムである）と epinephrine の投与である（冠血流の改善を期待して）。

遅い固有心室性調律

心停止の患者から得られた下図のリズムを判読しなさい。

II 誘導

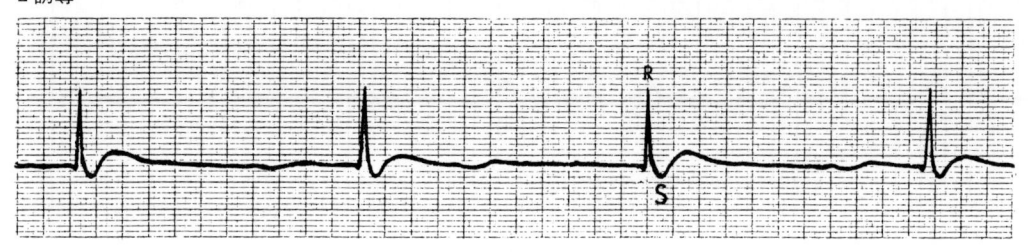

[質問]
1. 上のリズムの機序は，116頁のリズムのそれとどのように違うか？
2. 上のリズムは心臓のどこから生じていると予想されるか？

[判読]

　上のリズムは規則的で遅い。しかし116頁のリズムとは異なり，この症例は洞調律ではない（心房活動がみられない）。

　上のリズムのレートは30拍/分よりも少し遅い（R-R間隔は大きなマス目11個分くらい）。このリズムが心臓のどの部位で生じているかを確かめるのは難しいが，幅が広くS波にみえる波をQRS幅の大きさに含めるならば，疑いもなくQRS幅は延長している。このように考えるならば，このリズムは遅い固有心室性補充調律 slow idioventricular escape rhythm である（107〜108頁参照）。

　一方，ここでS波と名付けたところは，QRS群の終わりというよりは，むしろST部分の始まりかもしれない。このように考える場合には，QRS幅の延長はなく，この補充調律は刺激伝導系のどこからか起きていると思われる（レートは遅いかもしれないが房室結節ないしHis束の下部）。

[臨床メモ]　実際的には，QRS群の幅が広いか否かに関係なく（また心臓のどの部位からこのリズムが生じていても），このリズムの臨床的および治療的な意味付けは同じである。どちらの場合でも臨床的に必要なことは，このリズムをより速くすることである。

死戦期のリズム

心停止の患者から得られた下図のリズムを判読しなさい。組織だった電気的活動の証拠はあるか？

Ⅱ誘導

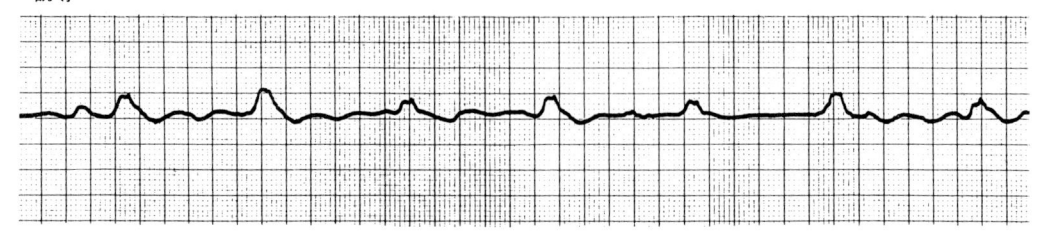

質問
1. 上のリズムのメカニズムは，117頁のリズムと比べてどのように異なるのか？
2. 上のリズムで有効な心収縮を示す状態を想像できるだろうか？

判読

一見すると上のリズムは遅い固有心室性調律 slow IVR に似ているが，これは違う。このリズムのQRS幅は非常に広く（0.2秒以上！），形はまったく不揃いである。心房活動の徴候もない。これは死戦期のリズム agonal rhythm である。このリズムと対照的に，117頁のリズムのQRSはすべて同じ形であり，（著しく遅いが）組織だったリズムである。

臨床メモ 一般的に，死戦期のリズムはその名の通り，死にゆく心臓の表れである。驚くべきことに，死戦期のリズムに伴う散発的な電気活動は，有効な心収縮がなくなった後に数分から時には数時間にもわたり続くことがある。孤立および一群の固有心室性収縮（または上にみられる不揃いな波形）がみられ，長い心静止の期間をはさんで，再びモニター上に出現する。（115頁で述べられたように）死戦期のリズムの臨床的な意味や治療は，心静止と同様である。

練習：リズムは何ですか？

4質問法を用いて下図のリズムを判読しなさい。

ヒント まず基本調律を求めなさい（この記録の最初3拍を評価して求めなさい）。次に4拍目を評価し，最後に5拍目以降に生じている不整脈について考えなさい。

II誘導

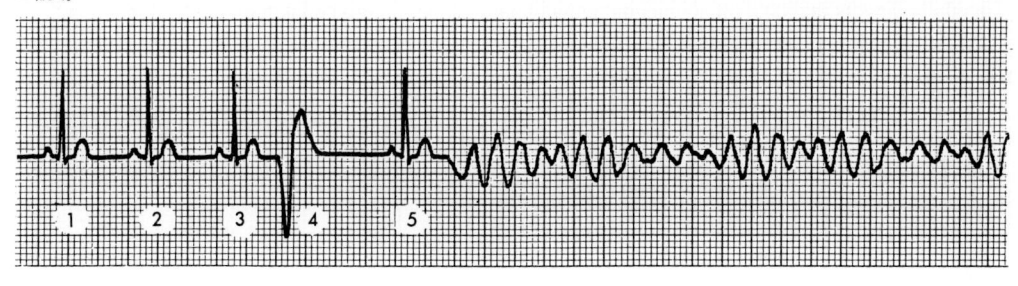

判読

上の基本調律は最初の3拍からわかるように洞性頻脈 sinus tachycardia である。この3拍の QRS 幅は狭く，正常にみえる P 波（II誘導で上向き）が各々の QRS に先行し PR 間隔は正常で一定である。R-R 間隔は大きなマス目3個分よりやや短いので，心拍数は105拍/分である。

4拍目は早期に生じている。この期外収縮（早期収縮）は幅広く，心房活動を伴っていないので4拍目は PVC である。

5拍目で一瞬だけ洞調律に戻るが，その直後に突然心室細動（V Fib）が生じている。

臨床メモ 心停止の際に，PVC などの心室性の異所性刺激が生じると厄介である。それは心周期中の受攻期 vulnerable period に生じた PVC が心室細動に移行する危険性があるからである。

120　Ⅰ．基本的な不整脈の理解

練習：リズムは何ですか？

4質問法を用いて下図のリズムを判読しなさい。

ヒント　下図に示す3つの異なったリズムを続けて解析しなさい。

Ⅱ誘導

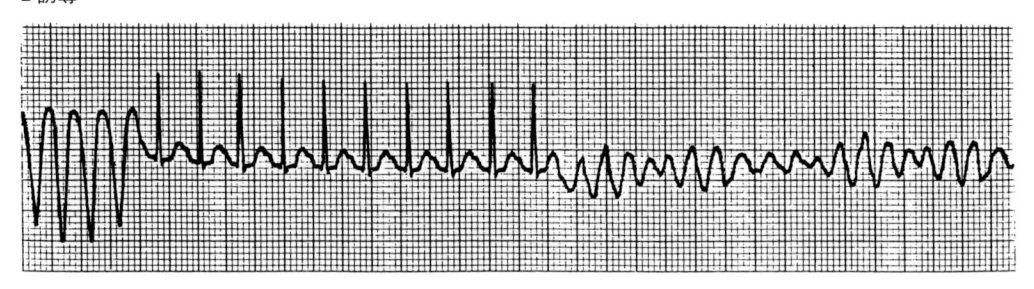

判読

　上のリズムは，最初の4拍はVTのようにみえる非常に速い心拍数で始まっている。次の10連発は約210拍/分のレートのSVTが続き（QRS幅が狭い，つまりSVT），その後に心室細動（V Fib）に移行している。

臨床メモ　上の記録の中間でみられる上室性調律の成因を確認することは難しいが，心拍数（210拍/分）と心房活動を欠いていることは，発作性上室性頻拍（PSVT）の所見にほぼ一致している（65〜68頁参照）。

アーチファクト*

心停止の患者から得られた下図のリズムを判読しなさい。患者は除細動をされたばかりである。

ヒント 記録中，微弱ではあるが明らかな脈拍を触知した。

II 誘導

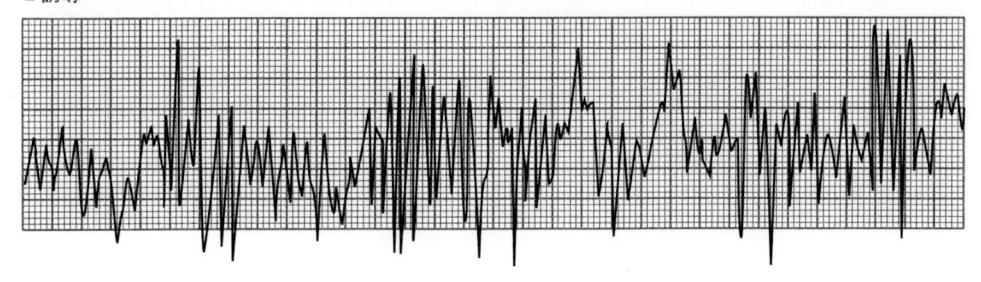

追加質問
1. もう一度，患者を除細動するべきか？
2. 上のヒントを考慮すると，何が起きたと考えるか？

* artifact：自然物に対する「人工産物」のことであり，「アーチファクト」として訳す。

判読

上のリズムは，垂直な線の奇妙な連続が著しく速いレートで生じている。このリズムは，脈拍を触知するという身体所見に一致せず，アーチファクトの存在を強く疑わせる。

これ以上の除細動を患者に行ってはならない。患者の本当のリズムを決めるためにもアーチファクトの原因を調べ，問題を解決するようにしなければならない。

臨床メモ 心肺蘇生中にはアーチファクトがよくみられる。患者の救命のためにベッドサイドでは多くの医療者が一致協力して一生懸命に働いているという場面を考えてみれば，アーチファクトの発生は予想できないことではない。アーチファクトを発生させる可能性に気づくことが，アーチファクトのリズムを認識するのに大いに役立つ。したがって，心肺蘇生（CPR）の施行，気管内挿管，人工呼吸，除細動，静脈穿刺，血液ガス採血などがアーチファクトの原因となる。さらに蘇生中にはしばしばモニターリードがゆるんだり，完全に外れたりすることがある。これらの処置中に，見かけ上，心室細動（V Fib）に似ているリズム（前頁にあるような）に対して除細動を施行する前に，脈が触れるか，患者が応答するかということを常にチェックしなくてはならない。もしも患者が応答したり，脈拍を触れるならば，リズムは心室細動ではない。

重要なポイント 113頁の心室細動の例に少し戻ってみよう。この心電図記録は，上図の記録とどのように異なるか注意しなさい。アーチファクトの波形は，心室細動の波形に比べて振幅が非常に大きく，明らかにもっと垂直である。これら2つの手がかり（振幅は増大し，幾何学的に垂直となる）は，アーチファクトの存在を強く示唆する。

練習：リズムは何ですか？

心停止の患者から連続して得られた下図のリズムを判読しなさい。各々の矢印は，除細動のための電気放電 electrical discharge が患者に行われたポイントを示している。

Ⅱ誘導

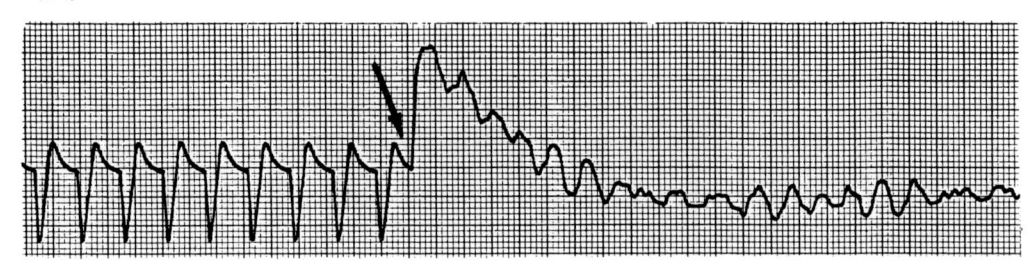

Ⅱ誘導

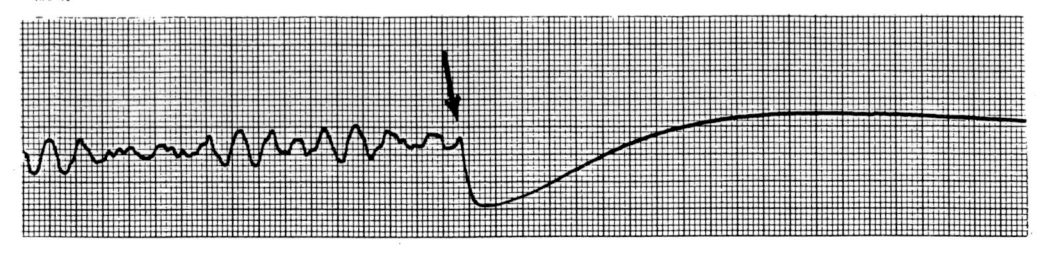

質問 それぞれの症例でどのようなタイプ（同期または非同期の電気ショック）の電気放電が行われたか？ 何が起こったか述べなさい。

判読

上段の図は9連発のVTで始まっている（心拍数は約180拍/分）。VTは，リエントリー機構のために組織だった電気的リズムになるので，同期カルディオバージョン（心周期の最も攻撃されにくい時点*に同期した電気放電）にしばしば反応する。不幸なことにこの症例では，カルディオバージョンで突然，心室細動（V Fib）に移行している。

下段の図は心室細動で始まっている。心室細動はまったくでたらめで，無秩序なリズムなので，同期カルディオバージョンは使えない（同期すべき組織だったQRS群がない）。心室細動の治療は非同期カウンターショックを行うべきだが，この症例では不幸なことに，カウンターショックによってさらに悪化して心静止に移行している。

心停止の機序

上に示されている心停止の主要な機序は，①心室細動，②VT，③徐脈-心静止である。113頁で既に述べたように心室細動が最も多く遭遇する心停止の機序である。とりわけ病院外で起きる心停止でよくみられる。

救助者が病院外でVTによる心停止患者に出会う可能性はかなり低い（114頁）。（それほど多くはないが）病院外の心停止の初期にVTがあるかもしれないが，救助者が現場に到着したときには既

に心室細動に移行してしまっている。院内における心停止の初期の機序としてVTをみることが驚くほど多いので，これを説明できるかもしれない（訓練された救助者が到着する時間が通常，院外に比べて非常に短い）。

残っている主な機序は，徐脈-心静止である。これは院外における心肺停止の1/3にも達するといわれている。このタイプの心停止に含まれるのは，心静止（115頁），脈なしの電気的活動（PEA）（116頁），他のタイプの徐脈である。徐脈のなかでは遅い固有心室性調律 slow IVR がおそらく最も一般的である（117頁）。

＊ 受攻期 vulnerable period から外れた時期で，通常はR波の頂点に同期させる。

124　I．基本的な不整脈の理解

練習：リズムは何ですか？

心停止の患者から得られた下図のリズムを判読しなさい。

II誘導

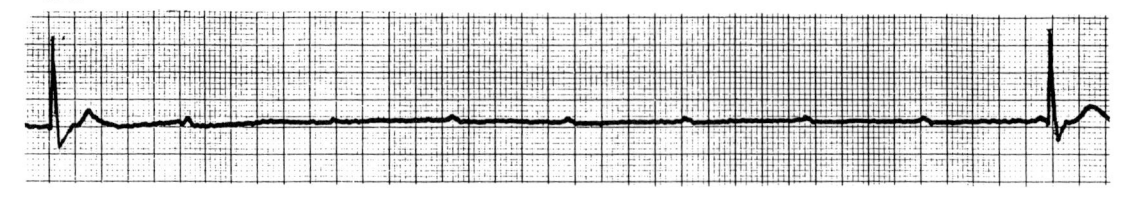

質問
1. 組織的な心室活動の証拠はあるか？　組織的な心房活動はあるか？
2. 上図のリズムで休止期 pause の長さはどれくらいか？　どのようにしてこのリズムは治療されるべきか？

判読

　予想されるように，上のリズムを示す心停止患者の予後は不良である。このリズム記録の始めと終わりに組織だった心室活動があり，QRS 波形は比較的正常のようにみえる（もしも広いとしても，QRS 幅は著しく広くない）。QRS 波形の間には長い期間の心室停止 ventricular standstill があり，7秒以上も持続している（大きなマス目 38 個分以上，つまり約 7.6 秒！［$0.2 \times 38 = 7.6$］）。

　その間，心室補充調律はみられないが，心房活動は（やや不規則だが，P 波は持続して生じている）この記録中ずっとみられている。

臨床メモ　上のリズムの場合，生存可能性は現実的にはわずかである。推薦すべき治療は，心停止のメカニズムとして徐脈−心静止の分類に含まれる他のリズム（つまり心室細動や心室性頻拍）に対する治療と同様である。
1）心肺蘇生（CPR）の実施（臓器灌流は著しく不十分であるので）
2）薬物投与（特に，ボスミン® epinephrine と硫酸アトロピン® atropine）
3）心臓ペーシングの適用（心拍数を増すために心室ペーシングで心室捕捉を行う）

重要なポイント　心停止リズムの総合的見通し
　心停止中の心電図リズムは，しばしば「ルール（規則）に従わない」。これは「死にゆく心臓」の状況で起こりうる。結果として，上で示されるようなリズムの特有な性状を明らかにするよう試みるよりも，まずスピードアップを要する致命的な徐脈であると認識することがはるかに重要である。

心肺蘇生中のリズム

心停止の患者から得られた下図のリズムを判読しなさい。

ヒント 十分な心肺蘇生中である。

Ⅱ誘導

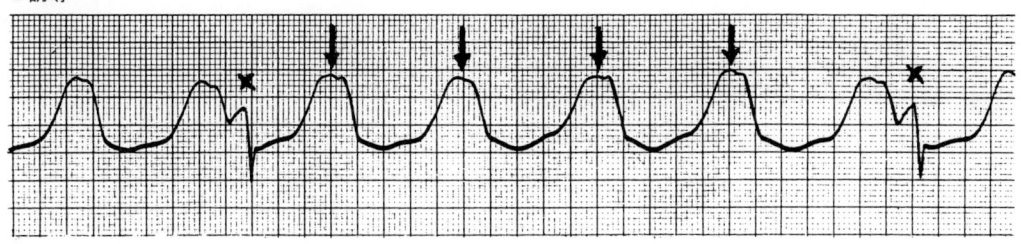

質問

1. 上図の記録で矢印が示す波形は何により引き起こされていると思うか？ どうすればこの疑いを証明できるか？
2. 基本調律は何だろうか？

ヒント ×印をつけた QRS に注目せよ。

3. どのようにこの患者を治療すべきか？

判読

上の記録には非常に幅広い波形（矢印）がいくつもあり、それらは少ない固有心室性補充調律（×印）とは別個にみられる。この幅広い波形が、118頁に示される死戦期リズムとするにはあまりにも幅広く、形が不揃いである。心電図記録中には十分な心肺蘇生手段が講じられていることを考えると、これらの幅広い波形は心肺蘇生中のリズム CPR rhythm らしい。幅広い振れ（波）は患者の胸壁が外部から圧迫された結果生じる。この仮定の証明は簡単で、救命チームに心肺蘇生を中止してもらうと、幅広い波形がすぐに消失するはずである。

自発的な電気活動のわずかな証拠が、ごくたまに幅広い心室性収縮としてみられる。基本調律は著しく遅い固有心室性調律 slow IVR か死戦期リズムである。

臨床メモ 上のリズムに対して推奨される治療は、徐脈－心静止の一群に含まれる他の不整脈に対する治療と同様である。

1) 心肺蘇生（CPR）の実施（臓器灌流は著しく不十分であるので）
2) 薬物投与（特に、ボスミン® epinephrine と硫酸アトロピン® atropine）
3) 心臓ペーシングの適用（心拍数を増すために心室ペーシングで心室捕捉を行う）

重要なポイント この場合には心肺蘇生（CPR）のレートをもっと増やさなければならない。上の記録で各々の矢印は R-R 間隔を示し、大きなマス目でおよそ5個分で、1秒に1回で圧迫しているのがわかる。これは心肺蘇生（CPR）の際に推奨されている閉胸式マッサージのレートである80～100回/分に比べて明らかに遅い。

セクション 1G 房室ブロックの基本概念

房室ブロックの伝統的分類

房室ブロック AV blocks の診断は，これらのリズムに普段慣れていない救急スタッフはよく混乱しやすい．混乱は用語に始まり，診断，予後の見通し，治療の方針決定まで及ぶ．

メモ 色々な房室ブロックの診断は困難ではない！ キーポイントになるのは房室ブロックの基本的分類を覚え，他の不整脈の評価と同様に系統的に4質問法を判読に適用することである．

さらに理解を深めるための質問
房室ブロックは伝統的にどのように分類されるか？

ヒント 房室ブロックの程度は3段階ある．

解説

- 1度房室ブロック（1°AV block）
- 2度房室ブロック（2°AV block）
    Mobitz Ⅰ型（＝Wenckebach）
    Mobitz Ⅱ型
- 3度（完全）房室ブロック（3°AV block＝complete AV block）

伝統的分類を理解するキーポイント

- **1度房室ブロック** すべての心房刺激が心室に伝わるが，伝導は遅延する．すべての心房刺激が伝導されるので，各々のQRSにはP波が先行しPR間隔は一定である．PR間隔が延長するだけである．
- **3度房室ブロック** 心房から心室への伝導が完全に遮断（ブロック）されるので，心房刺激はまったく心室に伝わらない．結果として心電図記録上P波とQRS群との間にはまったく関係がない．したがって，PR間隔は常に変化する（P波はQRS群とは無関係なので）．
- **2度房室ブロック** 1度房室ブロックや3度房室ブロックと異なり，房室伝導は一部遮断される．結果として心房刺激のうち，あるものは心室に伝わるが，他は伝わらない．心電図上，あるP波はQRS群と関係ある（P波が心室に伝導されるので）が，他のP波はQRS群と関係がない．

房室ブロック─伝統的分類の欠点

〈より深く理解するための質問〉

124頁の伝統的分類方法の潜在的な欠点を考えられるか？ 解答をする前に，以下の3つの質問に答えよ．

ヒント1 房室ブロックの程度は，伝導障害の程度を確実に示しているか？（つまり，1度や2度の房室ブロックに比べて，3度房室ブロックはより悪いか？）

ヒント2 房室解離 AV dissociation は，伝統的分類ではどこに入るか？

ヒント3 この方法を患者の臨床的評価の根拠としてもよいか？

解説

房室ブロックの伝統的分類方法にはいくつかの欠点がある．それらは，

1）房室ブロックの程度が，伝導障害の重症度を確実に反映するという暗黙の仮定がある（つまり1度房室ブロックは最も軽く，3度房室ブロックは最も重症である）．
2）しばしば混乱の原因となる，いくつかの「不注意な用語 unclaimed terms」の説明ができない（つまり，房室解離 AV dissociation，高度房室ブロック high grade or high degree block）．
3）診断する上で患者の臨床的評価を考慮していない（脈拍，血圧，症状の有無など）．

以下の2症例について考えてみよう．

患者A：1度房室ブロックだけだが，著しい徐脈（心拍数は20拍/分），その結果低血圧があり，強い胸痛を訴える患者．

患者B：完全房室ブロック（3度）があるが，房室結節のペースメーカーからちょうどよい補充収縮が起きており（50拍/分），患者は無症状で血圧も 120/80 mmHg 程度に保たれている．

どちらの患者がより良い状態であろうか？ 1度房室ブロックだけの患者A（しかし心拍は20拍/分）か，それともより重症な3度房室ブロックをもった患者Bか？

キーポイント 大切なのは「房室ブロックの程度」自体ではなく，患者の臨床状態と血行動態である（判読の一部として可能な限りいつでもこの情報を含める理由である）．

房室ブロック─診断への簡単なアプローチ

　伝統的分類の潜在的な欠点を考えた上で，房室ブロックを評価するための簡単なアプローチを以下に提案する。それは，

1) 他の不整脈に対するのと同様に，判読のために4質問法を用いること。
2) できる限りいつも臨床的な評価を判読に含めること（脈拍，血圧，不整脈に関連した症状の有無など）。
3) KISS method（keep it simple method）を房室ブロックの程度の評価に利用すること。
4) 127頁で述べたような「不注意な用語 unclaimed terms」を認識し，理解すること。

解説

　4質問法をいつも使用すること－房室ブロックのような不整脈を判読するのに，最も簡単な方法である。31～43頁で詳しく述べられており。質問は以下の通りである。

1) P波を探す。
2) リズムの規則性を評価する。その際QRS群のパターンのみならず，P波の規則性（またはその欠如）についても特に注意する。
3) QRS幅を求める。
4) （もしあるならば）P波とQRSとの関係を調べる。実際には，これが房室伝導障害の性状を判定する鍵になる。

- **臨床的評価を含めること**　できるだけいつも。例えば，127頁の患者Aのリズムを判読する際に，心拍数（20/分）や低血圧，強い胸痛の訴えについて含めないと真の臨床像に到達できない。
- **KISS method（keep it simple method）の使用**　房室ブロックの程度を評価するためにKISS methodを利用する。これは，1度と3度の房室ブロックは診断が簡単だという事実に基づいている。したがって，もしあなたが房室ブロックの存在に気づいていて，それが1度でも3度でもないとするとその伝導障害は2度房室ブロックに違いない!!!!
- **「不注意な用語 unclaimed terms」の認識と理解**　不注意な用語は混乱の原因となりうる。高度房室ブロック high grade and high degree AV block のような用語の意味をはっきりさせ，さらに3度房室ブロックは房室解離 AV dissociation と同じではないという認識の重要性を強調したい。

1度房室ブロック

4質問法を用いて下図のリズムを判読しなさい。

Ⅱ誘導

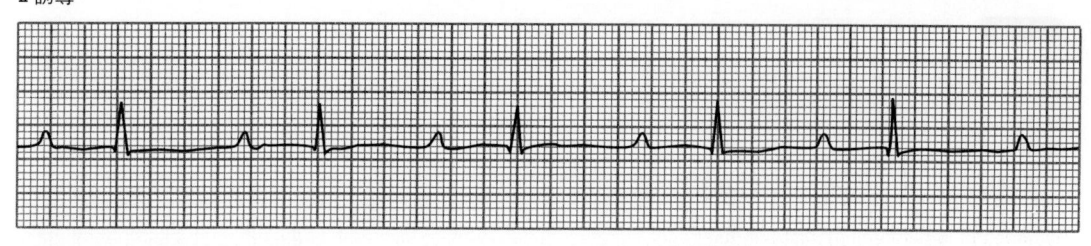

質問
1. 上図でP波はそれぞれのQRS群と関係（つまり，結婚 married；〔訳注〕ここでは堅く結合していることの比喩）しているか？
2. このリズムに治療は必要だろうか？

判読

上のリズムに4質問法を用いると，次のように記述できる。

質問1　QRS幅は正常上限である。つまりQRS幅は大きなマス目約半個分である（0.10秒）。

質問2　リズムはかなり規則的である。R-R間隔は大きなマス目約6個分で，心拍数は約50拍/分に一致する。

質問3，4　正常洞調律（Ⅱ誘導で上向き）のP波が記録中ずっとみられる。PR間隔が固定（この例では著しく延長し，約0.44秒である）しているので，各々のQRS群は先行するP波と関係がある。

コメント　上のリズムは，心拍数は50拍/分の洞性徐脈である。1度房室ブロック 1°AV block がある。

臨床メモ　1度房室ブロックは，洞調律でPR間隔が0.21秒以上に延長した場合と定義される。心電図の大きなマス目1個は0.20秒であるので，1度房室ブロックがあるというにはPR間隔が明らかに1個分以上なければならない。

1度房室ブロックだけでは，ほとんど臨床的に意味はなく，したがって治療は必要ない。一般に良性で，0.20～0.21秒のPR延長は高齢者ではほぼ正常であるので，我々はふつうPR間隔が明らかに延長（少なくとも0.22秒以上）しない限り1度房室ブロックと診断しない。

130　Ⅰ．基本的な不整脈の理解

3度房室ブロック

〈完全房室ブロック〉

4質問法を用いて下図のリズムを判読しなさい。

> **ヒント**　規則性を評価するときに心室のリズムだけでなく，心房のリズムについても必ず注目しなさい。

MCL₁ 誘導

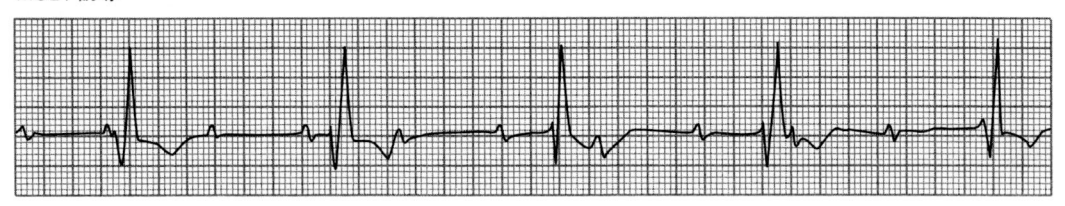

> **質問**
> 1. 上図の記録中でP波は隣り合うQRS群に連結しているだろうか？
> 2. P波のうちどれかは伝導するチャンスはあるか？　つまり少なくともいくつかのP波が心室の不応期以外と思われる心周期で起きているか（84～85頁参照）？

> **判読**
>
> 上のリズムに4質問法を用いると，次のように記述できる。
> 質問1　QRS幅は広い（明らかに大きなマス目半個分以上）。
> 質問2　P波は存在し，かなり規則的である。P-P間隔は大きなマス目3個分と4個分の間であり，心房のレートは85～90拍/分に一致する。心室のレートは，ほぼ規則正しく，R-R間隔は大きなマス目7.5個分であり，心室レートは約40拍/分に一致する。
> 質問3　P波は隣り合うQRS群とまったく無関係である（つまり，完全に心房と心室のレートは解離している）。

> **コメント**　これは3度（完全）房室ブロック3° AV block（complete AV block）である。ここでは心房レートは85～90拍/分で，心室レートは40拍/分である。

> **臨床メモ**　完全房室ブロックは心房刺激がまったく心室に伝達されないときに生じるとされている。結果として，心房と心室はそれぞれ独自のレートで活動するようになる（3度房室ブロックのときに心房と心室の各々のレートが一定になる傾向になる理由である）。3度房室ブロックでもP波はいくつかのQRS群に先行しているが，定義により3度房室ブロックではすべてのP波と隣り合うQRS群とは無関係である（PR間隔が絶えず変動するということからもわかる）。
> 　心房と心室の活動の連結が欠如している状態は，房室解離 AV dissociationとして知られている。房室解離はごく短時間しか続かない（わずか数拍分）か，3度房室ブロックのようにずっと持続する（記録中のP波はQRS群とまったく無関係である）。

3度（完全）房室ブロックの診断基準

130頁に示された図をもう一度検討しよう．QRSに番号をつけ，P波に符号を付けたことに注目せよ．この図を例として3度房室ブロック（完全房室ブロック）の診断基準を挙げてみること．

ヒント 解答をする際に，130頁を自由に参照しなさい．

MCL₁誘導

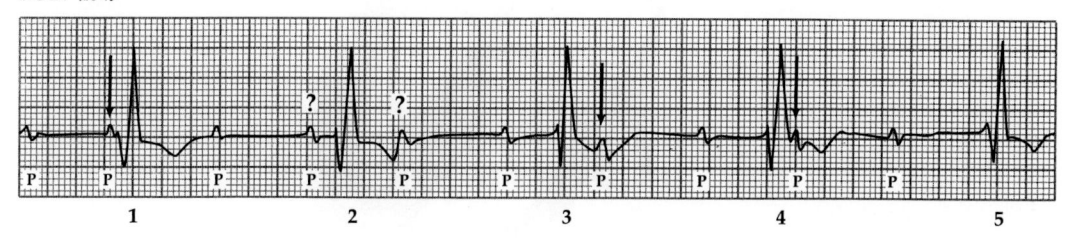

追加質問 上図の中で矢印の付いたP波は伝導すると思うか？　他のP波は伝導すると思うか？

解説

130頁で述べたように3度（完全）房室ブロックは，心房刺激が心室にまったく伝わらないものといわれている．このとき心房と心室は互いに独立したそれぞれの固有レートで拍動する．したがって3度房室ブロックでは以下のことが期待される．
1）P-P間隔は比較的一定であり，規則的（またはほぼ規則的）心房レート
2）R-R間隔は比較的一定であり，規則的（またはほぼ規則的）心室レート
3）それら2つの間にまったく関係がない（完全な房室解離）

3度房室ブロックを確認するためには，正常な伝導が起こりそうな適切な機会にもかかわらず，伝導がいつもうまくいかない（完全な房室解離）ということを強調しなければならない．例えば，上の図で矢印を付けたP波（1の前のP波）はPR間隔があまりにも短くて伝導するとは予想しないだろう．また，QRSの直後に生じたP波（3や4の直後に続くP波）は，ほぼ確実に（心室の）絶対不応期に当たるので伝導しない．

確かに，2の前後のP波が伝導できたかどうかを知ることは難しい（各々に？印を付けている）．しかしそれ以外のP波のほとんどは，心室が不応期でないときに生じているのは明らかである．

メモ 上図の心房レートは，まったく規則的ではない．房室ブロックや遅い補充収縮の房室解離のような状況では，心房レートはわずかに揺らぐ（心室起源洞性不整脈 ventriculophasic sinus arrhythmia）．この機序は完全に解明されていない．

3度房室ブロックの部位（レベル）と臨床的意味づけ

これまでにそれとなく述べたように，3度（完全）房室ブロックは2つのレベル level，①房室結節自体，②房室結節より下位，で起こりうる。

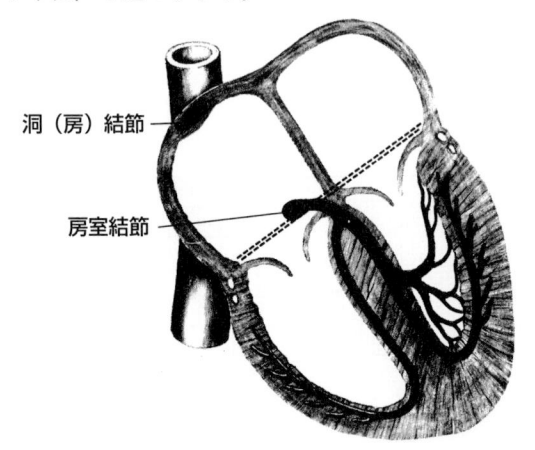

洞（房）結節

房室結節

質問
1. 3度房室ブロックが房室結節で起こる場合，補充収縮のペースメーカーはどこになるか？ また房室ブロックが房室結節より下位（上図の二重点線よりも下）の場合どうか？

   ヒント 解答する前に，103～104頁を自由に参照すること。

2. 131頁の図で予想される房室ブロックの部位（レベル）はどこか？

解説

- **房室結節で生じる3度房室ブロック**　房室結節性調律 AV nodal rhythm が引き継ぐ。補充ペースメーカーのQRSは幅狭く，正常に伝導したQRS波形とよく似た（またはまったく同じ）形をしており40～60拍/分のレートで起こる。臨床的には，このタイプの3度房室ブロックは急性下壁梗塞に多くみられる。補充ペースメーカーのレートは40～60拍/分であり，患者の多くは血行動態的に安定し，完全房室ブロックにもかかわらずペーシングを必要としない。もし治療が必要なら atropine がしばしば有効である。このタイプの3度房室ブロックは自然に治ってしまうことが多い。

- **房室結節より下位で生じる3度房室ブロック**　心室性補充ペースメーカーが引き継ぐ。洞伝導のQRSとはまったく違った形の幅広いQRSをつくる。またレートも非常に遅い（通常，20～40拍/分）。臨床的には，このタイプの3度房室ブロックは急性前壁梗塞に伴って起こりうる。房室結節で起こる完全房室ブロックに比べ，ブロックの部位（レベル）がより下位の伝導系なので補充ペースメーカーは明らかに遅く，不安定である。結果として atropine はあまり有効ではなく，ほとんど常に心臓ペーシングが必要である。

   メモ　房室ブロックの部位（レベル）決定において，上に述べた一般法則にも例外がある。例えば，房室結節で補充調律が起こっても患者が元々脚ブロックをもっている場合にはそのQRS幅は広くなる。また，房室結節より下位の補充ペースメーカーから起こった補充調律であっても伝導系のなかから起こった補充調律の場合は，狭いQRS幅を呈することがありうる（His束から起こった補充調律などでみられる。105頁の注意参照）。

   131頁のリズムをみると，QRS幅は広く，心拍数もおよそ40拍/分と遅いので，この3度房室ブロックが生じているのは低い部位（つまり房室結節より下位）と思うべきである。

3度房室ブロックの修正診断基準

3度房室ブロックの診断はしばしば混乱を招く。131頁に示された診断基準を少し修正し，4番目の基準を加えることで診断の過程をずっと容易にできる。

3度房室ブロックの修正（診断基準）
1）規則的（少なくともほぼ規則的）な心房レート：もしも著しい洞性不整脈がなければ。
2）規則的（少なくともほぼ規則的）な心室レート
3）完全な房室解離：正常な伝導が起こりそうな機会にもかかわらず生じる。
4）十分に遅い心室レート（通常45拍/分以下）：正常な伝導が起こりそうな機会を確保するために。

追加質問
1）3度房室ブロックがあるときの心室応答はなぜほとんど規則的なのか？
2）心室応答が不規則な場合，どの程度の（何度の）房室ブロックを疑うべきか？

解説
1）規則的（少なくともほぼ規則的）な心房レート：もしも著しい洞性不整脈がなければ。
2）規則的（少なくともほぼ規則的）な心室レート
3）完全な房室解離：正常な伝導が起こりそうな機会にもかかわらず生じる。
4）十分に遅い心室レート（通常45拍/分以下）：正常な伝導が起こりそうな機会を確保するために。

ほとんどの場合，3度房室ブロックに伴う心室応答は規則的であるということに気づくことが診断のキーポイントである。これは，房室ブロックが完全であれば上室性（洞性）刺激がまったく心室に伝わらず，また多くの場合補充調律（接合部性または固有心室性）はかなり規則的である。

房室ブロックがあるのに心室応答が明らかに不規則な場合，3度房室ブロック以外の伝導障害を疑う。換言すれば，一過性の房室解離，補充収縮などを伴うためにより複雑化した2度房室ブロックである。

3度房室ブロックではふつう心房レートが規則的（または，ほぼ規則的）なのは，洞結節がほぼ通常通りのレートで刺激を出しているからである。心房刺激が心室に伝わらないだけであり，この結果，完全房室解離になる（P波がQRSをすり抜ける）。

131頁で強調したように，心房刺激が心室に伝わっていないことを証明するためには，伝導される機会が十分あるにもかかわらずP波が伝わらないことを示さなければならない。そのためには心室レートが十分に遅く，記録時間を十分に長くしなければならない。そうすればP波が心周期の事実上あらゆるポイントで出現している（つまり，伝導が起こりうる最大の機会を確実に与える）。通常，これには心室レート45/分以下が必要である。心室応答がずっと規則性ならば伝導障害が示唆される。このレート基準を加える利点は，一過性の（もしくは心拍数に関係した）房室解離を完全房室ブロックと誤診するというありふれた誤りを防ぐのに臨床的に役立つ。

134　I．基本的な不整脈の理解

練習：なぜこれは3度房室ブロックではないのか？

下図のリズムを4質問法を用いて判読しなさい。

ヒント　最初にこの図のはじめのほうにみられる心拍の欠落について述べないように．まず，残りの部分の記録を総合的に判読しなさい！

MCL₁誘導

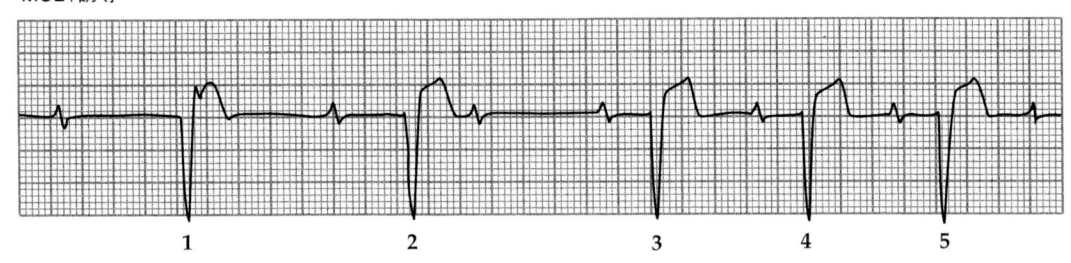

追加質問　この図で3度房室ブロックがないと診断するために必要な基準はどれか？（解答の前に133頁を自由に参照しなさい．）

判読

上のリズムに4質問法を用いると，次のように記述できる．

質問1　QRS幅は正常上限である．つまりQRS幅は大きなマス目約半個分（0.1秒）である．

質問2　心室のリズムは明らかに不規則である．133頁で強調したように，この事実を認識すれば，すぐにこのリズムが3度房室ブロックではないと考えられる．

質問3　P波の存在は明らかである．心房のリズム（P-P間隔）はほぼ規則的である（しかし，131頁で述べたように主に心室起源洞性不整脈 ventriculophasic sinus arrhythmia による若干の変動がみられる）．

質問4　いくつかのP波が隣り合うQRS群と関連している．しかしそれ以外のP波は無関連である．

コメント　この複雑なリズムを判読するキーポイントは4質問法の最後の質問である，P波が隣接するQRSと関係しているかどうかの決定にある．この図のはじめのほうではP波はQRSとまったく関係ない．図のはじめの部分は房室解離である（1と2）．しかし図の後半の3拍では様子が違う．3，4，5ではPR間隔が一定なので洞調律が伝導しているようにみえる（0.30秒と延長してはいるが）．したがって，上図の基本リズムは1度房室ブロックを伴った洞調律である．また，図のはじめのほうでは一過性の房室解離がみられる（この原因は定かではない）．3度房室ブロックでないという点を強調したい．その理由は，心室応答が不規則であり，終わりの3拍は伝導されているからである（我々はより複雑な形の2度ブロックではないかと疑っている）．

房室解離

〈定義/臨床への応用〉

　房室ブロックを考える際，最も混乱の原因となるのがたぶん房室解離 AV dissociation という用語である。130 頁に示した簡単な記述に加えて，以下の臨床的な定義が気に入っている。

> 　房室解離とは，同じ刺激に対して心房と心室とが反応できないときに起こる二次的な調律障害である（けっして一次的障害ではない）。結果として心房も心室も互いに無関係に独立して拍動する。

キーポイント　けっして「リズムが房室解離だ」といってはいけない。もしいうなら「○○○（一次的障害）による房室解離」が存在するというべきである。

　臨床的には房室解離が起こる原因は 3 つある。どのようなものがあると考えられるか？

房室解離を起こす 3 つの原因

1）**ペースメーカーの怠慢 default**　洞結節ペースメーカーのレートが遅くなったため。
2）**下位のペースメーカーによる強奪 usurpation**　接合部または心室のペースメーカーリズムがスピードアップし，本来のペースメーカーに取って代わる（強奪する usurp）もの。
3）**房室ブロック**　洞結節刺激の伝導障害により心室応答が遅くなったため。

キーポイント　房室解離現象についてはいくつかのポイントが大切である。そのポイントを以下に示す。

- 房室ブロックは，房室解離を生じる状況の 1 つにすぎない。他の 2 つの状況として，ペースメーカーの怠慢と下位のペースメーカーによる強奪がある。
- 房室解離は 3 度(完全)房室ブロックと同じではない。他の状態（ペースメーカーの怠慢，下位のペースメーカーによる強奪，2 度房室ブロック）からも引き起こされるので，房室解離は 3 度房室ブロックであるはずがない。
- 房室解離は短時間（132 頁のように，ほんの数拍分だけ）のことも，長時間のこともある。3 度房室ブロックに伴う房室解離は持続的（完全 complete）であり，心房刺激は心室にまったく伝わらない。
- 房室解離は（たとえ長く続いても）必ずしもいかなる心ブロックの存在をも意味するわけではない！　房室解離はそれ自体だけでは治療を必要としない。特に原因が良性で患者の血行動態が落ち着いているならばそうである。

房室解離

〈ペースメーカーの怠慢による房室解離〉

下図のリズムを4質問法を用いて判読しなさい。

ヒント 解答する前に，135頁のキーポイントを必ず考えなさい。

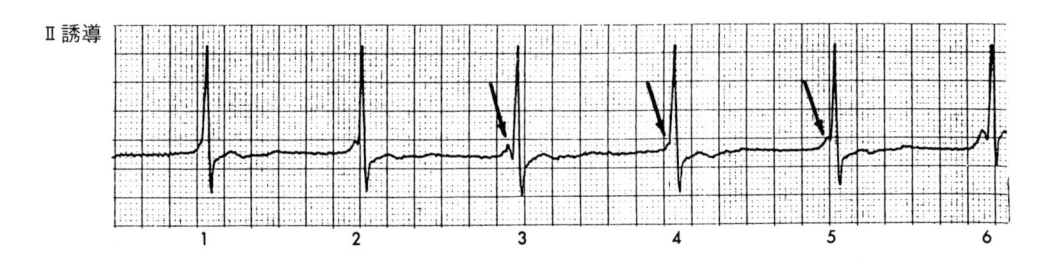

追加質問

1. なぜ上記リズムを3度房室ブロックと判読することは間違いなのだろうか？

ヒント 図中で印をつけたP波は伝導される可能性があるか？

2. 上図で何度の房室ブロックがあるといえるだろうか？

判読

上のリズムに4質問法を用いると，次のように記述できる。

質問1　QRS幅は狭い（大きなマス目半個分以上ではない）。

質問2　心室のリズムはほぼ正確に規則的であり，R-R間隔は大きなマス目6個分よりやや短い（心拍数は53拍/分に一致する）。

質問3，4　P波は存在する！　P波は各々のQRSの前に先行しており，R波初期の上向き波形を変形させている（矢印）。しかしP波とQRS群との間には一定の関係がない（PR間隔は極端に短く，変動している）。これは完全な房室解離が存在することを意味している。

コメント　135頁のキーポイントで強調されたように房室解離はけっして診断ではない。必ず何かにより二次的に生じるものである。この例では基本調律は洞性徐脈である。次第に心房レートが遅くなったため（つまり洞結節ペースメーカーの怠慢defaultが生じる），過度の徐脈を防ごうとする房室結節の自然の反応として（次の順番のペースメーカーとして）補充調律となる。このリズムに対する我々の判読は，主要な診断は洞徐脈であり，その結果，房室解離（この場合の成因はペースメーカーの怠慢）が生じ，適切な房室結節性補充調律が出現しているとなる。

キーポイント　強調すべき点は，完全な房室解離があるにもかかわらず前頁のリズムは完全房室ブロックではないということである！　この理由は，ここにみられるP波がいつも伝導の好機が与えられないことによる（PR間隔があまりにも短い！）。たとえある種の房室ブロックが存在していたにしても，与えられた好機にP波が伝わることができるか否かを短い心電図記録だけから単純にいうことはできない。

房室解離

〈下位のペースメーカーの強奪による房室解離〉

下図のリズムについて4質問法を用いて判読しなさい。

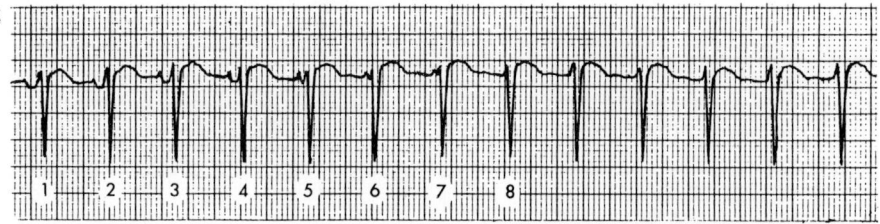

MCL₁誘導

追加質問
1. 上図で最初の数拍のP波は伝導しているか？ また5, 6, 7の前のP波は伝導しているか？
2. 上に示されたリズムは3度房室ブロックだろうか？ 房室ブロックがあるといえるか？

ヒント 伝導できなかったP波が，伝導する機会があるだろうか？

判読

上のリズムに4質問法を用いると，次のように記述できる。

質問1, 2　QRS幅は狭い（大きなマス目半個分以上ではない）。心室リズムは規則的で，レートはおよそ115拍/分である。

質問3, 4　心房活動はある。少なくともこの記録部分には存在する。最初の数拍ではP波が明らかにQRS群に先行しているが，7以降では消失している。1～4のPR間隔は比較的短い（約0.1秒）がPR間隔が一定であり，最初の数拍はたぶんまだ伝導していると示唆される。しかし，5, 6, 7の前のP波はPR間隔が短すぎ，明らかに伝導していない。つまり房室解離が存在するに違いない，少なくとも一時的には存在する（少なくとも一時的にはP波とQRS群は無関係である）。心室のリズムは規則的でP波がなく，QRS幅が狭く，最初数拍の洞性心拍のQRS波形と同じであり，これは接合部性調律が必ず存在することを意味する。

コメント　これは複雑なリズム波形である。しかしながら，上述した所見を組み立てることで系統的に正しい判読に到達できる。おそらく図の最初数拍には洞性頻脈が存在する。その後この症例では加速された接合部ペースメーカーによる下位のペースメーカーの強奪usurpationが生じた結果（135頁に述べられたように），房室解離となっている。78頁に示されたように，この状況はジギタリス中毒，急性下壁梗塞や術後などに最も起こりやすい。

強調すべき点は，単にこの短い心電図記録からだけでは，我々は房室ブロックがあるかどうかをいえないということである。この理由は，房室解離は存在するが，伝導すべき時期なのに伝導できないP波が示されていないからである。

高度房室ブロック

〈なぜこれは 3 度（完全）房室ブロックではないか？〉

下図のリズムについて 4 質問法を用いて判読しなさい。この記録は 43 頁で既にみたものである点に注目せよ。

II 誘導

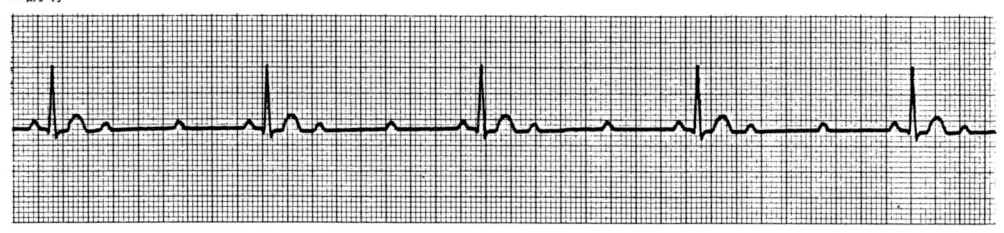

追加質問

1. 上図でほとんどの P 波は落ちている（伝導されていない）にもかかわらず，このリズムは 3 度房室ブロックではない。なぜそうでないか？

   ヒント　少なくともいくつかの P 波は伝導しているか？

2. 何度の房室ブロックが存在するか？

解答

上のリズムに 4 質問法を用いると，次のように記述できる。

質問 1　記録中，P 波がずっと存在している。

質問 2　QRS 幅は狭い（大きなマス目半個分以上ではないことは明らか）。

質問 3　リズムは規則的である。これは心房リズムと心室リズムの両方に当てはまる（P-P 間隔は一定，R-R 間隔も一定）。P-P 間隔は大きなマス目 3 個分より少し短いので，心房レートはおよそ 105 拍/分であり，R-R 間隔は 8 個分と 9 個分の間にあり，心室レートはおよそ 35 拍/分である。

質問 4　P 波と QRS 群との間には関係がある。記録中の各々の QRS 群は P 波が先行しており，QRS 群に先行している PR 間隔は固定（一定）である。しかし QRS を伴わない P 波が沢山あり，P 波 3 個ごとのうち 1 個しか心室に伝導されていない（つまり 3 対 1 房室伝導 3 : 1 AV conduction）。

コメント　KISS method（128 頁に述べられている）を適用すると上図のリズムが 2 度房室ブロックであることがわかる。ある程度の房室ブロックが存在しているのは明らかである（伝導されるべき P 波のうちいくつかは伝導していない）。しかしこのリズムは明らかに 1 度房室ブロックではなく 3 度房室ブロックでもない。もしも 3 度房室ブロックならば P 波は当然伝導しない。この消去法の過程により，このリズムが何らかの形の 2 度房室ブロックに違いないといえる。伝導される P 波 1 個につき，いくつかの落ちる P 波があるので，我々はこのリズムを高度房室ブロック high grade（または high degree）AV block と呼ぶ。

2度房室ブロック

〈定義とタイプ〉

126頁で示されたように，心房刺激のあるものが心室に伝導され，残りは（房室ブロックの結果）伝導されないときに2度房室ブロック2° AV blockがあるという。

2度房室ブロックは伝統的に2つのタイプが通常記述される。Mobitz I型（Mobitz type 1）とMobitz II型（Mobitz type 2）である。我々はこの伝統的分類に若干の修正を加え，2度房室ブロックに3番目のカテゴリーを加えたい。

房室ブロックの修正分類
- 1度房室ブロック
- 2度房室ブロック
  - Mobitz I型（＝Wenckebach型）
  - Mobitz II型
  - 2対1房室伝導を伴った2度房室ブロック
- 3度（完全）房室ブロック

キーポイント　もしも基本調律が洞性不整脈でなければ，2度房室ブロックがあれば心房レートは規則的（少なくともほぼ規則的）でなくてはならない！　この点に気づくことは，真の2度房室ブロック（様々な形のどれか1つ）と2度房室ブロックに似た不整脈（例えばブロックされた心房性期外収縮blocked PACや洞停止sinus pausesなど）との鑑別をする際に非常に大切なことである。

2度房室ブロックの修正分類

- **Mobitz I型（＝Wenckebach型）**　2度房室ブロックの型として最も多く（圧倒的に多い）PR間隔は脈が欠けるまで徐々に延長していく（140〜142頁参照）。
- **Mobitz II型**　I型に比べるとずっと少ないが，より重症な型。明らかにPR間隔は一定で連続して伝導された拍動の後で，心房刺激が伝導されないことが起こる（147頁参照）。
- **2対1房室伝導を伴った房室ブロック**　Mobitz I型かII型かの鑑別が最終的にできないかもしれないので診断的に問題となる2度房室ブロックの型（150頁参照）。

メモ　伝導に失敗する理屈をいつも考えることは大切である。例えば，心房レートが300拍/分の心房粗動は，ありがたいことに1対1の房室伝導にならない（そして房室ブロックではない）。もしもこの心拍数ですべての刺激が心室に伝えられたら，心拍数は300拍/分にも達し，あまりに速すぎて心室が充満することができない。我々が60頁の上段に示されたリズムを2対1房室ブロックと呼ばずに2対1房室伝導を伴った心房粗動と呼ぶのはまさにこの理由による。

2度房室ブロック

〈Mobitz I型（＝Wenckebach型）〉

下図のリズムについて4質問法を用いて判読しなさい。

ヒント　連続している心拍のPR間隔に何が起きたか？

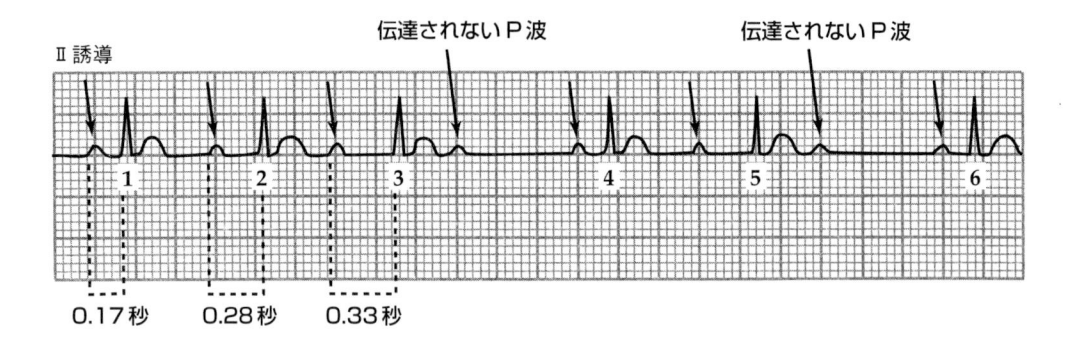

II誘導

伝達されないP波　伝達されないP波

0.17秒　0.28秒　0.33秒

追加質問
1. 心房リズムは規則的か？
2. 心室リズムは規則的か？

判読

上のリズムに4質問法を用いると，次のように記述できる。

質問1　記録中，ずっとP波が存在している（矢印）。心房リズムは規則的で，P-P間隔は大きなマス目3個分である（これは心房レート100拍/分に一致する）。

質問2，3　QRS幅は狭い（大きなマス目半個分以上ではないことは明らか）。心房リズムと異なり，心室リズムは不規則である。

質問4　PR間隔は絶えず変化している。にもかかわらず，P波とQRS群との間には関係がある（下のコメント参照）。

コメント　房室伝導障害の症例ではよくあることだが，リズムを判読するキーポイントは，4質問法の最後の質問である。これはP波と隣り合うQRSとの関係があるかどうかの決定に関係している。これを決定するのに最もよい方法は，記録中の各々のQRS群に注目し，QRS群とそれに先行するPR間隔を調べることである。

上にあるリズムについてこのアプローチを適用すると，この記録では最初の3拍のPR間隔が徐々に延びていき（つまり，0.17秒→0.28秒→0.33秒），最後には3拍目のQRS群の後でP波が落ちる（伝導されない）のである。そしてその周期は4拍目に先行するPR間隔が短縮して再開する。その次のPR間隔は延長し，5拍目のQRS群の後に続くP波は伝導しない。このように心拍が脱落するまでPR間隔が次第に延長していくという関係があるので，上図のリズムをMobitz I型（＝Wenckebach型）の2度房室ブロックと定義する。

グループ性拍動

〈Wenckebach 型（房室ブロック）の足跡〉

下図のリズムについて 4 質問法を用いて判読しなさい。

ヒント 下のリズムで心室応答の規則性のパターンはあるか？（解答をする前に，33 頁に戻って自由に参照せよ。）

II 誘導

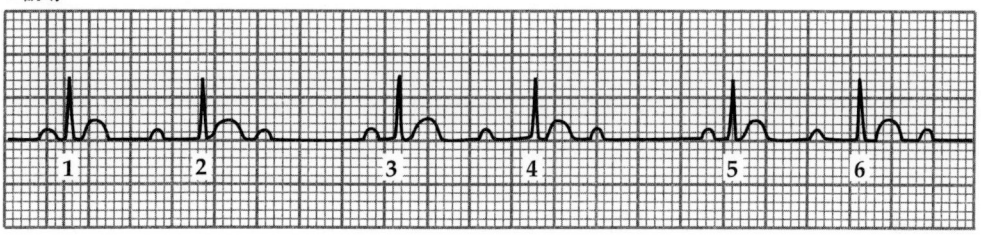

追加質問 何が Wenckebach 型伝導障害の特徴（つまり"足跡 footprints"）か？ 上図の中でいくつの特徴を確認できるか？

判読

上のリズムに 4 質問法を用いると，次のように記述できる。

質問 1　記録中ずっと P 波が存在する。心房リズムはほぼ規則的で P-P 間隔は大きなマス目 2 個と 3 個分の間である（心房レートは約 115 拍/分に一致する）。

質問 2　QRS 幅は狭い（大きなマス目半個分以上ではないことは明らか）。

質問 3　心室リズムは規則的ではない。にもかかわらず心拍にはパターンがある。33 頁のメモに示唆されるように，調べる記録から後退 stepping back し，少し距離を離すことでリズムの規則性の全体的なパターンの認識することが最も簡単である。特に，上のリズムで"グループ性拍動 group beating"のパターンをまだ識別できていなければ，この方法を試みなさい。きっと（2 拍ごとの）3 つのグループ（群）を認識するだろう（つまり，1〜2，3〜4，5〜6）。

質問 4　PR 間隔は明らかに一定でない。140 頁の症例と同様に PR 間隔が変化しているが，P 波と QRS との間には関係がある（下記コメントを参照）。

コメント　上に示すリズムは，Mobitz I 型（＝Wenckebach 型）の 2 度房室ブロックであり，この例では 3 対 2 の房室伝導を伴っている（3 つの P 波のうち 2 つが QRS に伝導されている）。この記録には Wenckebach 型の 2 度房室ブロックにおける 3 つの主な特徴（つまり"足跡"）がすべてみられる。①グループ性拍動，②心房レートの規則性と，③欠落するまで徐々に延長する PR 間隔。さらに QRS 幅は狭い（2 度房室ブロックの型として最も多いのは Wenckebach 型である）。

Wenckebach 型ブロック

〈"足跡 footprints" のより精密な観察〉

141頁のリズムの議論で示唆したように，2度房室ブロックの Mobitz I 型の特徴は，親愛を込めて「Wenckebach の足跡（Marriott）」と呼ばれているいくつかの所見である。141頁に述べられた3つの特徴（足跡）に，我々は新しく2つの特徴を加える。

Wenckebach の足跡
1）グループ性拍動
2）心房レートの規則性
3）欠落するまで徐々に延長するPR間隔
4）（落ちた心拍を含めて）休止期の長さは，最短のR-R間隔の2倍より短い。
5）グループ性拍動内では，R-R間隔は次第に短縮する。

メモ Wenckebach のどの例にも，すべての足跡が存在しているわけではない。140頁の図に戻ろう。4つの足跡がこの例にはみられる。つまり心房レートは規則的，心拍が欠落するまでPR間隔が徐々に延長する（0.17秒→0.28秒→0.33秒），欠落した心拍を含む休止期は（3～4の間隔）最も短いR-R間隔（2～3の間隔）の2倍よりも短く，R-R間隔ははじめのグループ性拍動のなかで次第に短くなる（2～3のR-R間隔は1～2のそれよりも短い）。

この例でうまく認識できない残り1つの足跡はグループ性拍動であるが，もう少し長いリズム記録が得られれば認識可能だろう。

"Wenckebach の足跡" の臨床的利用

Wenckebach という用語は，Mobitz I 型の2度房室ブロックと同義であると多くの医療関係者が誤って思っている。実際には多くの異なる型の "Wenckebach 様" の伝導障害があり，Wenckebach 型の2度房室ブロックはそのなかの1つにすぎない。他のあまり一般的でない例としては，洞房結節 Wenckebach，心房粗動や心房細動に伴う Wenckebach 型房室伝導，逆行性 Wenckebach を示す心室性頻拍や接合部性リズムなど数多い。これらの Wenckebach 現象についてのさらなる議論は本書の範囲を超えてしまうのでやめるが，臨床的に強調すべき点は，Wenckebach の周期性 Wenckebach periodicity の典型的な「足跡」を認識すれば，たとえP波がなくても伝導障害の存在をすぐに疑わせるということを認識することである。

重要なポイント 足跡の認識のキーポイントとなる具体的な特色を下に示す。

- **グループ性拍動**は Wenckebach 伝導の証明であり，しばしばこの伝導障害の存在をみつける最初の手がかりとなる。141頁で提案したようにグループ性拍動は通常，記録から後退 stepping back し，少し距離を離すことでよくわかる。グループ性拍動の認知は診断に有用だが，グループ性拍動を示すすべてが必ずしも Wenckebach 伝導の結果である必要はないことに注意する（145頁参照）。
- **心房レートの規則性**は，Wenckebach 伝導以外のグループ性拍動（著しい洞性不整脈，心房性の二段脈や三段脈，ブロックされた心房性期外収縮 blocked PAC，洞結節出口ブロック sinus excit block など）を除外するのに重要である。
- **Wenckebach の周期性**はPR間隔が徐々に延長することやR-R間隔が同じグループの心拍中で次第に短くなること，（欠落した心拍を含む）休止期は最も短いR-R間隔の2倍よりも短いことで示唆される。

練習：これはWenckebachか？

下図はジゴキシン®で治療されている心房細動患者から得られた記録である。P波はないが（リズムが心房細動なので），Wenckebach型の伝導がみられる。なぜそういえるか？

- **ヒント1** 解答をする前に，142頁を自由に参照しなさい。
- **ヒント2** この記録を後ろに下がって少し離れてみたほうがよい。
- **ヒント3** Wenckebach伝導が存在するためには，必ずしもすべての「足跡」が常に必要ではない。

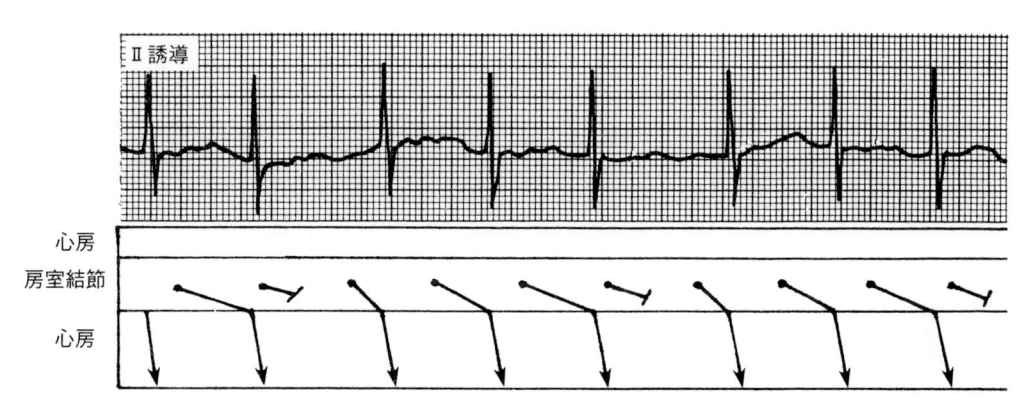

解答

上のリズムは単純な記録ではない。だけどもグループ性拍動があることに気づいて欲しい。

このパターンはたぶん少し離れて記録をみると最もよくわかるだろう。記録の最初2拍の後で短い休止があり，3拍からなる最初のグループが続き，また短い休止をおいて2番目の3拍からなるグループが続く。もしあなたがこの規則的な不規則性（グループ性拍動）に気づいたなら，この記録で我々が意図した目標を達成するだろう。もしあなたがもう一歩下がって，ある種のWenckebach伝導がありそうなグループ性拍動の存在を指摘できたら，我々が強調したい概念の要点を会得するだろう。

Beyond the Core この記録をさらに判読すると，QRS幅は狭く，上室性のリズムであることがわかる。II誘導ではP波はみられない。そのかわりに基線に細かな振動がみられる。これらは，基本調律がまだ心房細動であることに一致している所見である。

心電図の下に示されたラダーグラム laddergram は，グループ性拍動を説明している。この患者はジギタリス中毒で，3度房室ブロックを生じている。その結果，細動による心房刺激はすべて房室結節を通過できない。患者は促迫性接合部性補充調律と房室結節外でのWenckebach伝導を示しているが，それが特徴的なWenckebach周期性の心室応答を形作っている（グループ性拍動，グループ内でのR-R間隔の短縮，休止期は最短R-Rの2倍より短い）。

キーポイント このリズムの機序の完全な理解は高級な概念であり，この本の範囲を明らかに超えている。我々の主な目的は，心室応答へと続くグループ性拍動のパターンを単に認識させ，心房細動にもかかわらずWenckebach型ブロックがまだありそうだと理解させることである。

練習：これは Wenckebach か？

下図のリズムについて 4 質問法を用いて判読しなさい。

ヒント R-R 間隔はどうなったか？ 休止期の直前の心拍 8 の PR 間隔に特に注目し，休止期が終了する PR 間隔（心拍 9 の PR 間隔）との比較はもちろん，このリズム記録の最初の PR 間隔とも必ず比較しなさい。

II 誘導

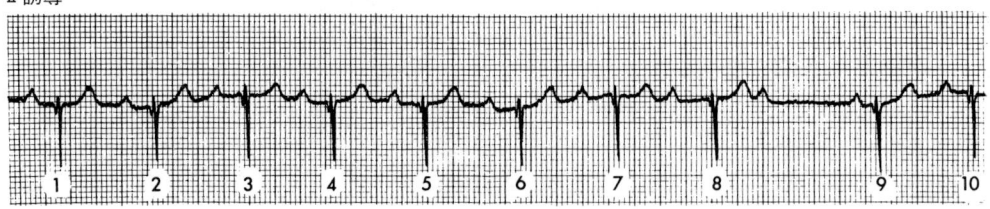

追加質問 上図で Wenckebach の「足跡」が認められるか？ もしもあるなら，どれか？（解答をする前に 142 頁を自由に参照しなさい。）

判読

上のリズムに 4 質問法を用いると，次のように記述できる。

質問 1 　記録中ずっと P 波が存在する。心房リズムはかなり規則的で，P-P 間隔は大きなマス目 3 個と 4 個分の間である（心房レートは約 85 拍/分に一致する）。

質問 2，3 　QRS 幅は狭くみえ（大きなマス目半個分以上ではない），心室リズムは規則的ではない（8 拍目の後で明らかな休止期があり，リズムを中断している）。

質問 4 　一見しただけでは，P 波と隣接する QRS 群との間に関係があるか否かをいうことは難しい（コメント参照）。

コメント 　上の図中，最初の 8 拍は 1 度房室ブロックを伴う洞調律である。もしも単にこの 8 拍の PR 間隔を最初から続けて比べていくと，PR 間隔が徐々に延長しているのがすぐにはわからないだろう。休止期直前の心拍 8 との PR 間隔を，この記録の最初の心拍 1 と比べることだけが，PR 間隔の延長を容易に気づかせることができる。心拍 9 の PR 間隔は再び短くなり，これが次の Wenckebach 周期 Wenckebach cycle の始まりの合図であることに注目しなさい。

キーポイント 　Wenckebach 周期を伴う規則正しい心房レート（PR 間隔が徐々に延び，休止期は最短 R-R の 2 倍より短い）があるので，このリズムの診断は，Mobitz I 型の 2 度房室ブロック（Wenckebach 型）である。

すべてのグループ性拍動がWenckebachではない

下図に示される3つのリズムはどれもグループ性拍動がみられるが、これらはどれもWenckebach型2度房室ブロックではない。それぞれの症例（A〜C）でグループ性拍動の原因を確認できるか？

ヒント　心房活動の波形と規則性（またはそれらの欠如）に特に注意を払いなさい。

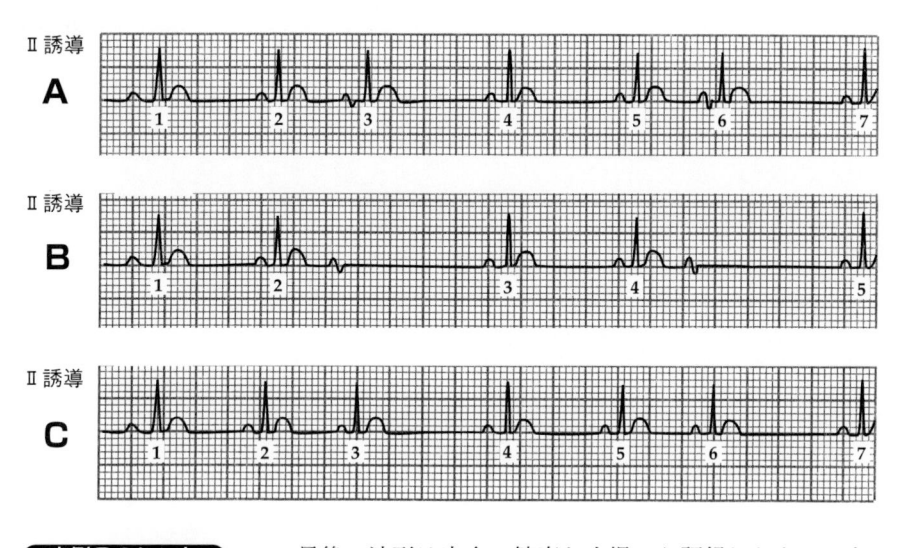

症例Cのヒント　この最後の波形は完全に健康な小児から記録したものである。

解説

グループ性拍動の存在は、Wenckebach伝導の可能性を常に示唆しているが、他の伝導でもこの現象をもたらすかもしれない。「真」のWenckebachとグループ性拍動を生じる他の伝導との鑑別は、142頁で述べられた「足跡」を使うことでたいへん容易に行える。上図の記録については、

- **症例A**：PR間隔は延長しておらず、心房レートが不規則なのでWenckebachではない。代わりに3拍ごとに形が異なるP波（つまり二相性）が早期に生じている。したがって、基本調律は洞調律で、3拍目と6拍目は心房性期外収縮（PAC）である。この記録でグループ性拍動になる理由は、心房性3段脈である（3拍ごとに心房性期外収縮）。
- **症例B**：ここでも再びPR間隔は延長しておらず（連続して伝導された心拍で）、心房レートが不規則なのでWenckebachではない。代わりに3拍ごとに形が異なるP波（二相性）が早期に生じ、QRS群を伴っていない〔2拍目と4拍目の心房性期外収縮がブロックされている（blocked PAC）〕。再度、この基本調律は洞調律で、心房性3段脈であるが、3拍ごとの心房性期外収縮は伝導されていない。

次のことを覚えておくことは臨床的に非常に役立つ。休止期の原因で最も多いのは、圧倒的にブロックされた心房性期外収縮である（真の房室ブロックではない）。

- **症例C**：PR間隔は延長しておらず、心房レートが不規則なのでWenckebachではない。代わ

りに各々のQRS群には正常にみえるP波が一定のPR間隔で先行している。このリズムは洞性不整脈で，小児や若年者にはごくありふれた正常所見である（呼吸パターンに従って心拍数がしばしば周期的に変動する）。

Beyond the Core　C症例でみられるグループ性拍動に対する他の可能性としては，洞結節出口ブロック SA nodal exit block（SA Wenckebach）という説明もできるが，この稀で診断が難しい洞房ブロックが，健康な小児にあるはずはない。

2度房室ブロック―Mobitz II型

下図のリズムについて4質問法を用いて判読しなさい。

> **ヒント** 連続して伝導された心拍のR-R間隔はどうなったか？

II誘導

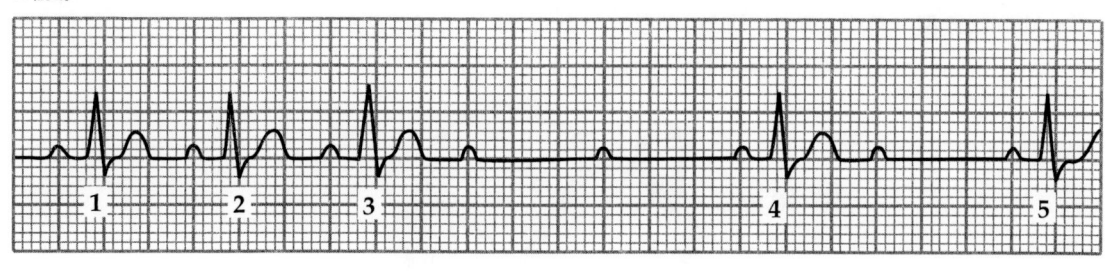

追加質問
1. 心房レートは規則的か？
2. 心室レートは規則的か？

判読

上のリズムに4質問法を用いると，次のように記述できる。

質問1　記録中ずっとP波が存在する。心房リズムは規則的でP-P間隔は大きなマス目3個分である（心房レートは100拍/分に一致する）。

質問2，3　QRS幅は広い（明らかに大きなマス目半個分以上である）。心房リズムと違って心室リズムは不規則である。

質問4　P波と隣接するQRS群との間には関係がある。その関係を証明する最良の方法は，記録中の各々のQRS群に注目することである。そしてその直前のP波を調べPR間隔が一定かどうか調べなさい。4，5と同じように1，2，3にはすべてPR間隔が一定のP波が先行しており，P波が伝導していることを示唆している。

> **コメント**　上のリズムは明らかにある種の房室ブロックを示している。145頁に示された図とは異なり，この図のP波の波形はずっと同じで，心房レートも規則正しい。これらの所見により心房性期外収縮，洞性不整脈，洞停止や洞結節出口ブロックなど房室ブロックに似た形のものを本質的に除外する。

伝導障害は明らかに単純な1度房室ブロックではない。また3度房室ブロックでもない，なぜなら少なくともいくつかのP波が伝導しているからである（1，2，3の前のPR間隔が一定である）。したがって，このリズムがある型の2度房室ブロックに違いないことを意味している。139頁で定義されたように幅広いQRS群があり，心拍が脱落するまでの連続する伝導されたP波のPR間隔は一定なので，このリズムはMobitz II型2度房室ブロック AV block Mobitz type II である。

2度房室ブロック—Mobitz I 型対 Mobitz II 型

〈解剖学的レベル/臨床的意味〉

2度房室ブロックである Mobitz I 型と Mobitz II 型の主な臨床的意味は，それぞれの伝導障害が通常生じる解剖学部位を心に留めておけば簡単に覚えられる。
- **Mobitz I 型** 通常，房室結節のレベルでブロックが起きる。
- **Mobitz II 型** 通常，房室結節より下位レベルでブロックが起きる。

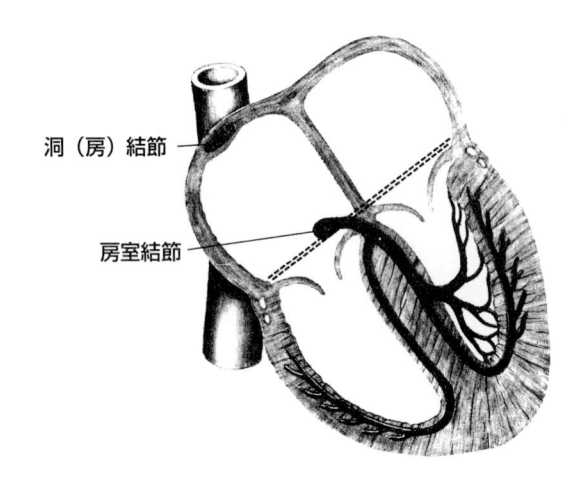

キーポイントとなる臨床的な質問
1. Mobitz II 型2度房室ブロックの QRS は，このブロックが上の図の二重点線で示されたレベル以下で起きるということを考えるとどのようになると考えられるか？
2. Mobitz I 型と Mobitz II 型のうち，どちらの伝導障害がより重症と思うか？ 臨床現場でよくみられるのはどちらか？

解説

- **Mobitz I 型** 急性下壁梗塞に伴うことが最も多い。解剖学的には，このブロックの部位は通常，房室結節のレベルである。これで通常は QRS の幅が狭いということの説明ができる。房室結節の伝導障害により PR 間隔が延長するかもしれない（1度房室ブロックをきたす）。臨床的にはブロックのレベルが高いため，得られるリズムは一般に II 型のそれよりもずっと信頼性がある。したがって患者は無症状で血行動態的に安定しており，経過観察だけで十分である（伝導障害が自然に治ってしまうまで）。もしも著しい徐脈などにより血行動態が不安定になったときは，房室伝導を改善させるのに atropine 投与が有効である（ブロックのレベルが房室結節なので）。ペースメーカー治療はほとんど必要ない。
- **Mobitz II 型** 通常，前壁梗塞（または前壁中隔梗塞）に伴って起こる。ブロックの解剖学的レベルは I 型よりも低く，房室結節より下位である。結果として QRS はほとんどの場合，幅広く，得られるリズムは信頼性に乏しい。II 型は最も不穏な性質があり，心拍が時々脱落するようなささやかなブロックから何の前触れもなく急激に進行し，完全房室ブロックや心静止さえ生じることがある。このタイプの伝導障害をみつけたら直ちにペースメーカー治療を考えるべきである。下壁梗

塞の完全房室ブロックは，Mobitz I型ブロックから1度，2度，3度房室ブロックというように順序を追って進行するのと対照的である。障害部位（房室結節より下位）が低いため，伝導障害に対して心室応答を改善させようとatropineを投与してもほとんど無効である。

メモ Mobitz I型2度房室ブロックはII型に比べて臨床的にずっと多くみられる。2度房室ブロックのほぼ90％以上がI型である。

2：1 房室伝導

〈Mobitz I 型か Mobitz II 型か？？？〉

下図のリズムについて4質問法を用いて判読しなさい。

II 誘導

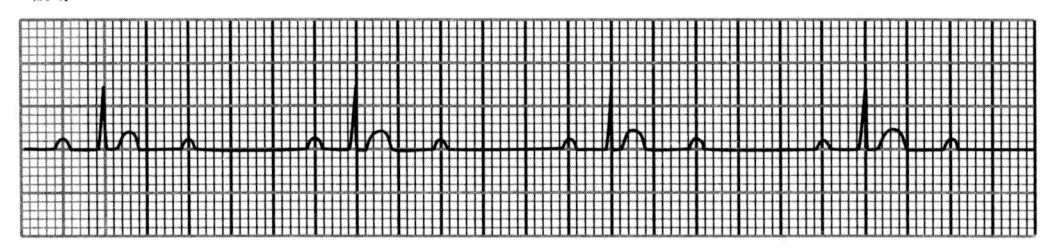

追加質問
1. 上図のリズムは，PR 間隔が一定なので Mobitz II 型だろうか？　それとも Mobitz I 型か？　確信をもっていえるだろうか？

   ヒント　PR 間隔が延長しているか否かについて検討できる十分な情報をこの図は提供しているか？

2. このリズムが I 型であると支持する要因は何か？（解答をする前に 148〜149 頁を自由に参照しなさい。）

判読

上のリズムに4質問法を用いると，次のように記述できる。

質問1　記録中ずっと P 波が存在する。心房リズムは規則的で P-P 間隔は大きなマス目3個分である（心房レートは100拍/分に一致する）。

質問2，3　QRS 幅は狭い（明らかに大きなマス目半個分は超えていない）。心室リズムも規則的で，R-R 間隔は大きなマス目6個分である（心室レートは50拍/分に一致する）。

質問4　P 波と隣接する QRS 群との間には関係がある。図中の各々の QRS に注目すると，QRS 群の直前に P 波が先行しており，この先行する P 波の PR 間隔は一定であることがわかる。これは，P 波が伝導していることを示唆している。しかし1つおきの P 波はブロックされている（non-conducted）。つまり2：1房室ブロックが存在している。

コメント　上のリズムは，2：1房室伝導2：1 AV conduction を伴った2度房室ブロックを示している。139頁に述べられたように，これは診断的に問題となる2度房室ブロックの形である。伝導された心拍が連続しないので PR 間隔が延長したかどうかを決定することができない（連続して2心拍をみることができないので）。したがって，このリズムが Mobitz I 型か Mobitz II 型かを確定できない。QRS 幅が狭いことと I 型が II 型に比べて圧倒的に多いという統計的な事実（149頁参照）が，I 型を支持する要因である。I 型を支持するもっと細かな点は，伝導する P 波は1度房室ブロックを伴って伝導する点である。

練習：Mobitz Ⅰ型かMobitz Ⅱ型か？

150頁のコメントのなかで強調したように，2:1房室伝導を示す場合にはⅠ型とⅡ型の2度房室ブロックの鑑別はしばしば著しく困難である．148〜149頁に述べられた鑑別すべき特徴に加えて，同一患者でⅠ型からⅡ型へとあっちこっち変化することはありそうもない．したがって記録の他のところや過去の記録で明らかなⅠ型の証拠があれば，今回の2:1房室伝導もまたⅠ型である可能性が高い．この情報を下記のリズムに応用しなさい．どちらの型の2度房室ブロックの可能性が高いか，Mobitz Ⅰ型かMobitz Ⅱ型か？

ヒント 図の最後の2心拍を解析し終わるまで質問に答えないように！（連続して伝導された心拍4と5のPR間隔に何が起きたかに注意しなさい．）

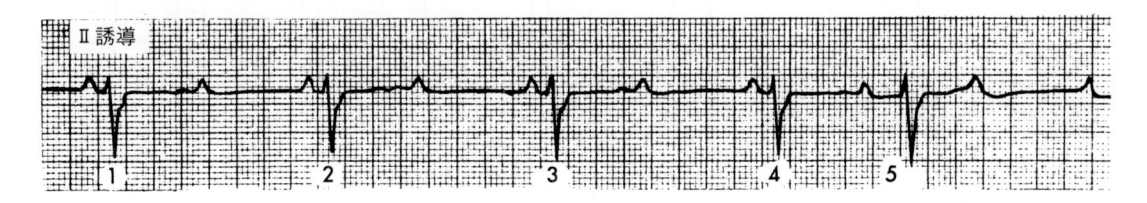

追加質問 もしも4拍目の後で記録が途絶えていたとしたらこのリズムをどのように判読するだろうか？？？

解答

QRS群の終わりとST部分の始めの位置を確認することは確かに難しいが，この図のQRS幅はやや延長している（つまり大きなマス目半個分以上）．心室の調律は完全に規則的ではない．しかし心房の調律は規則的で，P-P間隔は大きなマス目約4個分である（心房レートは約75拍/分に一致する）．

この図の最初の4心拍を注意深く観察すると，1拍おきにP波がブロックされているのがわかる．伝導されているこれらのP波（1，2，3，4を形成している）に対する個々のQRS群に先行するPR間隔は一定である．もしもリズム記録がここで（つまり4の後で）終わっていたとしたら，この記録は2:1房室伝導を伴う2度房室ブロックとして判読されなければならない．この状況では，Mobitz Ⅰ型とMobitz Ⅱ型を鑑別することは不可能であろう．しかし，QRS幅が広ければ，Ⅱ型の可能性を考慮しなければならない．

139頁で強調されたように純粋に2:1房室伝導の2度房室ブロックの状況ではⅠ型とⅡ型との最終的な鑑別は不可能である．しかしこの例はそうではなく，Wenckebachの微候（PR間隔の延長）を隠し切れないで記録の最後に現れている．つまり心拍5に先行するPR間隔は，心拍4のPR間隔に比べてPR間隔が延長している．同一の患者でⅠ型からⅡ型に突然変わることはほとんどありそうもないので，283頁に示された伝導障害は，確かにMobitz Ⅰ型の2度房室ブロック（ここでは2:1と3:2房室伝導）であり，Ⅱ型ではない！！！

キーポイント 139頁で示唆されたように2度房室ブロックの臨床的形態は3つあり，そのうちの1つが生じていると思うべきである．①明らかなMobitz Ⅰ型，②明らかなMobitz Ⅱ型，③2:1房室伝導——この場合，常に確信することはできない！

復習：房室ブロックが存在するか？

下図のリズムについて4質問法を用いて判読しなさい。房室ブロックが存在するか？ もしも存在するならばどのような型の房室ブロックか？

MCL₁ 誘導

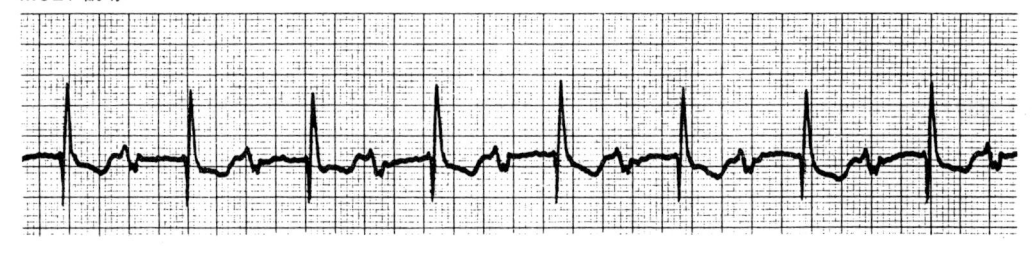

[追加質問] QRS群はやや幅広いようにみえる。これはなぜだろうか？

[判読]

上のリズムに4質問法を用いると，次のように記述できる。

質問1，2　追加質問で示唆されたように，QRS群はやや幅広くみえる。心室のリズムは規則的で，R-R間隔は大きなマス目4個分よりやや大きい（約70拍/分のレートに一致する）。

質問3，4　P波は存在している。個々のQRS群に注目すると，QRSの直前には先行するP波が認められ，（たとえ著しく延長していても）固定したPR間隔（0.41秒）で関係している。

[コメント]　上図のリズムは洞調律で，図中のQRS群には一定のPR間隔でP波が先行している。その上，1度房室ブロックが存在している。QRSが幅広い理由は，元々右脚ブロックが存在しているからである（rSR'パターンがこの右側胸部誘導でみられる）。

復習：房室ブロックが存在するか？

下図のリズムについて4質問法を用いて判読しなさい。房室ブロックが存在するか？ もしも存在するならばどのような型の房室ブロックか？

ヒント 遠くから離れてみると（例えば部屋の後ろから），このリズムの病因を調べるのに役立つどのような手がかりがよくみえるだろうか？？？

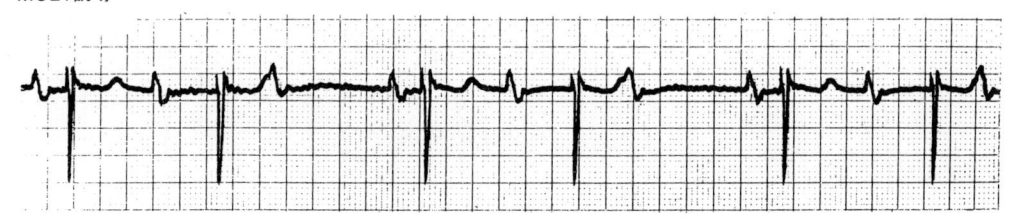

MCL₁誘導

追加質問 上図にはいくつの「足跡」が存在するか？

判読

グループ性心拍の存在（この症例では2心拍ごとに3つのグループがみられる）という役立つ手がかりは，上図のリズムを離して（部屋の後ろから）みるとよくわかる。この所見を認識したときは，いつでもWenckebach型伝導障害の可能性を示唆している。この可能性に気づけば，判読を系統的に進める際に非常に役立つだろう。4質問法を用いると，次のように記述できる。

- 質問1　記録中ずっとP波は存在している。キャリパー（ディバイダー）を使用すれば，3番目，6番目，9番目のP波を容易に認識できる。各々のP波は先立つQRS群に続くT波のなかに部分的に隠されている。心房リズムがかなり規則的で，P-P間隔は大きなマス目4個分と5個分の間（心房のレートは約65～70拍/分に一致している）にあることに注目しなさい。
- 質問2，3　QRS群の幅は狭い（大きなマス目半分を超えていない）。しかし心室のリズムは不規則である。
- 質問4　P波は隣接するQRS群と関連している。図中の個々のQRS群に注目するとP波は各々のQRS群に先行しており，グループ内で心拍が脱落するまでPR間隔は次第に延長（0.24秒→0.48秒）しているがQRS群と関連している。

コメント　上のリズムは2度房室ブロックの一つの型である。グループ性心拍を認識すれば，まずWenckebach型房室ブロック（MobitzⅠ型）だろうと思わせる。上述したような系統的判読をすれば，心房レートの規則性，心拍が脱落するまで次第に延長するPR間隔，脱落した心拍を含む休止期の長さが最も短いR-R間隔の2倍以下など，142頁に列挙された他の足跡が多く存在することが明らかである。このリズムがMobitzⅠ型の2度房室ブロックで，この例では3：2房室伝導を伴っているという印象を確実にしている。

154　I．基本的な不整脈の理解

復習：房室ブロックが存在するか？

　下図のリズムについて4質問法を用いて判読しなさい．房室ブロックが存在するか？　もしも存在するならばどんな型の房室ブロックか？

　ヒント　解答をする際に休止期の原因として最も一般的なものを考えることを忘れてはいけない．

V₁誘導

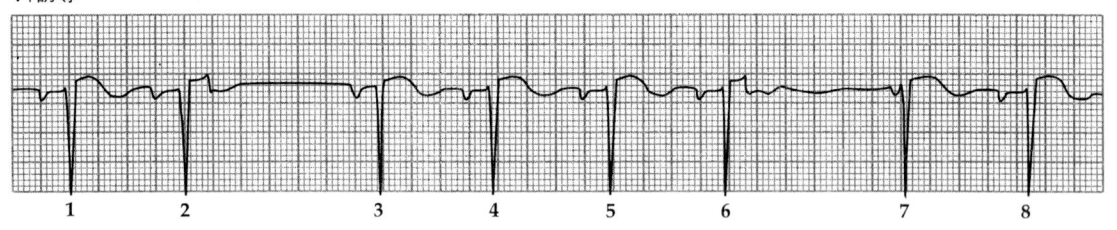

　Beyond the Core　上のリズムでは7拍目のPR間隔が，他の伝導された心拍のPR間隔よりも短いことに注目しなさい．これはなぜだろうか？

判読

　上のリズムについて4質問法を用いると，次のように記述できる．
　質問1　P波は存在している．しかし心房レートは規則的でない．
　質問2　QRS幅は狭い（明らかに大きなマス目半個分は超えていない）．
　質問3　心室調律は規則的でない．
　質問4　P波とほとんどのQRS群との関連が存在し，PR間隔は一定している．これは基本調律が洞調律であることを示唆している．

　コメント　上のリズムは判読が難しい記録である．グループ性心拍があることは一目でわかる．グループ性心拍をみたときには常にWenckebach型伝導障害の可能性を考えるべきであるが，他の状況でもこの現象が生ずる可能性があることを悟るのは大切である．145～146頁で強調されたように，休止期の原因として最も多いのはブロックされた心房性期外収縮 blocked PAC である．この記録の休止期の原因はこれである．上述したように基本調律は洞調律である．各々の休止期が始まるT波（2拍目と6拍目のT波）を注意深く観察すると，他の心拍ではT波が滑らかであるのに比べて，ブロックされた心房性期外収縮の切れ込み（ノッチ）が隠し切れないのが明らかになる．

　グループ性心拍にもかかわらず，心房レートは規則正しくなく，PR間隔は延長していないので，この記録にはWenckebach型房室伝導が存在していない．

　Beyond the Core　7拍目に先行するPR間隔は伝導するにはあまりにも短い．7拍目に先行するP波は心室に伝導可能であるが，このP波が伝導する前に生じている接合部性補充収縮に違いない．

復習：房室ブロックが存在するか？

下図のリズムについて 4 質問法を用いて判読しなさい。房室ブロックが存在するか？ もしも存在するならばどのような型の房室ブロックか？

ヒント このリズムは完全に健康で陽気な幼児から得られた記録である。

Ⅱ誘導

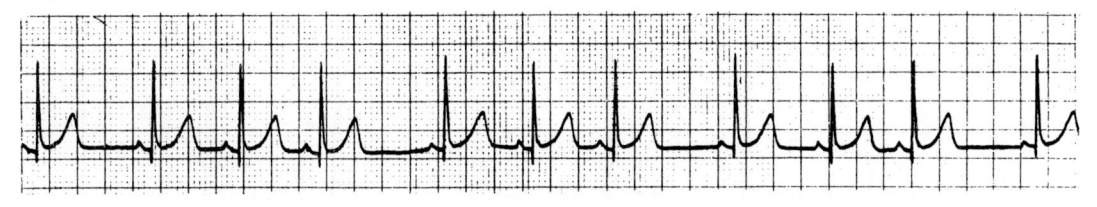

追加質問 なぜこのリズムは Wenckebach ではないのか？

判読

上のリズムについて 4 質問法を用いると，次のように記述できる。

質問 1，2　QRS 幅は狭い（明らかに大きなマス目半個分は超えていない）。心室のリズムは規則的でないが，このリズムにはパターンがあるようにみえる（つまりグループ性心拍）。

質問 3　P 波はずっと図中に存在している。しかし心房リズムは明らかに規則的でない。

質問 4　P 波は隣接する QRS 群と関連している。図中の各々の QRS 群に注目すると，各 QRS 群の直前には P 波が先行し，先行する P 波との PR 間隔が一定であることがわかる。これは各 P 波が伝導されていることを示唆している。心室応答が変動している理由は，このリズムが洞性不整脈だからである。

コメント　グループ性心拍があるが，上のリズムは Wenckebach 型の房室伝導を示していない。他のキーポイントである「足跡」がみられない。つまり心房レートが規則的でなく，連続する心拍での PR 間隔の延長もない。

このリズムを判読する最初の手がかりは病歴の役割であり，不整脈以外に患者は健康で陽気な児童であると告げたのだから，この臨床的状況では房室ブロックや他の伝導障害は予想できないだろう。一方（145～146 頁で強調されたように）洞性不整脈は健康な子供や若年者ではよくみられる正常な所見である（心拍数はしばしば呼吸パターンに一致して周期的に変動する）。

156   I. 基本的な不整脈の理解

復習：房室ブロックが存在するか？

下図のリズムについて4質問法を用いて判読しなさい．房室ブロックが存在するか？ もしも存在するならばどのような型の房室ブロックか？

ヒント 心房の活動の存在や不在について解説する前に記録のすべてを確かめなさい．P波が伝導できる可能性はあったか？

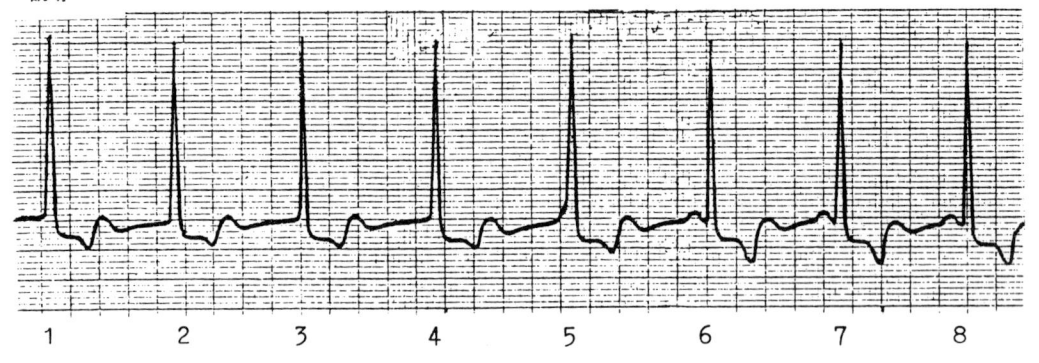

II誘導

追加質問 この患者に心臓ペーシング治療をするべきか？

判読

上のリズムについて4質問法を用いると，次のように記述できる．

質問1，2　QRS幅は狭い（明らかに大きなマス目半個分は超えていない）．心室のリズムはわずかに変動しているようにみえるが，ほとんどの部分はかなり規則正しい（レートは65～70拍/分である）．

質問3，4　P波は図のはじめではみられない．しかし図の後半でははっきりと現れてくる（6，7，8の前にみられる）．5の前にもQRS波形の立ち上がりを変形させているP波がみられる．これらの心拍のPR間隔は短い．特に5拍目の前ではPR間隔が短すぎて（PR間隔がない）伝導できないのは明らかである．だから少なくともしばらくの間，P波はQRS群とは無関係であり，房室解離の存在を明確にしている．

コメント　上のリズムは簡単な記録ではない．けれども系統的な4質問法を利用すれば判読ができる．図の最初の4拍は，QRS幅は狭く，心室リズムはかなり規則正しく，心房活動の欠如があるので接合部性調律 junctional rhythm である．レートは65～70拍/分であり，このリズムは促迫された接合部性調律 accelerated junctional rhythm である．したがってP波が少なくとも一時的にQRS群と無関係であり，一過性の房室解離が存在している．この例の房室解離は，房室結節性ペースメーカーが速くなって（～70拍/分）からやっと図の終わりにP波が再び現れるまでみられ，おそらく下位のペースメーカーによる強奪 usurpation の結果であろう（135頁参照）．

キーポイント　記録中にみられているP波には伝導する可能性がないので，ここには房室ブロックの証拠はまったくない．臨床的には心室レートが適切ならば，ペースメーカー治療は不必要であろう．

セクション IG 房室ブロックの基本概念　157

復習：房室ブロックが存在するか？

下図のリズムについて4質問法を用いて判読しなさい。房室ブロックが存在するか？ もしも存在するならばどのような型の房室ブロックか？

ヒント　P波が伝導できる可能性はあるか，それとも伝導できないか？

II誘導

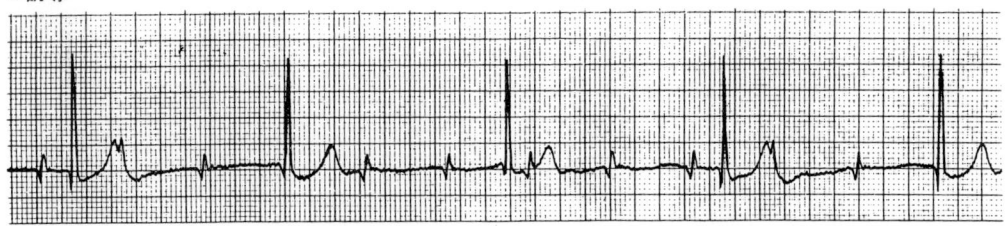

追加質問

1. 上図のブロック部位から予想できる解剖学的レベルはどこか？

ヒント　解答をする前にQRS幅と心室レートについてよく考えなさい。

2. この患者に心臓ペーシングは必要だろうか？

判読

上のリズムについて4質問法を用いると，次のように記述できる。

質問1，2　QRS幅は狭い（明らかに大きなマス目半個分は超えていない）。心室のリズムは規則正しく，R-R間隔は大きなマス目9個分よりやや短い状態で心拍数は遅い（心室レートは約34拍/分に一致している）。

質問3　P波は図中にずっと存在している（しかし，いくつかのP波はQRS群の中に隠されている）。心房リズムは規則的で，P-P間隔は大きなマス目3個分より少し長い（心房レートは約85〜90拍/分に一致している）。

質問4　各々のQRS群に先行するPR間隔が絶えず変化しているという事実（言い換えれば，P波がQRSを通り抜けて進行している）により，P波は隣接するQRS群とまったく無関係である。この記録は完全な房室解離である。

コメント　156頁の記録（図中のP波では伝導するのに十分な機会が与えられていなかった）とは対照的に，上の図中のP波は実質的に心周期のすべての点で起きているようにみえる。これにもかかわらず，なおP波は伝導することができない。したがって133頁に列挙された3度房室（完全）ブロックの診断基準のすべて，つまり，① 規則的な心房レート，② 規則的な心室レート，③ 完全な房室解離，④ 正常な伝導が生じるための適切な機会を保証するのに十分に遅い心室レート（つまり45拍/分以下）が満たされている。

メモ　幅の狭いQRS群の存在は，上図のブロック部位が伝導系内のどこかから，おそらく遅い心室レートはHis束から起きていると思われる（117頁参照）。完全房室ブロックで補充調律が遅いので，心臓ペーシングが必要とされる。

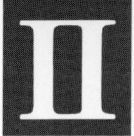

II 不整脈の解説：Beyond the Core

セクション 2A より高等な概念

ジギタリス中毒

　ジギタリス中毒 digitalis toxicity は最もよくみられる医原性疾患の一つで，その結果入院することがある。食欲不振と嘔気がしばしば最初の臨床兆候であるが，不整脈が唯一の症状のときもある。

　臨床的に，ジギタリスはうっ血性心不全の治療（陽性変力作用をもつ薬剤として）と上室性の頻脈性不整脈（特に心拍数の速い心房細動）の治療に用いられる。不整脈の治療に用いられたときのジギタリスの治療効果は，主に房室結節でのレート抑制作用（つまり，迷走神経緊張 vagotonic）にある。残念なことに，有益な薬剤量とジギタリス中毒を惹起する量との治療域 therapeutic window は非常に狭い。

　ジギタリス過量のときによくみられる有害な催不整脈作用 arrhythmogenic effects には，以下の1項目以上が含まれる。
- 過度な徐脈
- 様々な型の心ブロック
- 下位（補充）ペースメーカーの促迫
- 心房，房室結節，心室における期外収縮発生源 ectopic focus の自動能亢進

[質問] ジギタリス中毒で最もよくみられると予想される不整脈は何か？

[ヒント] 解答の際に上記の催不整脈作用について考えなさい。

[解説]

　実際的にはジギタリス中毒はほとんどすべての不整脈（たぶん心房粗動と心房細動を除いた）を引き起こすことができる。ある不整脈はジギタリス中毒に特徴的な不整脈であるので，ジギタリス服用中の患者にこれらの不整脈がみられたときは，いつでもジギタリス中毒の診断の可能性を連想しなければいけない。これらの不整脈とは，
- 過度の洞性徐脈や洞性不整脈
- 洞停止 sinus pause or arrest
- 洞房ブロック sinoatrial block
- 1度房室ブロック
- 2度房室ブロック，Mobitz I 型（Wenckebach 型）
- Wenckebach 型の伝導を伴う心房粗動または細動
- ブロックを伴う心房性頻拍
- 心拍応答が非常に遅い，または心室応答が規則的になった心房細動

- 促進された接合部性補充調律（または接合部性頻拍）
- 心室性期外収縮の多発－特に二段脈，多形性期外収縮の頻発，心室性頻拍

メモ ジギタリス中毒が起こりやすい臨床状況では，特にその可能性について警戒しなさい。これらの状況とは，腎機能障害（dygoxinは主に腎排泄性である*），低酸素血症，低カリウム血症，低マグネシウム血症，急性心筋梗塞があるときである。特に高齢者はジギタリス中毒を起こしやすいので（腎機能が既にいくぶん障害されているため），一般により少ない維持量が推奨されている（つまり通常の毎日投与量0.25 mg/日に代えて，0.125 mg/日以下に減量する）。

＊日常よく使用されるジゴキシン®dygoxinやラニラピッド®metildigoxinは腎排泄性である。肝排泄性のジギトキシン®digitoxinも稀に使用される。

問題：この不整脈にどう対処するか？

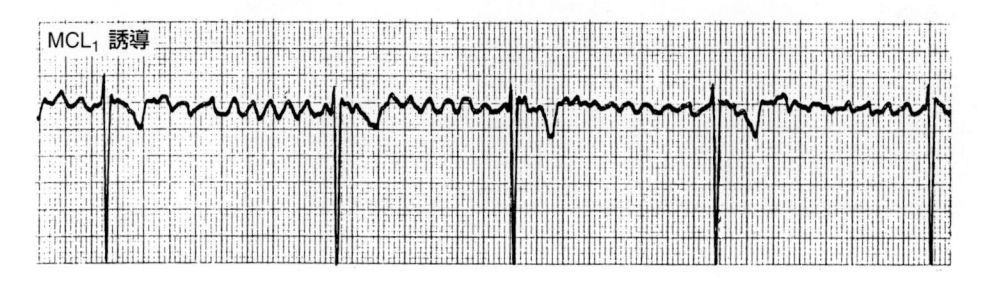

下図は，心不全の既往があり失神発作をきたした高齢女性から記録されたものである。

[MCL₁誘導の心電図]

質問

1. このリズムをどのように判読するか？
2. この不整脈を最も起こしやすい臨床状況を2つ挙げなさい？

ヒント 159～160頁を参照すれば，答の1つが連想される。もう1つの状況とは，高齢者の徐脈性不整脈の原因として最も多いものである。

3. この患者について最も知りたい病歴の情報は何か？

解説

上のリズムは完全に不整で，心拍応答が極端に遅い（35～50拍/分）。明らかなP波はみられない。代わりに基線の粗いうねりがあり，細動波 fib waves らしい（54頁参照）。したがって我々はこのリズムを，極端に遅い心拍応答を伴う心房細動と判読する。

55頁に述べられているように，新たに始まった心房細動の心拍応答はしばしば速い。心房細動に特徴的でない遅い心拍（上図のように）の場合，いくつかの状況を考慮すべきである。

1) ジギタリス中毒
2) ジギタリス以外に心拍を遅くする可能性のある薬剤（ワソラン® verapamil やヘルベッサー® diltiazem，β遮断薬など）
3) 洞不全症候群 sick sinus syndrome（SSS）

この患者のように心不全の既往のある患者には，よく dygoxin を使用する。腎機能は加齢とともに低下するので，高齢者ではジギタリス中毒が特に発生しやすい。それ以外の抗不整脈薬（上記のような）もまた心房細動の心拍応答を極端に遅くさせるかもしれない。彼女に適切な治療をするためには，この患者が服薬している薬剤の完全なリスト（薬歴）を手に入れることが，病歴上では欠かせないだろう（徐脈の原因が薬剤性ならば，必要とされる以外すべての薬剤の中止）。

もしこの患者がジギタリス中毒でも，徐脈をきたす可能性のある他の薬剤を服用していなければ，洞不全症候群が彼女の高度な徐脈に対する最も適切な説明である。彼女の失神発作に対して選択すべき治療法は心臓ペーシングだろう。

メモ 洞不全症候群の臨床所見については164～165頁で述べられている。ここで特に強調しておきたいのは，医原性（つまり心拍を遅くする薬剤の過量投与）が考慮され，除外されるまで洞不全症候群の診断はすべきではないという点である。

問題：この不整脈にどう対処するか？

下図は，速い心房細動に対して dygoxin で治療されていた患者の記録である．このリズムをどのように判読するか？

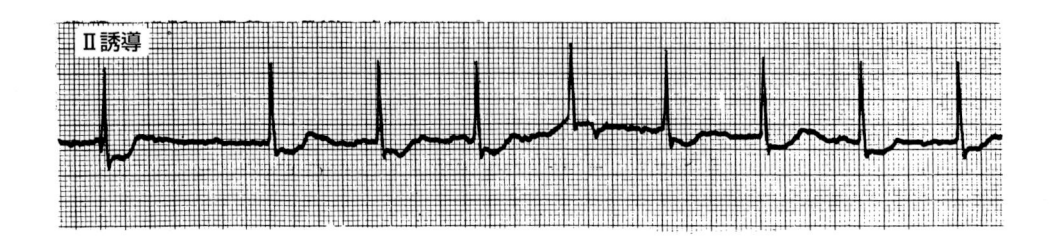

II 誘導

追加質問

1. もしまだ心房細動であるといわれたら，不思議なほど規則的な心拍応答をどのように説明するか？

   ヒント 解答をする前に 159〜160 頁を自由に参照しなさい．

2. どのようにこの患者を治療するか？

解説

上のリズムを判読するのに最も役立つ手がかりは，患者は心房細動であり，dygoxin で治療されていたという臨床的な病歴である．

図中の 3 拍目以降でリズムは不思議なほど規則的である．QRS 幅は狭い（大きなマス目半個分は超えない）．基線には細かなうねりがあるが，この II 誘導では明らかな P 波はみられない．したがって，リズムは洞結節起源であるはずがない．

この患者は実際にまだ心房細動である！ 心室応答が規則化 regularization する理由は，ジギタリス中毒の直接的な結果である．159〜160 頁で述べられたように，ジギタリス中毒では，数多くの色々な種類の不整脈が生じるだろう．心房細動の規則化現象の原因となるメカニズムは，ジギタリス中毒により完全房室ブロック（または少なくともほとんど完全房室ブロック）が生じる結果，規則的で少し促拍された接合部性ペースメーカーによる補充調律を伴うようになる（ここでは約 75 拍/分でみられている）．

このリズムの治療は簡単で，ジギタリスの中止である．ジギタリス血中濃度が下がるにつれて，心電図異常が改善する．つまりこの患者の基本調律である心房細動の不規則なリズムが再びみられるだろう．dygoxin の継続使用がまだ必要ならば，より低用量な維持量にすることが賢明である．

メモ 心房細動の規則化と促拍接合部性調律は，ジギタリス中毒の存在を強く疑う手がかりである．ジギタリスを服用中の患者でこれらのリズムがみられるときには，いつでもジギタリス中毒の診断が疑われるべきである．

問題：この不整脈にどう対処するか？

下図は心不全のためにジギタリスで治療されている患者から得られた記録である。患者の以前のリズムは正常洞調律であった。このリズムをどのように判読するか？

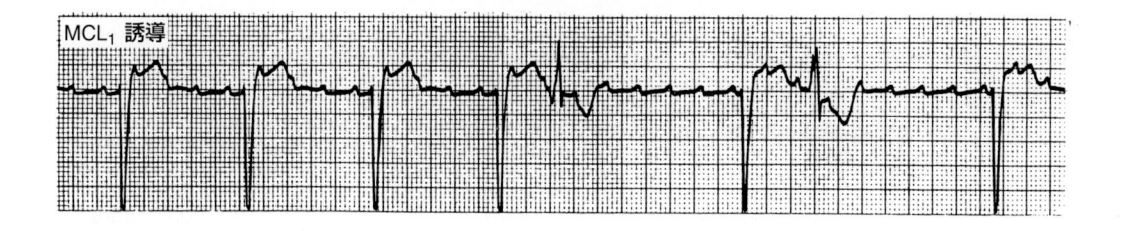

MCL₁ 誘導

追加質問
1. 患者はまだ正常洞調律か？（P 波は伝導しているか？）
2. この記録でみられる異常所見のすべてを説明できる単一の統合した診断を考えられるか？

ヒント　解答をする前に，159〜160 頁を自由に参照しなさい。

解説

　上の記録の基本調律は心房性頻拍症 atrial tachycardia である。心房レートは規則的で，著しく速く，P-P 間隔は大きなマス目 1 個分よりやや長い程度である。"1 拍おきの方法"（57〜60 頁参照）により心房レートが約 220 拍/分と推定できる。

　この記録には 2 つの形の QRS 波形がみられる。より多く生じている波形は rS パターンで，図の最初 4 拍でみられる。これらの最初 4 拍の QRS 群は幅広くみえない（つまり，大きなマス目半個分は超えない）。これら 4 拍に先行する P 波の PR 間隔は一定であることに注目しなさい－これはこれらの心拍が伝導されていることを示唆している。しかし図の後半での PR 間隔の短縮や，QRS 群を伴わない数多くの P 波が存在しているので，もっと多くの P 波が伝導されていないことがわかる。だから多数の P 波が伝導されない重症（つまり高度 high grade or high degree）の房室ブロックの証拠がある。

　この図の最後の所見は，主に上向き（5 拍目の qRs と 7 拍目の Rs）を示している 2 拍に関係している。これら 2 拍は，早期収縮で他と波形の異なる幅広い QRS から，おそらく心室性期外収縮であろう。

　159〜160 頁で示されたように上述の所見の組み合わせ（つまり，心房性頻拍，高度房室ブロック，心室期外収縮の多発）は，ジギタリス中毒を強く示唆する。

キーポイント　これは難しい記録である。いくつかの難しい問題については明らかに本書の範疇を越えていることを強調しておく。しかしながら，もしも心房性頻拍，少なくともある程度の房室ブロック，心室性期外収縮の多発を認識するならば，あなたの判読は正しいと思いなさい。続いて，ジギタリスを服用している患者や 159〜160 頁に列挙された不整脈を 1 つ以上示す患者に対してあなたがジギタリス中毒を疑うようになったならば，我々の目的も達せられたと考えている。

洞不全症候群

　洞不全症候群 sick sinus syndrome は，高齢者によく認められる疾病である。この症候群は幅広い多種多様な不整脈を含んでおり，非常に思い出しやすい名前（つまり sick sinus）で，これは洞（房）結節機能における進行性の低下を示唆している。したがって，以下の不整脈の１つ以上がみられるだろう。

- **持続する洞性徐脈**　最も一般的で，しばしば洞不全症候群の早期徴候である。
- **洞性不整脈**　洞性不整脈は特徴的で，しばしば洞徐脈と一緒にみられる。
- **洞休止 sinus pauses**　頻繁にみられ，しばしば段々延長するようになる（結局は，洞停止 sinus arrest となる）。
- **洞房ブロック SA（sinoatrial）block**　洞（房）結節の中から外への進出ブロック exit block が生じ，洞結節の刺激のいくつかは心房へ伝達することができない。
- **遅い心拍応答を伴う心房細動**

　さらによくみられる２つの要素を洞不全症候群に付け加える。

1) **房室結節疾患の合併**：洞不全患者の多くに，"病的房室結節 sick AV node" もあるという事実を反映している。その結果，洞不全症候群に伴う補充収縮は遅くなりやすい。つまり，159頁にみられるような遅い心房細動のような形や，遅い接合部性補充調律の形になりやすい。

2) **頻脈性リズム**：洞（房）結節の他の極端な機能不全を反映している。頻脈性リズム（最も一般的なものは速い心房細動や心房粗動，発作性上室性頻拍や心房性頻拍）が，全員ではないが多くの洞不全症候群患者にみられる（したがって，別名 "頻脈徐脈症候群 tachy-brady syndrome" と呼ばれる）。

〔質問〕　洞不全症候群の診断は臨床的にどのようにされるか？　もしも治療が必要ならば，洞不全症候群患者はどのように治療されるべきか？

解説

　臨床的に洞不全症候群は，適切な臨床状況で上記に列挙される不整脈を１つ以上認めるときに診断される。想像されるように洞不全症候群は数年間かかって知らぬ間に進展する（このため，多くの患者が洞不全症候群にかかっていたり，進行していることに気づかない。その結果，しばしば長期間にわたり洞不全症候群の診断がつかないことがある）。特に患者があまり活動的でない高齢者の場合や洞不全症候群の主な徴候が長い休止期がない洞徐脈だけの場合には，看過されやすい。

　対照的に，洞不全症候群による不整脈が明らかな症状を起こすときにはもっと早く洞不全症候群の診断ができるだろう。想像されるように，長い洞停止による失神ないしは失神直前状態，および高度な徐脈が持続し，活動に応じて心拍数を適切に増加させられないことによる脱力感やうっ血性心不全がよくみられる洞不全症候群の臨床症状である。他の患者では頻脈性不整脈による症状（換言すれば，速い心房細動による動悸）を生じることもある。

　161頁で強調されたように，診断のキーポイントは，ジギタリス中毒や脈を遅くする他の薬剤など，不整脈を起こす医原性の可能性を除外することである。他に高度な徐脈をきたす可能性のある原因（つまり，心筋梗塞，甲状腺機能低下症，電解質異常など）も積極的に考えるべきである。

洞不全症候群の治療　これは患者の症状の性質と重症度とに完全に依存している。急性心筋梗塞や薬物中毒など急性でない自覚症状のある徐脈に対してはペースメーカー植込みが適応となる。反対に，洞不全症候群による症状が全然ない高齢患者では，治療をまったく必要としないかもしれない。

　頻脈性不整脈の初期治療として投薬が一般的に勧められるが問題もある。脈を遅くする薬剤は，頻脈徐脈症候群の頻脈部分だけをしばしば抑制するが，徐脈の重症度をさらに悪化させるという犠牲を払うこともある。頻脈徐脈症候群を示すような洞不全患者の治療には，脈を遅くする薬剤はもちろん，心臓ペーシングも必要とされる。

166　Ⅱ．不整脈の解説

問題：このリズムにどう対処するか？

　下図は失神をきたした高齢患者から得られた記録である。これらのリズムをどのように判読するか？

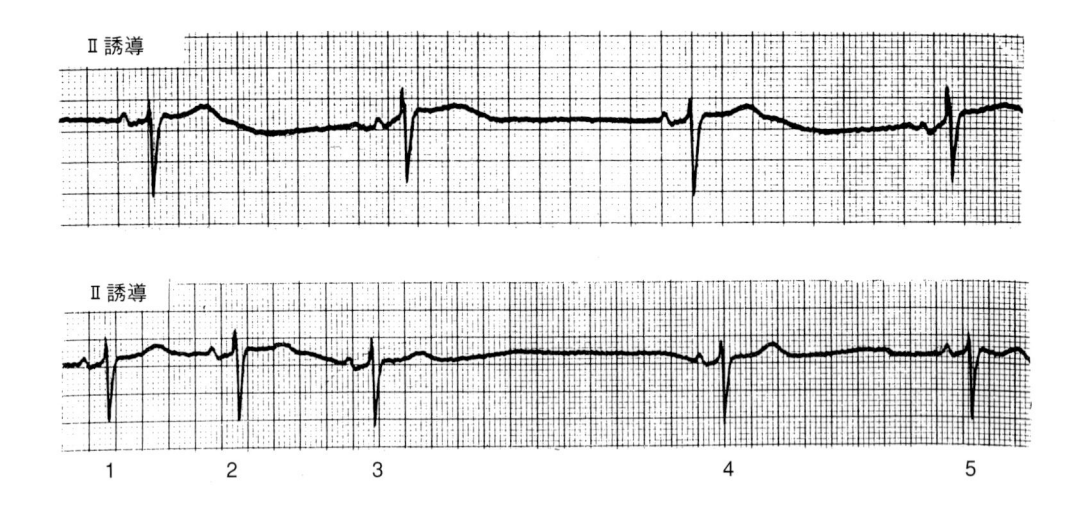

Ⅱ誘導

Ⅱ誘導

1　　2　　3　　　　　4　　5

追加質問　鑑別診断として臨床的には何を考えるべきか？　どのような治療が適応となるか？

解説

　上段のリズムは，徐脈でやや不規則である．R-R 間隔は大きなマス目 8 個分と 9 個分の間であるので，心拍数は約 35 拍/分と推定できる．QRS 幅は大きなマス目半個分を超えていないので QRS 幅は広くない．P 波は存在し，各々の QRS 群の前に一定の PR 間隔で先行してみられる．したがって，このリズムのメカニズムは洞調律であり，この記録に対する我々の判読結果は洞性徐脈 sinus bradycardia と洞性不整脈 sinus arrhythmia である．PR 間隔が大きなマス目 1 個分を超えていないことに注目しなさい．つまり PR 間隔はまだ正常範囲内であることを意味している．

　下段の最初の 3 拍は，心拍数 60 拍/分の洞調律で始まっている．そして次の 2 拍は長い休止期を伴っている．休止期にもかかわらず，QRS 幅は狭いままで，事実上 1 拍目から 3 拍目と同じ QRS 波形である．洞（房）結節由来の P 波が記録中のすべての QRS 群に一定の PR 間隔で先行している．だから基本的なメカニズムは洞調律であり，この例では 3 拍目と 4 拍目の後に 2 つの洞休止 sinus pauses を認める．3 拍目に続く休止期は 2.6 秒以上（大きなマス目 13 個分以上）であることに注目しなさい．

　コメント　これら 2 つの記録にみられる所見（洞性徐脈と洞性不整脈および長い洞休止）を病歴（高齢患者に起きた失神）に関連づけてまとめて考えると，洞不全症候群を強く疑わせる．これらの不整脈の原因が可逆的である可能性（つまり薬物中毒，急性心筋梗塞，甲状腺機能低下症，電解質異常）がなければ，おそらく心臓ペーシングが必要であろう．

セクション2Aより高等な概念　167

問題：このリズムにどう対処するか？

　下図に示される完全に不整なリズムは，慢性閉塞性肺疾患 chronic obstructive pulmonary disease（COPD）の既往のある中年男性から得られた記録である．なぜこれは心房細動ではないのか？

　ヒント　P波は存在しているか？　もしそうならば，P波は心房内の同じ部位から発生しているか？

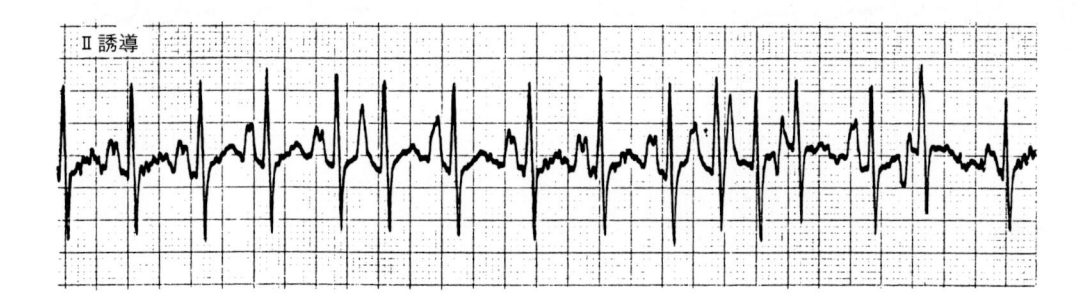

Ⅱ誘導

　追加質問　上に示された，完全に不規則なリズムの原因と心房細動とを鑑別することはなぜ重要なのか？

解答

　上図のリズムが完全に不規則であるという事実にもかかわらず，これは心房細動ではない．我々がこういえるのは，明確なP波が記録中ずっと存在しているからである．ほとんどのP波は陽性〔P波の波形は尖っている（pointed）か刻み目（notched）〕であるが，いくつかのP波は二相性（biphasic）である．これは，心房内の色々異なる部位からP波が発生していることを示唆している．ゆえにこのリズムを多源性心房頻拍 multifocal atrial tachycardia（MAT）と判読する．

　56頁に述べられたように，速い心房細動とMATを鑑別することの重要性は，これら2つの不整脈の臨床経過や治療法が大いに異なるからである．速い心房細動は非常に一般的な異常であり，多くの様々な患者，特に高齢者で生じる．急性期ではジギタリス投与が最良の内科的治療方法である．多くの臨床家が，dygoxinの静注量を決める目安として心拍応答の速さを用いている．

　それとは対照的に，MATが生じる主な2つの臨床的状況とは，①慢性閉塞性肺疾患（COPD）の患者と，②多臓器が障害された重症患者である．MATの治療は，不整脈をきたす原疾患を治すことに向けられるべきであり，通常は低酸素血症，アシドーシス，電解質異常や他の全身性疾患の治療を行う．強調すべき臨床的ポイントは，MATはdygoxin治療に対して抵抗することがよく知られており，また非常にジギタリス中毒を起こしやすいことである．

　キーポイント　MATを診断する鍵は，これが起こりやすい臨床的状況時（重症肺疾患患者と集中治療室にいる重症患者）にこの疾病を強く疑うことである．もしもモニターされている誘導でP波がよくみられなければ，完全に不整なこのリズムは心房細動と紛らわしいことに気づきなさい．もしも疑ったならば，心房活動の性状をはっきりとさせるために他の誘導の記録（理想的には12誘導心電図）が得られるべきである．

168　Ⅱ．不整脈の解説

問題：このリズムにどう対処するか？

下図は dygoxin を服用中の中年成人から得られた記録である。この患者は洞調律であった。何が起きているのか？

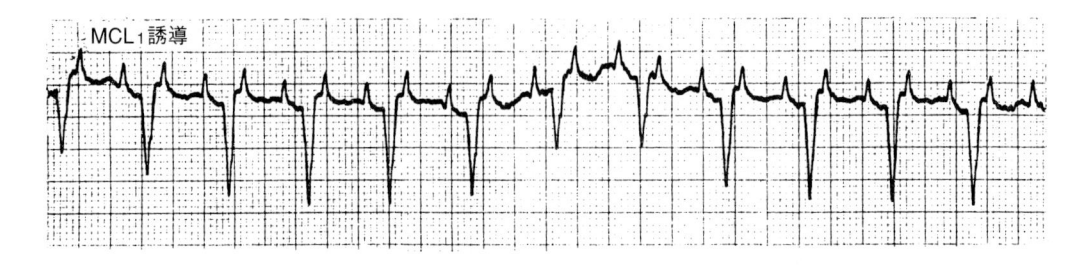

追加質問
1. 上に示されたリズムは心房粗動だろうか？　それともブロックを伴った心房性頻拍だろうか？
   ヒント　解答をする際に，心房のレートと臨床的な筋書きについて考えよ。
2. 上のリズムの臨床的な意味は何か？

解答

　上図のリズムは規則的で，心拍数は約115拍/分である。P波は存在し，QRS群よりも多く，P波とQRS群の比率は2：1であり，心房のレートは約230拍/分である。QRS幅は狭く（上室性メカニズムを意味している），各々のQRS群の前にはPR間隔が一定のP波が先行している。P波はQRS群と関係しているが，2つのP波のうち1個だけしか心室に伝導されていない。我々はこのリズムを2：1房室ブロックを伴った心房性頻拍 atrial tachycardia with 2：1 AV block と判読する。

　コメント　これは難しい記録である！　このリズムが例示している診断的なジレンマは，2：1房室伝導を伴う心房粗動と2：1房室ブロックを伴う心房性頻拍とを鑑別しなければならない点である。この例で我々が後者の診断を支持する理由はいくつかある。第1は心拍数との関係である。57頁で強調されたように，心房粗動のレートはほとんど常に300拍/分近い（通常範囲は250〜350拍/分）。しかし，硫酸キニジン® quinidine，アミサリン® procainamide，ワソラン® verapamil，ヘルベッサー® diltiazem のような薬剤で患者が治療されていれば心房のレートは遅くなるだろう。dygoxin は粗動の心房レートを遅くすることはない。第2は心房粗動でみられる典型的な鋸歯状パターンがないことである。その代わりに，P波とP波の間の基線は平坦（換言すれば，等電位 isoelectric）である。

　ブロックを伴う心房性頻拍の診断に賛成する最後（第3）の理由は，患者は洞調律であったということと dygoxin で治療されていたという臨床状況である。心房粗動が突然生じたという可能性もあるが，現在，ジギタリス中毒であるという筋書きのほうがもっともらしい。159〜160頁で強調されたように，ブロックを伴う心房性頻拍はジギタリス中毒の特徴的な所見であり，dygoxin を服用している患者でこのリズムがみられたときにはいつでもこの診断を疑わなければいけない。

問題：このリズムにどう対処するか？

下図は，動悸が新たに始まった中年女性から得られた記録である．記録中，患者は覚醒しており，血行動態は安定していた．速い心室応答を伴う心房細動であるとこの記録は判読された．あなたは賛成できるか？

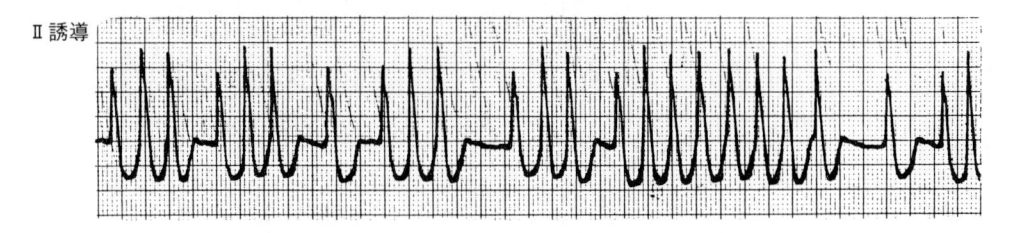

（Ⅱ誘導の心電図記録）

追加質問
1. この例は心房細動として明らかに異例であるが，それは何か？
   ヒント このリズムは最も速い個所でどのくらい速いか？
2. なぜこれは心室頻拍ではなさそうといえるか？

解答

上図のリズムは極端に速く，完全に不規則である．Ⅱ誘導では心房性活動はみられない．QRS幅は明らかに広いが，このリズムは全体に不規則で心室頻拍ではなさそうである．このリズムに対して最も予想される診断として残っているのは心房細動である．

心房細動としてこの例が非常に異例なことは，そのレートである．心房細動を伴っている正常状態の下では，房室結節の不応期のため心室に伝導される刺激頻度は 150～200 回/分以上は許さない．この図のある部分では心室応答がこれよりも明らかに速い．そのような場所では R-R 間隔は大きなマス目1個分より少し長めであり，心拍数は約 250 拍/分に一致している．心室応答があまりにも速すぎて房室結節を介する正常の伝導系に沿って心房刺激が伝わることができない．心房刺激が房室結節を迂回（バイパス bypass）して，不応期のはるかに短い副伝導路 accessory pathway（AP）を経由して心室に伝導されているに違いないという説明が一番論理的である．したがって，患者は WPW 症候群 Wolff-Parkinson-White syndrome をもっているはずである．

キーポイント WPW 症候群には1本以上の副伝導路が存在し，心房から心室への電気刺激を伝達するための代替経路となっている．WPW 症候群の頻度は人口 1,000 人に対しておよそ2人である．PR 間隔の短縮，QRS の初期上行脚のスラー〔デルタ（δ）波〕と幅広い QRS が 12 誘導心電図で存在すれば WPW 症候群と認識できる．上記の症例のように極端に速いレート（220 拍/分以上）の心房細動をみたときにはいつでも WPW 症候群を疑うべきである．

WPW 症候群を認識し，ふつうの心房細動と鑑別することの臨床的な重要性は，ジゴキシン® dygoxin，ワソラン® verapamil，ヘルベッサー® diltiazem による治療が禁忌になる点である．なぜならこれらの薬剤は副伝導路を下る順行性伝導をさらに速くするかもしれないからである．速い心房細動を伴う WPW 症候群に対する選り抜きの治療法は，副伝導路の順行性伝導を遅くさせるアミサリン® procainamide の静注か，もしくは同期させた電気的除細動である．

問題：このリズムにどう対処するか？

下図は不明の薬を過量に服用した患者から得られた記録である。患者の反応はないので追加の病歴は得られない。このリズムをどのように判読するか？

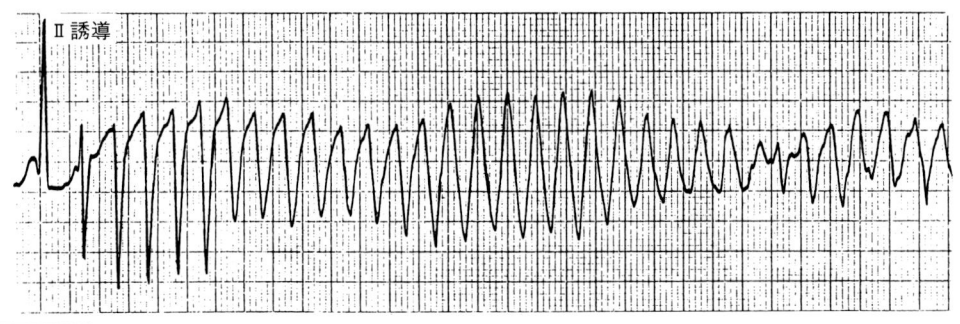

（追加質問）
1. なぜこのリズムは単純な心室頻拍ではないのか？
   ヒント　図中のQRS波形に何が起こっているか？
2. この患者はどのように治療されるべきか？

解答

上図に示された記録の1拍目は幅が狭く，上向きである。これはたぶん上室性刺激である。しかしこの推測を確かめるためには明らかに追加のリズム記録が必要とされる。その後にリズムは劇的に変化している。つまり，QRS群は幅広く，極性を変化させている"しなやかなslinky"な波形（最初は陰性，次は陽性，その次はまた陰性…というように記録の最後まで）。このパターンは異型心室頻拍トルサード・ド・ポアンツ Torsade de Pointes* の特徴である。

　キーポイント　トルサード・ド・ポアンツは，フランス人の医師 Dessertene により1966年に初めて記述された。このリズムは通常の心室頻拍や心室細動としてあまりにも誤って診断されている。もしも誤った治療がされたら，致死的な誤りを起こす可能性がある。

基準となる心電図でQT間隔の延長がみられる場合に，たびたびトルサード・ド・ポアンツが付随して生じる。この不整脈は再分極過程の比較的遅い時点で心室性期外収縮が発生することがきっかけになると考えられている。その後に，極性が交代する幅広いQRS群の頻拍発作が生じる（極性の交代により通常の心室性頻拍からこのリズムを区別することができる）。この発作はしばしば自然に終結する。しかし元にあるQT延長の起こりやすい原因を直すまでは，頻回に繰り返す。

トルサード・ド・ポアンツの最も重要な原因は，QT延長をきたす状態である。特にIa群の抗不整脈薬（つまり，硫酸キニジン® quinidine，アミサリン® procainamide），フェノチアジン系**（ウインタミン® chlorpromazine，ヒルナミン® levomepromazine など）や三環系抗うつ薬の過量投与また低カリウム血症や低マグネシウム血症である。

トルサード・ド・ポアンツに対する選り抜きの治療法は硫酸マグネシウム magnesium sulfate であり，しばしば2～5g，時にそれ以上の大量を静注する。時には overdrive pacing（高頻度駆動ペーシング）が用いられる。増悪させている薬物を中止するのはもちろん，アミサリン®のような薬剤（QT間隔をさらに延長させる可能性のある）は避けなければならない。

  * ねじれた（torsades＝torsion）形にみえる特殊な多形性心室頻脈をいう。
 ** 原書にはないが，主なものだけを追加した。

セクション 2B 変行伝導

変行伝導

〈定義／診断基準〉

　心臓の救急治療に携わる人々に立ちはだかっている多くの困難な問題の一つは，変行伝導 aberrant conduction を伴った心房性期外収縮（PAC）〔または接合部性期外収縮（PJC）〕と心室性期外収縮（PVC）を鑑別することである。次の症例を考えよ。もしも下図の記録が急性心筋梗塞患者から得られたものといわれたら。

1. PVC が多発（記録の終わり近くの心室性期外収縮の 2 連を含む）している洞調律としてこのリズムを判読できるだろうか？　したがって，患者をキシロカイン® lidocaine で治療するだろうか？　──それとも
2. 異常にみえる心拍を変行伝導している PAC として判読できるだろうか？　したがって，抗不整脈薬では治療しないだろうか？

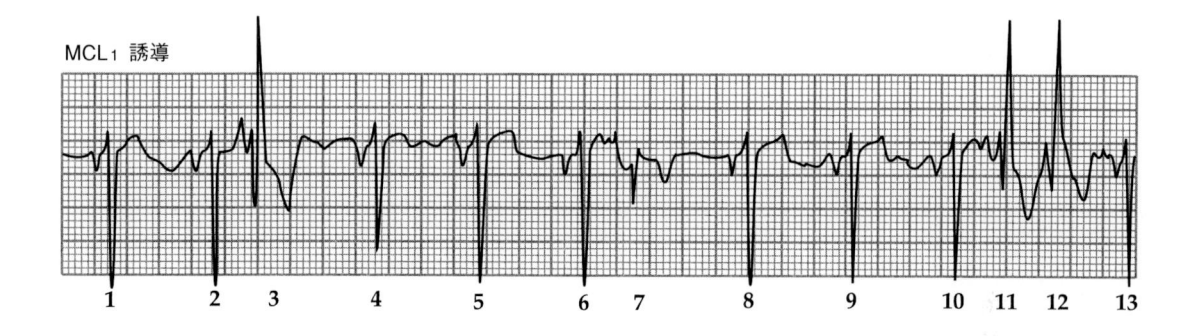

MCL₁ 誘導

解説

　定義　伝導系の一部がまだ不応期のときに生じる上室性の早期刺激（PAC や PJC）が伝導した結果として生ずる QRS 幅の延長

　重要性　急性の虚血性心臓病（不安定狭心症や急性心筋梗塞）がある状況で新しく生じた心室性期外収縮（PVC），特に多発と反復（つまり 2 連，slavos，心室性頻拍の持続）があるならば，治療されるべきであろう。通常，選択する薬剤は，キシロカイン® lidocaine の静注である。

　対照的に，キシロカイン® の使用は完全に安全ではないので，変行伝導をきたした PAC（または PJC）はキシロカイン® で治療されるべきではない。PVC と変行伝導した心拍との鑑別が重要であるのは，PVC は治療の必要があり（特に急性の虚血性心臓病では），変行伝導では治療の必要がないからである。

　診断基準　異常な外見の心拍が PVC か変行伝導したものかを決定する最も役立つ基準は，
1) 右側胸部誘導（つまり V₁ 誘導か MCL₁ 誘導）で異常な QRS 群が典型的な右脚ブロック right bundle branch block（RBBB）パターンを示す。

2）異常な心拍と正常に伝導された心拍で両者の初期の振れが類似している。
3）異常な心拍の前に早期 P 波が存在している。
4）変行伝導が生じる理由がある。

173～175 頁で説明するように，上に示されたリズム中の異常な心拍（3, 7, 11, 12 拍目）の各々について，これらの診断基準はすべて当てはまっている。したがって，これらのすべての心拍が変行伝導をきたした PAC ということを強く示唆している。

変行伝導

〈特徴をもっと接近してみると〉

161頁で示されたリズム記録の最初の5拍を拡大した下図を調べなさい。3拍目は心室期外収縮か，変行伝導を伴う心房性期外収縮か？

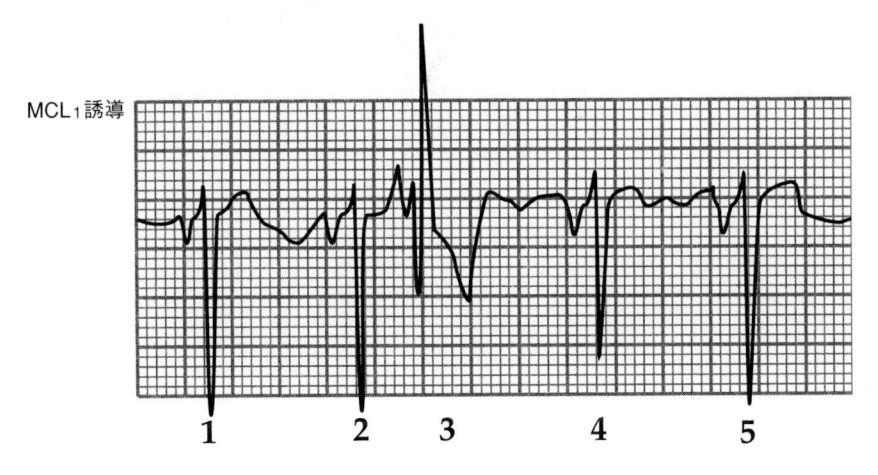

MCL₁誘導

追加質問

1. 171〜172頁に我々が列挙した変行伝導の診断基準のうちの何が上図でみられるか？
2. どの程度確信して解答が書けますか？

解答

ほとんど100％確信をもって，記録中の3拍目は変行伝導によりQRS幅が広くなった心房性期外収縮であるといえる。171〜172頁に列挙された診断基準のすべてを満たしている。

1) 右側胸部のモニター誘導で，異常なQRS波形は典型的な右脚ブロックパターンを示している（下記コメント参照）。
2) 3拍目でみられる初期の振れ（小さいけれども陽性r波）は，正常に伝導した心拍でみられる初期の振れのやや大きなr波と似ている。
3) 異常な心拍の前には早期のP波が先行している。ここでは幅広い心拍の直前のT波での余分な尖りpeakingとしてみられている。
4) 変行伝導である明確な理由が存在している。つまり，伝導系の一部がまだ不応期である（この症例では右脚ブロック）と合理的に期待できる心周期の十分に早い時点で，この記録の3拍目が生じている。

コメント　我々が最初に15〜19頁でQRS群の命名方法を紹介した。この命名システムの多くの重要な臨床的応用の1つは，変行伝導と心室性期外収縮の鑑別において異常な心拍のQRS波形を評価するための使用に関係している。変行伝導は最もしばしば右脚ブロックのパターンで伝導する。典型的な右脚ブロックパターン—右側モニター誘導(V_1 やMCL₁)でrsR'（rsR' やRSR'）波形がみられる。S波は少なくとも基線まで下がらなければいけない。——2番目のR波（R'）の頂点は最初のr波より高くなければいけない（"右側が高いウサギの耳 taller-right rabbit ear"となるように）。これらの形態的特徴は，上図で示された3拍目にすべてよく認められる。上述した他の基準とともに用いれば，我々はこの心拍のQRS幅が広い理由が変行伝導であると事実上100％確信できる。

変行の理由

強調したように，異常な QRS 群が変行伝導したものか否かを決定するための重要な基準は，変行伝導が起こるべき当然の理由が存在することである．つまり，伝導系の一部がまだ不応期であるような心周期の十分に早い時点で，異常な心拍が生じているはずである．

下図の記録にこの概念を応用しなさい．4拍目は心室性期外収縮か，それとも変行伝導を伴う心房性期外収縮か，あなたは予想できるか？

ヒント 無罪（変行伝導）と証明されるまで，常に心拍は有罪（つまり心室起源）と想定しなさい．

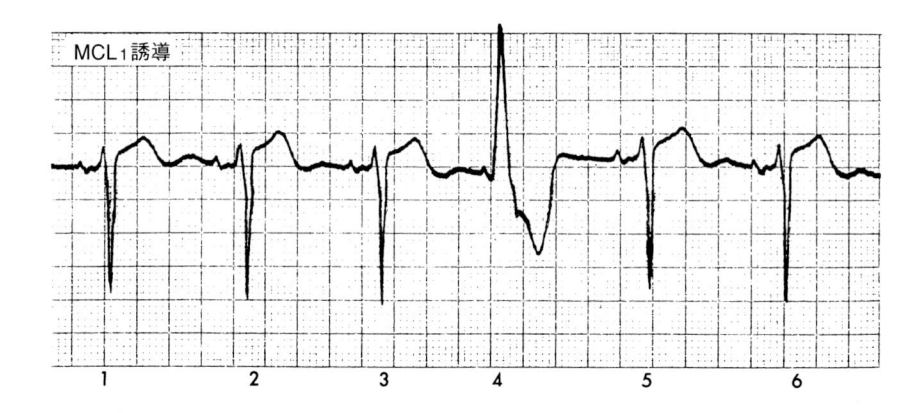

追加質問 P波が4拍目の前に先行していることに注目しなさい！ このP波は早期発生 premature か？（このP波のタイミングは4拍目の心拍の原因を探す新たな手がかりを与えるか？）

解答

上の基本調律は，4拍目を除いて洞調律である．やや早く出現し，非常に異なる外観のこの心拍以外－つまり基本心室リズムは規則的で，R-R 間隔は大きなマス目4個分よりちょっと長く，レートは75拍/分弱に一致する．洞調律が伝導した心拍の QRS 幅は正常上限である（大きなマス目約半個分）．

4拍目は明らかに PVC である．この心拍は幅広く，奇妙な外見である．つまり形態的には心室性起源を強く示唆している（171頁と173頁に述べられている変行伝導の右脚ブロックパターンをまったく欠いている）．

4拍目には P 波が先行していることに注目しなさい．しかし，この P 波は早期発生ではない！ 代わりに，この記録中の他の P 波の心房レートに一致してぴったり定刻にこの P 波が発生する（つまり，心房レートは記録中ずっと規則正しいままである）．洞調律が伝導した心拍（1～3拍目，5拍目，6拍目）に先行する PR 間隔は約0.17秒であることにも注目しなさい．4拍目に先行する PR 間隔は非常に短くて，洞調律が伝導するための時間としては十分ではない（この症例では0.17秒を要する）．したがって4拍目の QRS 群を創り出したのは，洞調律の心拍以外の何かに違いない．つ

まり2つの可能性はPJCかPVCである。

　83頁の臨床メモで強調したことは，PJCは比較的珍しいということである。さらにPJCは通常，幅が狭く，洞調律の心拍に非常に似ている。4拍目がなぜか変行伝導を伴ったPJCである可能性は除外することはできないが，この可能性は4拍目が心室性心拍であるという我々の想定よりずっとありそうもないようにみえる〔他のものであると証明されるまでは心拍は有罪（心室性期外収縮）と想定しなさい〕。

　4拍目がPVCであるという我々の想定の決定的支持は，単純に変行伝導を期待する理由がないという事実からくる。先行しているT波に対して4拍目は非常に遅く生じているので，心室の伝導系が完全に回復するのに十分な時間がある。これは，171頁のリズムの異常な心拍の状況と著しく対照的である。つまり171頁ではすべての心拍が心周期の非常に早い時点で生じている。

相対的不応期

〈なぜある心拍が変行して伝導するのか〉

下記に示された模式図を調べなさい。

1. 図中のA点（矢印A）で示される絶対不応期 absolute refractory period (ARP) に早期に生じる上室性刺激〔心房性期外収縮 (PAC) や接合部性期外収縮 (PJC)〕が到達したならば，その刺激は伝導されると予想されるだろうか？
2. 図中のB点（矢印B）で示される相対不応期 relative refractory period (RRP) に早期に生じる刺激が到達したならばどうなるか？　早期収縮の刺激が心室に伝導されるならば，そのような伝導が正常に行われると期待できるか？

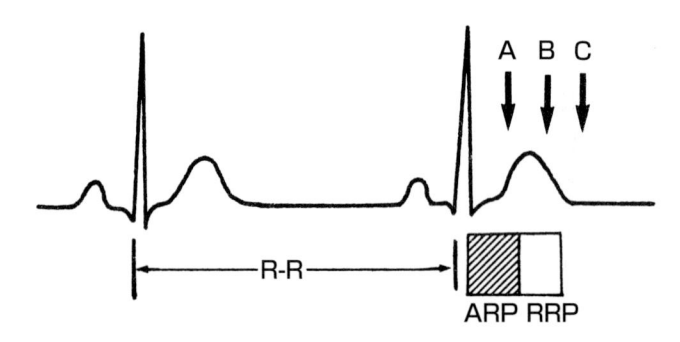

解答

　房室結節に到達する早期に生じた上室性刺激は，心室に伝導されるかもしれないし，伝導されないかもしれない。その伝導が起こるか否かを主に決定するのは，電気刺激がHis束に到着した時点における心室伝導系の不応期の状態である。もしもその時点で心室の再分極過程が完全であり，心室の伝導系も十分に回復していれば，電気刺激は正常に心室へ伝導され，幅の狭い，正常にみえるQRS群が認められるだろう。これは図中の早期刺激C（矢印C）に相当するはずである（心周期で早期刺激Cより遅く発生するどのような上室性刺激とも同様に）。

　一方，もしも早期刺激が再分極過程の非常に早い時期に到達すると，心室は生理的に刺激を伝導させることができないだろう。これは図中の早期刺激A（矢印A）に描かれた状況である。この刺激はARPの間に発生していることが理解される。この期間中に起こる心房性期外収縮や接合部性期外収縮はブロックされ，心室へは伝導されないだろう。84～85頁と145頁で強調されたように，休止期の最もありふれた原因は，臨床的にはブロックされた心房性期外収縮 blocked PAC である。

　変行伝導が生ずるのは，早期刺激が図中のA点とC点の中間に到着する場合である。これは図中の早期刺激B（矢印B）に描かれた状況である。この刺激はRRPの間に発生していることが理解される。再分極過程においてこの時期では，心室の伝導系の一部は回復しているが，他の部分は回復していない。

　実際的にいえば，最後に回復する伝導系の部分により，変行伝導はブロックパターンとなって現れる。通常の状況下では，右脚の不応期が他の2つの主な束 fascicle の不応期よりも長い傾向があるというのが，変行伝導の多くが右脚ブロックパターンとなる理由である。しかし変行伝導は左脚ブロックパターン），左前枝ブロックパターン，左後枝ブロックパターンやそれのあらゆる組み合わせを呈するかもしれないということが強調されるべきである。

問題：心室性期外収縮か変行伝導か？

〈10拍目はなぜ異なってみえるのか？〉

下図の記録を調べなさい。10拍目はPVCか？ なぜこの心拍が6拍目より異なってみえるのか？ 2拍目後の休止期を説明できるか？

ヒント 解答をする際に176頁を自由に参照しなさい。

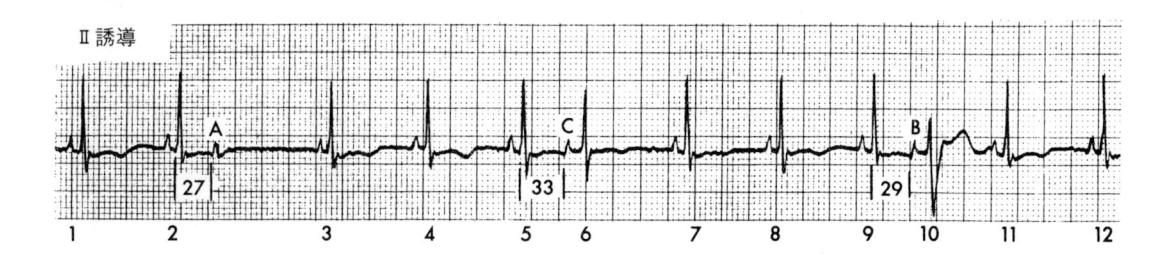

Ⅱ誘導

追加質問 QRS波形（右脚ブロックパターンの有無）は，上図で10拍目がPVCかどうかの決定の手助けになるだろうか？ もしもそうでないならば，なぜだろうか？

解答

上の記録の基本リズムは洞調律である。心房性期外収縮（PAC）が，2，5，9拍目のT波に切れ込みをつける。最も早く生じるPAC（この図のラベルA）はブロックされている。この早期刺激は最短の連結期 coupling interval（0.27秒，ここではR波の始まりから早期発生のP波の始まりまでの計測）で，176頁でAとラベルされた早期刺激（矢印A）に一致している（絶対不応期の間に発生している）。したがってこのリズムの休止期の原因は，ブロックされた心房性期外収縮である。

このリズムの6拍目と10拍目は変行伝導している。後者のQRS群は程度の強い変行を示している。これは，より早い時点で早期刺激Bが生じているからであり（連結期は0.29秒とより短い），この時点で伝導系はまだ不応期であり，174頁で早期刺激B（矢印B）に一致している。早期刺激Cの連結期は0.33秒と最も長い。そしておそらく相対不応期の後半に起きている。その結果，6拍目はわずかな変行だけで伝導されている。このPACがもっと遅く生じていれば，おそらく不応期を過ぎており，正常に伝導されるだろう。

メモ 典型的な右脚ブロックパターン（右側の耳が高いウサギの耳をしたrsR'波形）が存在することの関連については，以前に討論された形態的特徴は，右側胸部誘導（V_1またはMCL$_1$）が使用されていなかったので上図のリズムに応用することができない!!!

Beyond the Core 変行伝導を伴う心拍は最もしばしば右脚ブロックパターン（右脚の不応期が他の主な伝導系 fascicle よりもより長い傾向なので）を呈することが176頁で強調されたが，変行伝導は他のパターンの脚ブロックやヘミブロック hemiblock を呈するかもしれない。これは上図の10拍目で説明されおり，10拍目は左前枝ブロック left anterior (hemiblock)（LAHB）パターンの変行伝導を伴っている。

変行伝導における典型的な右脚ブロックパターン

〈V₁誘導やMCL₁誘導でのQRS群の形態〉

下図のQRS群（A〜H）の模式図を調べなさい．典型的な右脚ブロックパターンの描写を満足させるのに合う条件は，これらの模式図のQRS群のうちのいずれか？

ヒント　173頁で強調されたように，典型的な右脚ブロックパターンはrsR'（またはrSR'かRSR'）を呈するはずで，基線より下に振れるS波だけでなく，右側が高いウサギの耳の形となる．

	上室起源/変行伝導を示唆	鑑別の役には立たない	心室起源を示唆
右側胸部のモニター用誘導（V₁やMCL₁など）	右側が高いウサギの耳　A　B	右側が高いウサギの耳　C　D　E	左側が高いウサギの耳　F　G　H

解説

典型的な右脚ブロックパターンの条件として満足すべきものは，
- rsR'パターン（または同等の波形）
- 右側胸部のモニター誘導（V₁またはMCL₁）
- 右側が高いウサギの耳と
- 基線より下に振れるS波

上の波形AとBはこれらの条件に合っている（それぞれRsR'とrsR'波形を呈し，基線より下に振れるS波と右側が高いウサギの耳の形が両者にある）．確かに診断は100%ではないが，右側胸部のモニター誘導（AとBがみられるような）での典型的な右脚ブロックパターンの存在で，その疑わしい心拍が変行伝導を伴った上室起源の心拍である可能性が著しく増加する．

対照的に，左側が高いウサギの耳〔つまり最初の陽性波が2番目の陽性波（R'）よりも高い〕ときには，心室起源が強く示唆される（図のF）．独特な形である終末の陽性波（R'）のないスラー slurを伴った大きなR波（R-slur-prime）波形（図のG）や最初の陽性波の前にQ波のある波形（図のH）もまた心室起源を示唆する．これらの例はいずれも最初の陽性波が優勢（つまり左側が高いウサギの耳）であり，この所見はこの異常なQRS群が心室起源性であることを強く支持する．

図中の波形C，D，Eは中間的な形態学的パターンを例示している．V₁誘導やMCL₁誘導でのQRS群の形態がこのうちの1つを示す場合，不幸なことにQRS群の形態は心室起源性と変行伝導との鑑別には役立たない．したがってこれらのQRS群では，右側が高いウサギの耳の所見があるにもかかわらず，それら（波形C，D，E）を典型的な右脚ブロックパターンであると称することはできない．特に波形Dでは独特な初期の陽性の振れを欠き，波形EではQ波で始まり（R波やr波の代わりに），波形Cでは基線より下に振れる陰性波がない．

問題：心室性期外収縮か変行伝導か？

下図を調べなさい．13拍目は，心室性期外収縮（PVC）かそれとも上室性刺激の変行伝導か？どのようにして解答を確信するか？

ヒント 解答をする際に178頁を自由に参照しなさい．

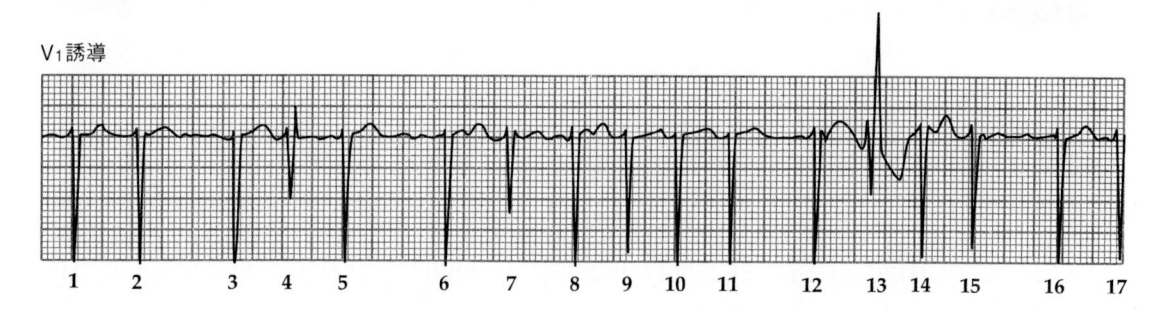

V₁誘導

追加質問

1. 上図の基本調律は何か？ この基本調律があると心室起源性と変行伝導を鑑別することがより困難になるだろうか？
2. 4拍目と7拍目の波形を説明できるか？

解答

前のセクションで述べたように，いくつかの異常がある複雑な不整脈の判読をする最も簡単な方法は，まず基本調律を決定し，その後記録中の他の異常について述べるのがよい．したがって，上図のリズムについても最初は4，7，13拍目は無視しなさいと提案する（これらのQRS群は他のすべてのQRS群と比べて明らかに異なっているので）．

上図の基本調律は完全に不規則で，P波がないことが直ちに認められる．したがって基本調律は心房細動であり，この例では心拍応答はかなり速い（ほとんどのR-R間隔は大きなマス目2個分と3個分の間であるので）．

基本調律のQRS幅は狭い（大きなマス目半個分を超えない）．13拍目は明らかに幅広く，たいへん異なる外観をしている．この心拍が心室性期外収縮か変行伝導を伴った上室性期外収縮かという問題が生じる．171～172頁で強調されたように，これを鑑別するための鍵となる基準は，異常なQRS波形の前に早期に発生したP波の存在の有無である．不幸にも心房細動であり，このリズムは定義によりP波がないのでこの基準は使用できない．この場合には，QRS波形の評価がたいへん重要になる．上図のリズムの13拍目を調べると，典型的な右脚ブロックパターンの特徴がすべてこの波形にみられるので，変行伝導を強く示唆している．つまり，13拍目は，右側胸部誘導であるV₁誘導で明らかにrSR'パターンを示し，他の上室性心拍と同じような小さな上向きの振れがあり，基線よりも下に振れるS波があり，R'波が右側が高いウサギの耳の形を作っている．

メモ 上の4拍目と7拍目の外見が異なっている理由も，これらの心拍が変行伝導をしているからである．これらの心拍の初期部分が正常に伝導されたQRS波形とよく似ているという観察から簡単に疑ってよい．特に，4拍目と7拍目は，わずかにQRS幅の広いrSr'パターンを示しており，これは不完全右脚ブロックパターンの変行伝導に一致している．

問題：心室性期外収縮か変行伝導か？

下図の4拍目は，rsR'パターンを示し，P波が先行している。これらの所見があるにもかかわらず，この心拍は変行伝導ではない。なぜそうでないのか？

ヒント1 必ず心房リズムの規則性を評価し，4拍目に先行するP波のタイミングを測定しなさい！

ヒント2 QRS波形の意味を評価する際には，必ずどんなモニター誘導が使用されているか注目しなさい。

II 誘導

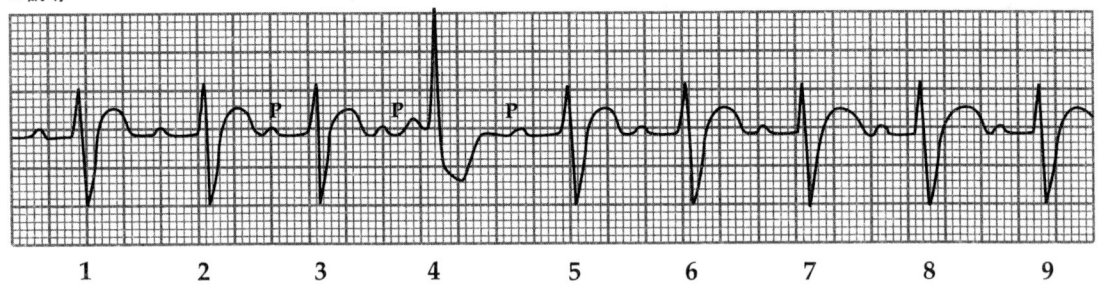

追加質問 基本調律で伝導障害の証拠はあるか？

解答

上の4拍目には，P波が先行し，右側が高いウサギの耳の形をしたrsR'類似パターンにもかかわらず，この心拍は変行伝導ではない。それよりも以下の所見により反対の結論（心室性期外収縮）が示唆される。

- 典型的な右脚ブロック（rsR'）パターンの存在の形態的評価基準は，右側胸部誘導（V_1やMCL$_1$）を使用したときのみに有効である。他のいかなる誘導でrsR'パターンがあっても，それはこの場合（上のリズムはII誘導で記録されている）と同じように無意味である。初期の小さなr波は丸く，基線より下に振れるs波はない（178頁参照）ので，この4拍目の形態で変行伝導があると示唆することはまったくできない。

- 記録中ずっと心房リズム（P波）はかなり規則的である。異常なQRS群にはP波が先行しているという事実にもかかわらず，それは早期発生のP波ではない。それどころか4拍目に先行しているP波は時間通りである。この心拍に先行するPR間隔は，正常のPR間隔（このリズム記録では0.22秒）よりもずっと短く，正常な心房刺激が伝導する前にそれ以外の何かが起きたに違いないという明白な証拠である。この"それ以外の何か"とは，変行伝導を伴った接合部性期外収縮とも考えられるが，この可能性は極めて稀である。臨床的な目的としては，規則的な心房レートと4拍目に先行するPR間隔が短いということは，事実上この幅広いQRS群が心室性期外収縮であることを証明している。

174〜175頁で強調したように，4拍目が心室起源性であることを示す最後のポイントは，4拍目は心周期の遅い時期に起きており，これが変行伝導をしなければならないと期待すべき絶対的な理由がないという点である。

メモ 他に2つの伝導障害の徴候がこの記録では明白である。①基本調律のPR間隔は0.22秒と延長し，1度房室ブロックに一致する，②洞調律のQRS幅が延長し，何らかの脚ブロックに一致している。

問題：心室性期外収縮か変行伝導か？

〈V₁ または MCL₁ 誘導で QRS が上向きでないとき〉

下図の記録を調べなさい。7～9拍目は心室性頻拍の3連発か？　それともこれらの心拍は変行伝導か？

ヒント　変行伝導は常に右脚ブロックパターンを必要としないことを銘記せよ。

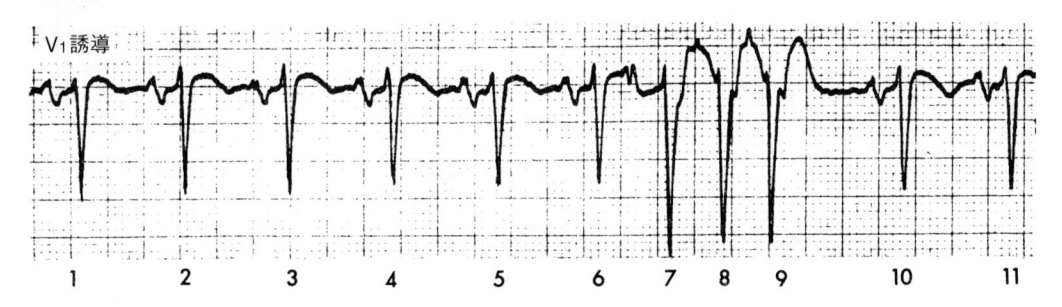

追加質問　7～9拍目が変行伝導かもしれないという所見は、上図ではQRSの形態以外にどのようなものがあるか？

ヒント　異常な心拍が連発する直前のT波を注意深くみなさい（つまり6拍目のT波）。

解答

心室起源性と変行伝導を鑑別する過程は決して完璧ではないということを強調することは重要である。各々の症例で最終的な解答をするというよりも、現実的には臨床的印象は、相対的確率の言葉としてしばしば表現される（つまり、心拍はたぶん心室起源性であろうとか、たぶん変行伝導だろうとか）。この例では次のようになる。

右側胸部誘導で典型的な右脚ブロック（rsR'）パターンを探すことの重要性を我々は178頁で強調した。これらの形態的特徴の有無と同じくらい役立つのが、これらの右脚ブロックパターンが予想されるのは、V₁誘導やMCL₁誘導で異常に幅広いQRS群が上向きでみられるときだけである。右側胸部誘導で異常心拍が主に陰性（上の7～9拍目のように）であるときには、他の基準が使用されなければならない。

この症例を解決する鍵は、異常な心拍が連発する直前のT波（つまり、6拍目のT波）を注意深く観察することである。このT波には明らかに切れ込みがあるのに、その他のすべてのT波は滑らかである。このT波の切れ込みの存在は、T波の中にPACが覆い隠されており、7～9拍目が変行伝導を伴う上室性期外収縮であることを強く示唆する隠しきれない証拠である。

この印象を支持する他の所見は、ここで変行伝導が起きてもよい理由が存在するからである（6拍目のT波のPACは、心周期の中で変行伝導を生じるのに十分早く起きていることは明らかである）。また異常心拍のQRS幅は過度に広くはない。一般的に、より幅広く、外見がより奇妙なほど、異常な心拍はより心室性起源である。

Beyond the Core　多くの心室性期外収縮（PVC）がV₁やMCL₁誘導で上向きになりやすい理由は、PVCはほとんど左心室から発生し、脱分極の方向が右側胸部誘導に向かうからである。右心室性のPVCはかなり稀であり、V₁誘導とMCL₁誘導で主に陰性であり、これは左脚ブロックパターンの変行伝導と鑑別されなければならない（これは上図で論じた記録でみられる）。

左側胸部誘導の形態—V_6 や MCL_6 の使用

我々は 178 頁で右側胸部誘導（V_1 か MCL_1）の形態的な手がかりが診断的に重要で，心室起源性と変行伝導の鑑別に役立つことを強調した。左側胸部誘導（V_6 か MCL_6）の使用も同じように診断過程に役立つかもしれない。

	上室起源/変行伝導を示唆	鑑別の役には立たない	心室起源を示唆
左側胸部モニター誘導 （I, V_5, V_6 や MCL_6）		I	J K

質問 上図の波形 K に関連した電気的活動についてのあなたの予想は，左側胸部誘導に向かう方向だろうか，それとも離れていく方向だろうか？

ヒント モニターの誘導に向かう電気的活動は陽性の QRS 群として記録される。モニターの誘導から離れていく電気的活動は陰性の QRS 群として記録される。

解答

心室起源性と変行伝導を鑑別するための形態学的基準の有効性は，心電図上の QRS 波形の外見と電気生理学的検査室での最終証明との臨床的関係が，繰り返し調べられた電気生理学的研究により支持されている。形態学的診断の信頼性が 100％ でないことは明らかである。しかし，異常な QRS 群が心室起源性か変行伝導を伴う上室性かの相対的可能性を予測する助けとなる指針を形態学的基準は提供してくれる。

機械論的には，形態学的基準が有効な理由は，変行伝導はしばしばある種の脚ブロックやヘミブロックのパターンを示すからである。176 頁で強調されたように変行伝導を伴った心拍は，ほとんどの場合，典型的な完全右脚ブロックパターンとなる。正常な状況では，右脚の不応期が他の主な 2 つの伝導系（左脚前枝と左脚後枝）の不応期よりも長い傾向を示すのが原因である。変行伝導は伝導系の他の部分のブロックの形（左脚前枝ヘミブロック，左脚後枝ヘミブロック，完全左脚ブロックやそれらのどのような組み合わせ）で起こることもありうる。異常な心拍の外見を分析して QRS 波形がある種の脚ブロックやヘミブロックに一致していなければ，心室起源性が強く示唆される。

様々な形態学的な基準の微妙な差異についての十分な記載は本書の範囲外である。ここでの我々の議論は，最もよく使われ最も簡単に覚えられる基準の理解にとどめる。そのなかには右側胸部誘導での典型的な右脚ブロックパターンの所見（178 頁）と左側胸部誘導の QRS 波形の外見を含んでいる。心臓が胸部左側に位置し，電気活動が心室の伝導系の中を伝わるならば（それが変行伝導をしたとしても？？？），少なくとも心臓に向かう方向（言い換えれば左側胸部誘導）の電気活動は合理的に予測すべきである。V_6 誘導や MCL_6 誘導で完全な陰性の QRS 群（上の波形 K）やほとんど陰性の QRS 群（上の波形 J）の所見は，これが単なる出来事ではなくて，心室起源性を強く示唆している。

その他のパターン，つまり左側胸部誘導で波形 I のような 2 相性 QRS で陰性波が優勢でないパターンは鑑別診断の役に立たない。

セクション2B 変行伝導　183

問題：心室頻拍か，そうでないか？

〈病歴／統計／形態／電気軸を使って〉

下図の12誘導心電図を調べなさい。この記録は，心筋梗塞の既往のある60歳男性から記録されたものである。心電図を記録した際の患者の意識は清明で，血行動態も安定していた。これは心室頻拍らしいか？

ヒント1 4質問法を思い出しなさい。鑑別診断をする際には，96頁を自由に参照しなさい。
ヒント2 必ず上記で与えられた病歴の手がかりについて考えなさい。
ヒント3 必ず形態的な手がかりについても考えなさい（182頁参照）。

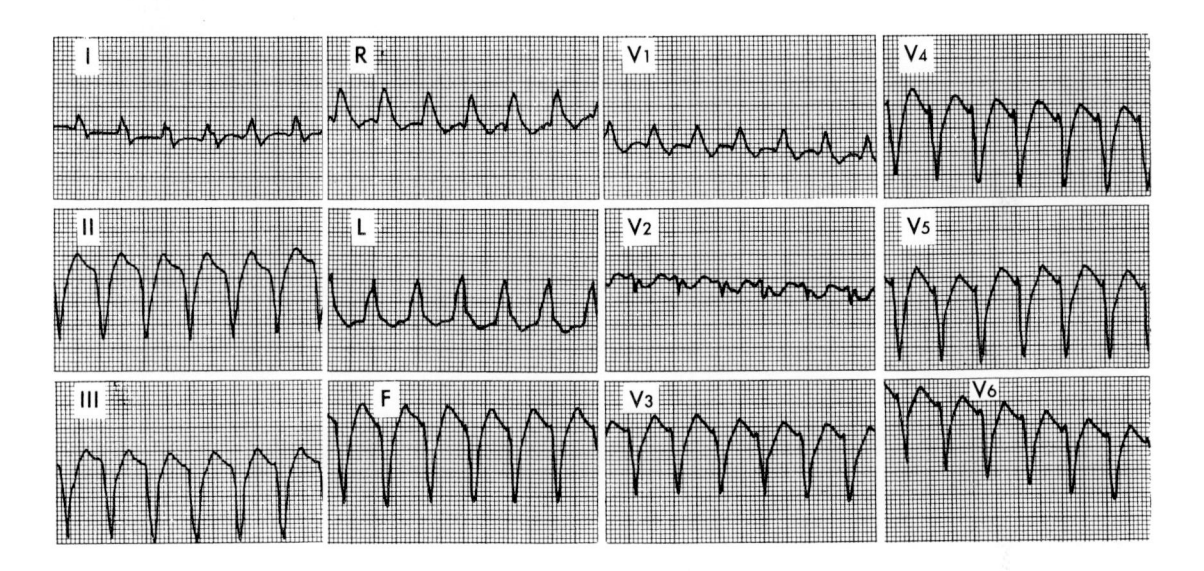

解答

上のような12誘導心電図でリズムを判読する最も簡単な方法は，まずII誘導に注目することである。この誘導はしばしばP波をよく描画する。そうすると心房はまったく活動していないことがわかる。この記録の残りの11誘導（II誘導以外）を精査しても心房の活動は明らかにすることはできない。全体のリズムは，速く，規則的で，QRS群は明らかに幅広い。4質問法により，原因不明の規則正しいQRS幅の広い頻拍症ということができる。96頁で強調されたように5つの主要な疾患を考慮すべきである。

1）心室頻拍 ventricular tachycardia（VT）
2）心室頻拍 ventricular tachycardia（VT）！
3）心室頻拍 ventricular tachycardia（VT）!!
4）変行伝導を伴う上室性頻拍症 SVT with aberration
5）元々，脚ブロックがある上室性頻拍症

上に列挙した最初の3つから連想されるように，正常の洞性P波がどこにも認められない場合，規則正しいQRS幅の広い頻拍症の最も多い原因は，統計的にみてVTである。上記の患者のように

基礎疾患として心疾患がある高齢者の場合，このことは特に真実である。したがって，他のものであると証明されるまではVTと仮定し，それに応じて患者を治療しなければいけない。

さらに容易にみつける2つの手がかりは，前額面 frontal plane の QRS の電気軸と鍵となる誘導での QRS 波形の評価に関係している。

（電気）軸に関しては，前額面で著しい左軸偏位 left axis deviation または右軸偏位 right axis deviation があれば，VT の診断を強く支持する。電気軸の決定法について十分論じることはこの本の範囲を超えているが，ここではⅠ誘導と aV_F 誘導をみれば著しい左軸偏位（aV_F 誘導で完全な陰性波として与えられる）が疑えるといえば十分であろう。

QRS 波形の評価には，178頁と182頁で論じられた原則を脚ブロックの決定のために使用される鍵となる誘導に応用される（すなわち，右側胸部なら V_1 誘導，左側胸部ならⅠ誘導と V_6 誘導）。上のリズムに関しては，V_1 誘導の QRS 波形はここでは鑑別にほとんど役立たない（V_1 誘導ではスラーのある1相性のR波で，決定的な"ウサギの耳"の形を欠いている）。しかし V_6 誘導ではほとんど陰性のrS波で，VT の診断を強く支持している。

問題：心室性期外収縮か変行伝導か？

〈171頁のリズムの再調査〉

　このセクションを始めるときに用いた下図のリズムをもう一度調べなさい。173頁と178頁で論じた変行伝導を診断するための基準を応用しなさい。このリズムは急性心筋梗塞患者から記録されたということを考慮しなさい。

1. 異常な心拍をPVCとして判読し，患者をキシロカイン®lidocaineで治療するだろうか？　それとも……？
2. これらの心拍は変行伝導を伴った心房性期外収縮らしく，抗不整脈薬を必要としないだろうか？

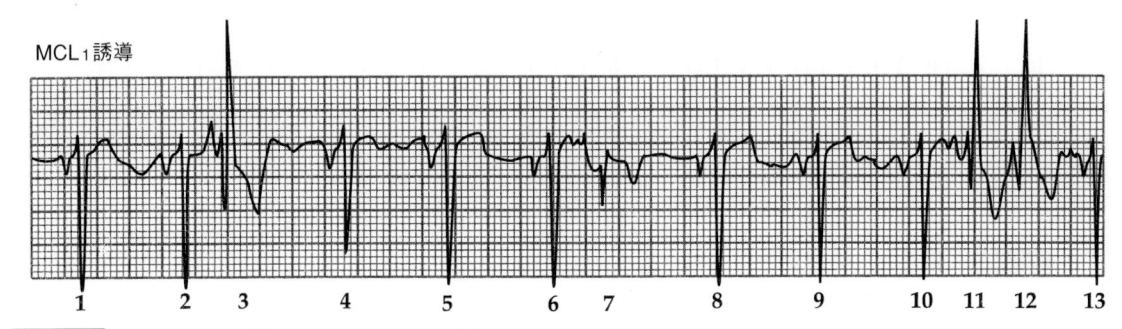

MCL₁誘導

[追加質問] あなたは解答にどのくらいの確信がありますか？

解答

　上の基本調律は洞調律である。正常にみえる各々の心拍には一定で正常のPR間隔のP波が明確に存在することが洞調律の証拠となる。ここでみられるような陰性P波は，洞調律では右側胸部誘導でよくみられることである。

　この記録で異常にみえる心拍（3, 7, 11, 12拍目）はすべて変行伝導を伴った心房性期外収縮であると事実上100％の確信をもって断言できるのに十二分な情報を我々は現在もっている。

1) 3, 11, 12拍目はそれぞれ，右側胸部誘導（MCL₁）で典型的な右脚ブロックパターンが現れている。もっと正確には，QRS波形が178頁のパターンAやパターンBに一致している（右側が高いウサギの耳の形をしたrsR'/rSR'がみられ，S波は基線より下に振れる）。
2) 異常な心拍の初期の振れ（この例では上向きのr波）の方向と傾きが正常に伝導した心拍と似ている。
3) 3拍目と11拍目はそれぞれ早期発生のP波が先行している（ここでは2拍目のT波が余計に尖ったり，10拍目のT波には切れ込みがみられる）。
4) 変行伝導するための理由が存在する。つまり変行伝導が当然予期されるほど心周期の十分早い時期に，異常な心拍がすべて生じている。

Beyond the Core　上の図の7拍目もまた変行伝導である。変行伝導している他の心拍と外見が異なっている（高いR'の要素を欠いている）が，それでも初期の振れ（小さいがはっきりとした陽性r波）が類似しているrSr'波形が現れ，早期発生のP波（6拍目のT波に切れ込みをつけている）が先行している。7拍目に高いR'波の要素を欠く理由は，7拍目が不完全右脚ブロックパターンで伝導されているからである。

186　Ⅱ．不整脈の解説

融合収縮

　下図の記録を調べなさい。異常な心拍は心室性期外収縮か，それとも変行伝導か？　この記録で8拍目が他の異常な心拍と異なってみえるのはなぜか？

ヒント　8拍目に先行するPR間隔は伝導するのに十分な長さか――言い換えれば，このPR間隔は，この記録の他のPR間隔よりも短いか？

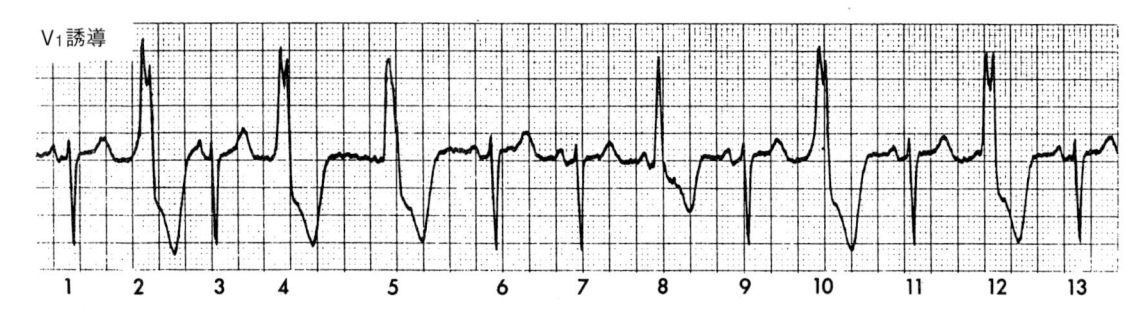

V₁誘導

追加質問　異常な心拍（2，4，5，10，12拍目）は心室起源性と思われるか，それとも変行伝導と思われるか？

ヒント　解答をする際には178頁の表を自由に参照しなさい。

解答

　上の図は判読がやさしい記録ではない。判読の鍵はリズムの様々な構成要因を同時に評価することにある。

　まず基本調律を決定することを勧める。これを最も簡単に行うには，正常にみえる連続する2つの心拍をみればよい。この例では6，7拍目である。これら2拍を注意深くみれば，QRS幅は狭く，一定で正常な長さのPR間隔を伴うP波が先行しているのがわかる。比較のモデルとしてこれら2拍を用いれば，この図で他の正常にみえる心拍が直ちにわかる（つまり，1，3，9，11，13拍目である）。この図の多くの心拍はQRS幅が広く，奇妙な波形で，P波を伴っていないにもかかわらず，基本調律は洞調律である。

　8拍目の判読は最後にしよう。次に図中の多くの幅広い心拍（2，4，5，10，12拍目）を2番目に注目しよう。これらの心拍はすべてPVCである。奇妙なQRS波形（178頁のパターンFやGに一致するいくらか左側が高いウサギの耳），早期発生のP波が先行していない，変行伝導が生じる理由がない（これらの心拍は心周期の比較的遅い時期に生じているので）ことにより事実上100％の確信をもってPVCであるといえる。でも，5拍目は遅く生じており，実際には心室性期外収縮というよりも心室性補充収縮として分類するほうがよいだろう。

　8拍目の判読を残している。この心拍がこの図の他の心室性心拍と異なってみえる理由は，これが融合収縮 fusion beats であり，先行するP波が心室に伝導する途中で，ほとんど同時に起きたPVCから広がる脱分極の波が伝導系のどこかで出会うまでしか部分的に正常伝導しないからである。したがって融合収縮は，上室性刺激（つまり洞調律）と心室性心拍（つまりPVC）と2つの性格を呈する。簡単にいえば，7拍目と10拍目の子供ができれば，子孫の1つは8拍目のようにみえるだろう。

キーポイント　図中で融合収縮を認識することの臨床的な意義は，この所見があればQRS幅の広い心拍が心室起源性であると判明することである。

房室解離

下図の記録を調べなさい。記録中ずっと心房リズム（P波）が規則的（矢印はP-P間隔が規則的であり，その間隔は大きなマス目ちょうど3個分）であることに注目しなさい。何が起きているのか説明できるか？

ヒント QRS幅の広い頻拍の原因を思い出しなさい。

Ⅱ誘導

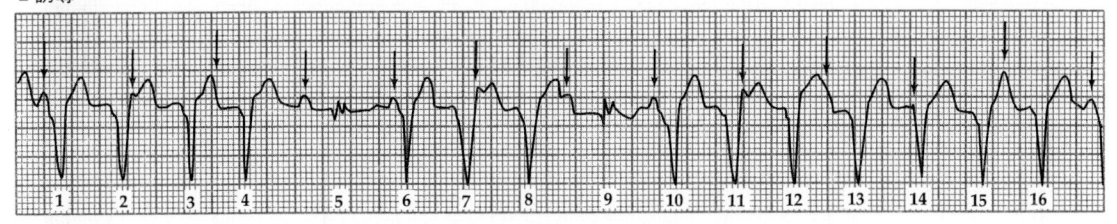

追加質問 上図で示されているP波の中で心室に伝導されたものがあるか？

解答

上に示された基本調律は，この記録を一見しただけでは容易にわからない。それにもかかわらず4質問法を適用すれば判読が非常に容易になる。

基本調律は，幅広く，規則的で，レート135拍/分のQS群から成り立っている。2つの異なる波形（5拍目と9拍目）がこの基本調律を中断させている。これらの最初の心拍には，1度房室ブロックを伴っているが伝導されているようにみえるP波が先行している。記録の残りの部分で心房活動（P波）を入念に調べると心周期の色々な時点で尖っていたり，切れ込みを作っているのがわかる。これらの2点，つまり5拍目に先行するP波と6拍目の直前の陽性波との間隔にキャリパーを当てれば，心房の活動（矢印）が記録に沿って最後まで進行しているのがわかる。したがって，基本的には規則的な心房リズムが存在するのである！　この心房活動のほとんどはQRS群とは関係がないので，房室解離 AV dissociationが存在している。そのなかでQS波形の陰性波はVTの連続を示しており，洞調律を捕捉した心拍（5拍目と9拍目）により中断されている。この洞調律を捕捉した心拍にみられるq波と1度房室ブロックは，いずれもこの患者が下壁の急性心筋梗塞を起こしたためである。

キーポイント いかにも判読困難な記録であるが，強調すべきことはリズムが中断されているのをみつけることに診断的価値があるという点である。リズム中の相対的な休止期（ここでは4～6拍目で生じているような）の間でわかりにくい心房活動がしばしばみられるだろう。

房室解離や洞調律を捕捉した心拍を認識することが臨床上重要なのは，これらの所見があれば頻拍性不整脈の原因が心室性であることを強く支持する根拠となるからである。不幸なことに，これらの所見はVTの一部分にしかみられない。

Beyond the Core 9拍目に先行するPR間隔が5拍目に先行するPR間隔より長いという事実にもかかわらず，両方の心拍ともにおそらく伝導されたものであろう。9拍目に先行するPR間隔のほうがより長いのは，このP波のほうが心周期のより早い時期に生じているため房室結節での伝導を障害し，続く心拍のPR間隔を延長しているためと思われる。

復習：心室性期外収縮か変行伝導か？

下図の記録の基本調律は心房細動である。1拍ごとに心拍は早期に生じており，QRS幅は広い。1拍ごとの心拍はPVCか，それとも変行伝導を伴った早期収縮だろうか？

ヒント 連結期 coupling interval（正常にみえるQRSとそれに続く幅広いQRSの間隔）が一定であることに注目しなさい。心房細動のときにこれは期待できるだろうか？

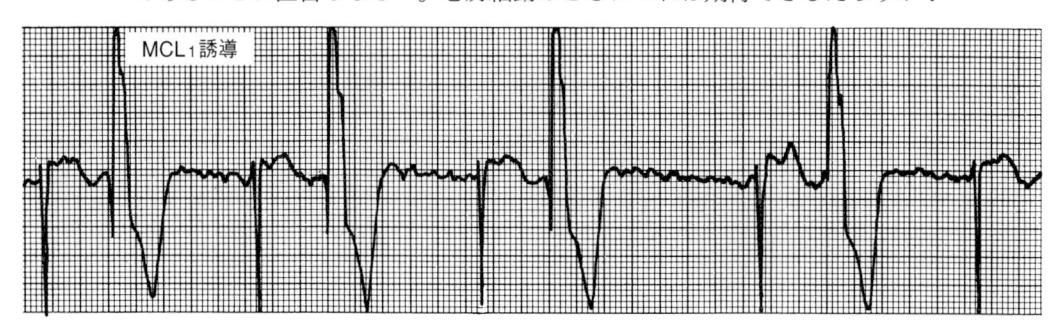

追加質問 異常な心拍のQRS波形が示唆するのは心室性期外収縮か？ それとも変行伝導だろうか？

ヒント 解答をする際に178頁の表を自由に参照しなさい。

解答

　冒頭で述べたように，一定しない基線の揺れとはっきりとしたP波を欠いているこの記録の基本調律は心房細動である。幅広い奇妙なQRS波形が1拍ごとに生じている。これらの異常なQRS群が心室性期外収縮（PVC）か，それとも変行伝導を伴った上室性刺激なのかが問題となる。

　基本調律は心房細動であるので，早期発生のP波を探すことに診断的価値はない。定義によりこのリズムにはP波が存在しないからである。それにもかかわらず，問題となるこれらの心拍が心室起源性であることを強く支持する別の要因がある。その要因とは，

1) 心房細動であるが連結期が一定であること
2) 右側胸部誘導（MCL₁）でのQRS波形
3) 問題となるQRS幅が著しく広いこと

　異常なQRS群が変行伝導を伴った上室性刺激であるとするならば，きっと基本調律と同じように完全に不規則に生じると期待するだろう。対照的にこれはPVCではよく生じることである。特に，似たような心電図波形を呈する心室性期外収縮は，おそらく同じ期外収縮の起源から生じている。PVCの最も一般的なメカニズムは，特定の心筋細胞回路を通るリエントリー reentry なので，同一波形のPVCが一定の連結期をもつ傾向になる。つまり，心房細動があるときに連結期が一定の異常な心拍をみた場合（ここでみられるように）には，心室性期外収縮を強く示唆する。

　QRS波形もまた心室性期外収縮であることに矛盾しない。特に最初の3拍は，スラーのあるQR波形，左側の耳が高いウサギの耳の形（178頁のパターンHに最も類似）をしている。さらに異常なこれら3拍の初期の振れは，正常に伝導された心拍の小さな陽性波である r 波と反対方向（つまり陰性）である。最後の異常なQRS波形も同じように奇妙な波形で，スラーのあるrR波形（178頁のパターンFかGに最も類似）である。最後に，変行伝導を伴う心拍のQRSの幅広さの程度はもっと少ない傾向があるので，異常な心拍のQRS幅が著しく広い（少なくとも0.15秒と推定）ことも心室性期外収縮に矛盾しない。

復習：心室性期外収縮か変行伝導か？

下図の記録の基本調律は二段脈で，1拍ごとにQRS幅が広く，波形は著しく異なっている。この異常な心拍はPVCか，それとも変行伝導を伴った早期収縮だろうか？

ヒント　"無罪"（つまり変行伝導）と証明されるまでは，心拍は常に"有罪"（つまりPVC）として仮定しなさい。

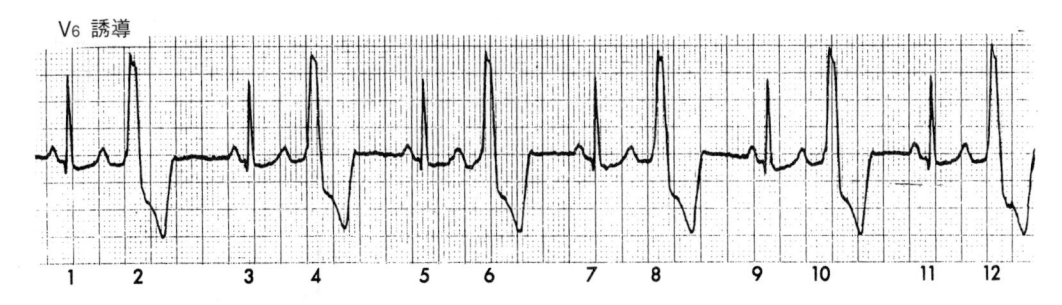

追加質問　リズムが二段脈の場合，正常なT波はどのような形をしているかを決定する方法はあるだろうか？　つまり，一度でも正常心拍（洞調律が伝導）が2つ続けて生じているか？

解答

上の基本調律は，正常にみえるP波が奇数番目の心拍の前に一定のPR間隔で存在するので洞調律である。それに加えて異常心拍の初期の振れが反対方向なだけでなく，傾斜もたいへん緩やかで非常に異なっている。これらの心拍はPVCに違いないという我々の強い印象をさらに支持している。

不幸なことに二段脈のリズムを判読しようとするときの問題は，1拍ごとに心拍が異なるので，先行するT波の中に早期発生のP波が見いだされるかどうかを決定することが（不可能でないにしても）たいへん難しいだろう。すなわち，洞調律が正常に伝導された心拍が続けて2つみられないので，正常なT波がどのようにみえるかを知る方法がない。したがって，各々の異常心拍に先行するT波が心房性期外収縮で変形されているかどうかを確実にいう方法はない。この症例では，少し後に下記のリズムが得られたのでこの問題は解決されている。

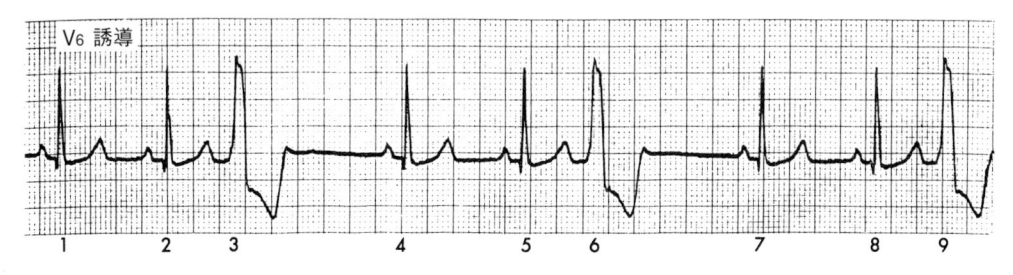

今度は，3拍目ごとの心拍が異常である三段脈のリズムであることに注目しなさい。ここでは連続した洞調律が伝導した正常心拍がみられる。この記録でみられる正常のT波（1, 4, 7拍目のT波）に焦点を当てて，これらの正常T波と異常心拍に先行するT波（2, 5, 8拍目のT波）とを比較すると，先行するT波の中に早期発生のP波が隠れていないとより気持ちよく結論づけることができる。したがって，異常な心拍は心室性期外収縮に違いないし，これらのリズムはPVCの二段脈と三段脈と判読する。

復習：心室性期外収縮か変行伝導か？

急性心筋梗塞の患者から得られた下図の記録を調べなさい。3つの異常な心拍は心室性期外収縮だろうか，それとも変行伝導を伴った心房性期外収縮だろうか？

ヒント1 規則のすべてがいつでも機能するわけではないことを忘れないでほしい。

ヒント2 各々の異常な心拍に先行するT波を必ず注意深く調べなさい。このT波は他の洞調律が伝導した心拍のT波と同一か？

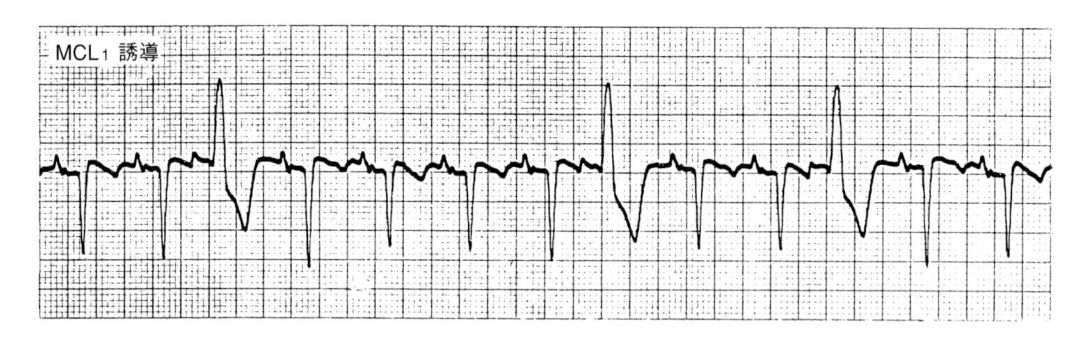

臨床的キーポイントとなる質問 急性心筋梗塞という設定ならば，上図でみられる性状の異常心拍が新しく出現したらキシロカイン® lidocaineで治療すべきか？

解答

上の基本調律は，心拍数105拍/分の洞性頻脈である。不幸にも，この記録中の異常な心拍の波形（178頁の図のように）を評価してもたいして診断の役に立たない。それは初期のr波がないからである。したがって，この記録の異常な心拍は中間型の波形パターン（qR波形は178頁のパターンEに最も似ている）を呈している。初期の陽性波（r波）が欠如している理由は急性心筋梗塞の結果であろう。しかし正常に伝導された洞調律の心拍にも初期のr波が欠如しているので，たとえ変行伝導が起こったとしても異常な心拍に典型的な右脚ブロックパターンが生じないだろう。したがって，形態的評価に基づいてこれらの異常な心拍の成因について結論を下すことはできない。

一方，各々の異常な心拍には明らかな早期発生の心房活動が先行している。示唆するような形態的特徴がなくても，異常な心拍に先行している明確なPACの所見は変行伝導をたいへん強く支持する証拠である。

早期発生の心房活動の存在を認識する鍵は，まず正常T波の外観の決定に注意を向けることである。次にこの正常T波の外観と各々の異常な心拍の直前のT波の外観を比較しなさい。そうすれば，異常な心拍に先行するT波を変形させ，その中に埋もれているPACの現れである切れ込みを明らかにする。すなわちこの記録で切れ込みがあるのは異常心拍の直前のT波だけという所見は一貫しており，この所見が本物で，アーチファクトのためではないという主張を支持している。

キーポイント 変行伝導と診断するための規則のすべてがいつも存在するわけではない。上の記録は，示唆するような形態的特徴がなくても，どのようにすれば時々であるが比較的確かに診断することができるかを示す良い例である。この診断の結果，PACは患者の危険性を増加させないので，患者はキシロカイン® lidocaineで治療されるべきではない。これとは対照的に，急性心筋梗塞で心室性期外収縮が新たに出現した場合には治療する価値があるだろう。

復習：心室頻拍か，それとも違うか？

下図は QRS 幅の広い頻脈性不整脈を示している。これは VT か？

ヒント 解答をする際には，まずリズムの規則性があるか否かを考えなさい。

II 誘導

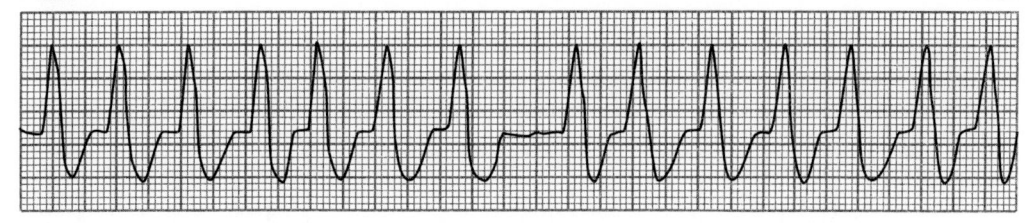

追加質問 どのようにすれば QRS 幅の広い上室性頻拍になるか？

ヒント あなたは既に上図のリズムを 101 頁でみており，この質問にも解答している。

解答

上のリズムは QRS 幅の広い頻拍 wide-complex tachycardia（WCT）である。この本を通して繰り返し強調されているように，原因不明の QRS 幅の広い頻拍に出会ったときにはいつでも常に心室頻拍（VT）の可能性を強く考慮することが肝心である。しかし，このように用心しても，上図のリズムは VT らしくはない。

この症例で VT でないと疑う理由は，このリズムの規則性の評価，もっと正確には規則性を欠いている点に基づいている。VT はふつう規則的，少なくともほとんど規則的である。これとは対照的に，前頁の記録でみられるものは R-R 間隔が1拍ごとに変動している。心房活動が完全にないことも合わせると，上図のリズムは VT というよりも心房細動らしい。QRS 幅が広いのは，元々脚ブロックがあると推定することで説明される。以前に記録された12誘導心電図を入手することは，元々脚ブロックがあったか否かを確かめるのにたいへん重要である。

メモ この波形は II 誘導で記録されているので，QRS 波形の評価は上のリズムの判読にはあまり役立たない。したがって，完全に不規則なのでこのリズムが心房細動であることを強く疑うが，この単一誘導の記録だけでは確信をもってこの診断を下すことが難しい。

復習：心室頻拍か，それとも違うか？

下図の12誘導心電図を調べなさい。この波形は長く虚血性心臓病を患っている高齢者で記録された波形である。心電図を記録した際の患者の意識は清明で，血行動態は安定していた。これはVTだろうか？

ヒント 解答をする際には，183～184頁の我々の議論を自由に参照しなさい。

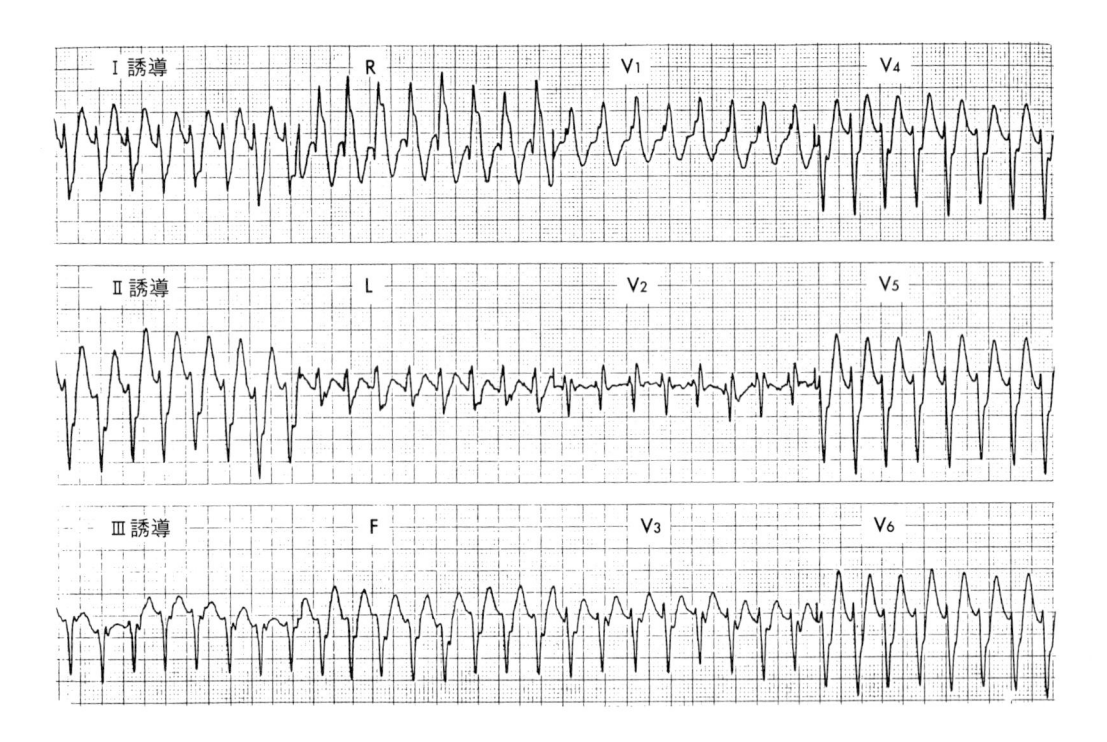

解答

上で描かれた臨床的シナリオと心電図波形は，183頁で提示した状況に酷似している。評価と管理に対する臨床的アプローチ方法は同じであるべきである。

判読を始める最も簡単な方法は，まずふつうP波が最もよくみえるII誘導に焦点を当てることである。そうすると，心房活動の存在をみつけられない。残りの11誘導の各々を詳しく調べても，同様にP波をみつけられない。この心電図の全体的なリズムは，速く，規則的で，明らかにQRS幅が広い。したがって，このリズムは原因不明の規則的なQRS幅の広い頻拍であると定義できる。いくつかの点が強調されるべきである。

1) 他のものと証明されるまでは，このリズムの原因としてVTと仮定されるべきである。
2) どのように対処するかを決める最も重要な因子は，臨床的には患者の血行動態である。もしもこのリズムに伴って患者の血行動態が障害（低血圧，胸痛，息切れ，意識障害）されるならば，もはや真のリズムが何だろうかということは問題にならない。このリズムがVTであろうと変行伝導を伴った上室性期外収縮であろうと関係なく，直ちに同期をした電気的除細動の適応となる。

3）この症例では，年齢と長い虚血性心臓病の履病の臨床的パラメータは心室起源性であることに矛盾しない．
4）QRS 波形の平均電気軸，波形の特徴などの因子の評価は，さらに VT を支持をしている．特に，電気軸の著しい偏位（左軸，右軸，または不定軸）は心室起源性を強く示唆している．ここでは I 誘導と aV_F 誘導の両方に深い陰性波が存在するので平均電気軸は不定軸 indeterminate axis である．形態的にみると V_1 誘導のスラーを伴う rR' 波形（178 頁のパターン C やパターン D に一致）は診断的には役に立たない．しかし V_6 誘導の QRS 波形は主に陰性（182 頁のパターン J に最も似ている）であり，強く VT を示唆している．
5）原因不明の QRS 幅の広い頻拍（WCT）の最もありふれた原因は VT である．

復習：心室頻拍か，それとも違うか？

下図の12誘導心電図を調べなさい。この心電図波形は，うっ血性心不全を長く患っている高齢者から記録されたものである。これはVTだろうか？

ヒント 解答をする前に，このリズムの規則性の有無をすべての12誘導心電図でまず評価しなさい。

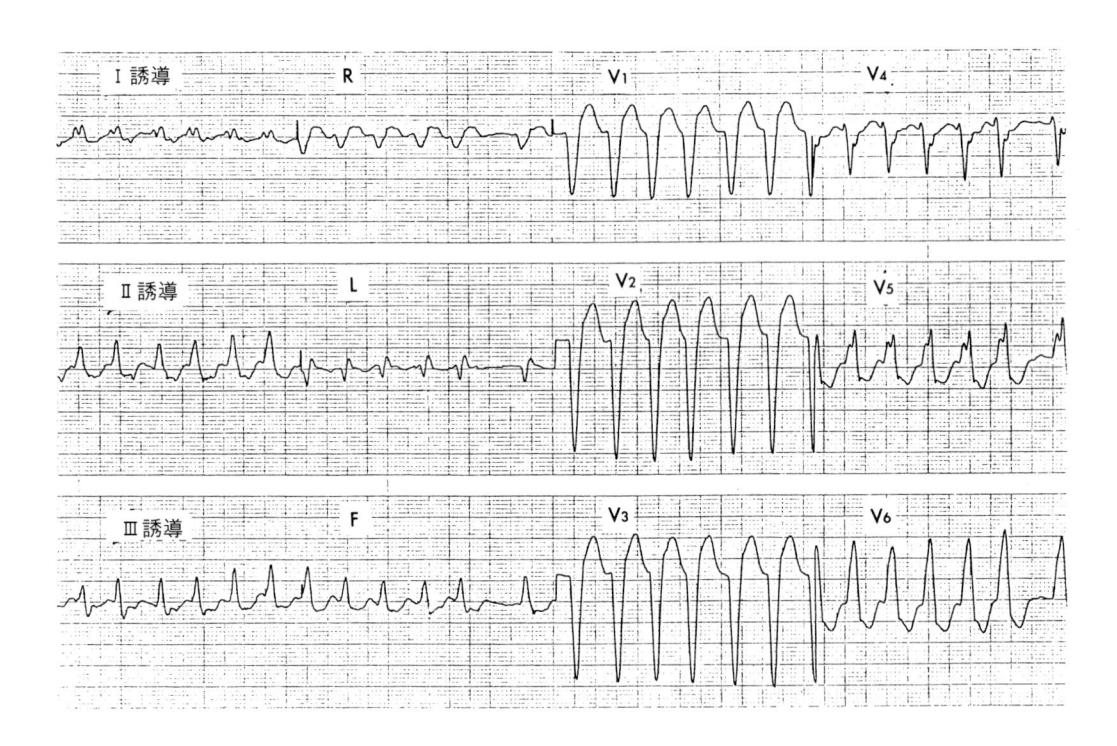

解答

　上のリズムは再び，QRS幅の広い頻拍である。前額面の（平均電気）軸は正常である。この症例のQRS波形は，上室性でも心室性でもどちらの原因でも矛盾しないので診断的価値がない。しかし，基線には細かな揺れがあり，はっきりとした心房活動はみられない。192頁で復習した心電図と対照的に，この記録の基本調律は規則正しくない。それどころか完全に不規則で，特に同時記録されたaVR，aVL，aVFで目立つ。はっきりとした心房活動がない完全に不規則なリズムは心房細動を示唆し，この症例では中等度の心拍応答である。QRS幅が広いのは元々左脚ブロックがあるためであると説明されるだろう。
　この心電図の判読についていくつかの点が強調されるべきである。
1) 我々はこのリズムを元々存在する脚ブロックにより幅広くなったQRSを伴う心房細動と強く疑っているが，この記録を調べただけで診断に確信をもつことは困難である。この患者の過去の心電図を調べて既に脚ブロックがあることを確認することが，確実な診断をするのにたいへん重要である。
2) この症例のリズムのように心室応答が速いときには，心房細動の不規則さを確認するのが困難

かもしれない。連続する R-R 間隔を注意深く測定（キャリパーを使用するのが理想的）することが診断をたいへん容易にするだろう。

3）この症例では QRS 波形の評価は実際あまり役に立たない。V_1 誘導で QRS 群が主に上向きでないときには，178 頁に我々が示した QRS 波形による診断基準を適用することができないからである。182 頁で述べられたように，上の V_6 誘導でみられる上向きの QRS 群は上室性でも心室性でも矛盾しない。

セクション 2C 小児のリズム

小児の不整脈を簡単に一望すると

〈小児の心肺停止〉

　小児の不整脈と成人の不整脈で使用される用語は類似しているが，遭遇する不整脈の種類や評価・管理方法の優先順位は大きく異なっている．小児は単なる小さな大人ではない！

　小児の不整脈を判読することの難解さは，本書の範囲を大きく越えている．それでも小児の不整脈に関するいくつかのキーポイントを強調することはなお役に立つだろう．まず小児の蘇生時にみられるリズムについて考えてみよう．

［質問］ 小児の心肺蘇生時に最もよくみられる不整脈は何か？　成人の心肺停止時にみられるものとどのように異なっているか？

［ヒント］ 幼児期や小児期に心肺停止をきたす基礎疾患で最も多いものは何か？

［解答］

　小児の心肺停止の最も多い原因は，結果として生じた低酸素血症による不十分な組織の酸素化である．低酸素血症の程度に応じて小児の心臓は心拍数（レート）が遅くなる傾向がある．著しい徐脈がしばしばみられる．乳児も幼児も末期直前のリズムは共通で，著しい洞性徐脈や洞性不整脈，遅いレートの房室ないしは固有心室性補充収縮，房室ブロックを伴ったその他の徐脈がみられる．心静止 asystole は最もよくみられる終末像である．これは，成人の心肺停止では心室性頻拍性不整脈（特に心室頻拍 VT と心室細動）が最もよくみられるのとは対照的であることに注目すべきである．VT と心室細動は小児の心肺停止では非常に稀にしかみられない．

　乳・幼児の心肺停止の管理については次の点が強調されるべきである．

1) 十分な換気と酸素化（酸素投与により増強される）を行うために患者の気道を確保することは成功への鍵であり，全例に対して必要である．小児の蘇生においては，なんといっても酸素が一番重要な薬剤である．

2) 低酸素血症に加えて，小児の心肺停止や催不整脈性に関与していそうな他の原因は，アシドーシス，低血圧，電解質異常，低血糖，低体温，基礎疾患の存在（敗血症，肺炎，脱水など）である．小児の蘇生において二番目に大切な鍵は，基礎疾患の改善である．

3) 小児の蘇生時に，これらの症例では薬物的治療法が必要とされる．考慮すべき薬品で最も重要なものはボスミン® epinephrine, adrenalin である．時にアトロピン atropine も有功かもしれないが，小児の徐脈性不整脈の治療薬剤としては第2選択薬である．

4) 小児の心肺蘇生では，除細動が必要となるのは稀である．この理由は，上記に述べられたように心肺が停止した際に小児の心臓が示す反応で最も多いのは徐脈だからである．

小児の正常心電図

〈心拍数/間隔の正常値〉

下図のリズムは6カ月の乳児から記録されたものである。これは洞調律だが，心拍数は140拍/分であるPR間隔は0.11秒で，QRS幅は0.05秒である。心拍数，PR間隔やQRS幅などのパラメータは小児患者にとって正常だろうか？

Ⅱ誘導

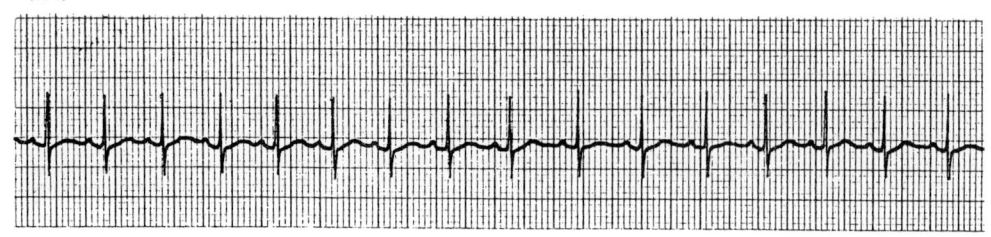

[追加質問] 上のリズムの臨床的意義をどのようにあなたは評価するだろうか？

解答

心拍数PR間隔やQRS幅についての小児の正常値は，成人のそれとは著しく異なっている。したがって，上の記録が正常な乳児で記録されたものならば完全に正常であろう！

小児の正常値

年　齢	心拍数(拍/分)	PR間隔(秒)	QRS幅(秒)
新生児〜1歳	90〜180	0.07〜0.16	0.03〜0.08
1〜3歳	70〜150	0.08〜0.16	0.04〜0.08
4〜10歳	60〜130	0.09〜0.17	0.04〜0.09
10歳<	60〜110	0.09〜0.20	0.04〜0.09

この表から1歳までの乳児では心拍数が180拍/分まで増加しても正常であることがわかる。この歳の平均心拍数は120〜140拍/分である。90拍/分以下の心拍数は徐脈である（しかし，心拍数以外は健康な乳児の心拍が睡眠中に80拍/分以下に落ちることはよくみられることで異常ではない）。明らかに小児の不整脈の臨床的な意義を決定する最も重要な要因は，それが生じる臨床状況である。200拍/分以上の洞性頻脈も，号泣している元気な小児にとっては完全に正常である。それとは対照的に，同じ年齢の本当に病気の子供にとっては70拍/分の洞調律は遅すぎるであろう。

[練習] 上の表で6カ月の乳児に対する上のリズムのパラメータがすべて正常であることを確かめなさい！（すなわち，心拍数140拍/分 PR間隔＝0.11秒，QRS幅0.05秒）。

また上の表で3歳の幼児ではPR間隔0.18秒は長く（＝1度房室ブロック），QRS幅0.09秒は幅広いということに注目しなさい。

補助的なペースメーカー

〈補充収縮についての小児の正常値〉

洞房結節 SA node は心臓の主要なペースメーカーである。正常な環境下では，固有の自動能を有している他のすべての心筋組織は抑制されている。正常洞調律の覚醒している子供は，197頁の表で示されたように年齢と子供の活動性により洞房結節が60〜180拍/分の間のレートで発火している。

質問 もしも何らかの理由で主要なペースメーカーである洞房結節が発火しないとどうなるか想像できますか？
- 成人と比較して小児の状況はどのように異なるか？

解答

いかなる理由でも，もしも主要なペースメーカーである洞房結節が極端に遅くなったり，まったく発火しなくなると，他の補助的なペースメーカーが引き継いでいる。その結果，生じたリズムは補充収縮リズムとして知られている。

下の表は，小児と成人の心房，房室結節，心室での通常のペースメーカー・レートを示している。

補充収縮の部位	〜3歳(拍/分)	3歳〜と成人(拍/分)
心　　房	80〜100	50〜60
房室結節	50〜 80	40〜60
心　　室	40〜 50	20〜40

この表に従えば，3歳未満の幼児では洞調律のレートが遅くなれば，80〜100拍/分のレートで心房にある補助的なペースメーカーが引き継ぐだろう。もしもこれが起こらなければ階層的になっている次の候補部位である房室結節から補充収縮が生じるのを期待する。3歳以下の子供にとって房室結節のペースメーカーの通常レートは50〜80拍/分である。最も下位の補充収縮の部位は心室で，心房や房室結節から補充収縮が来ない場合の最終的な安全装置として残っている。3歳以下の幼児の固有心室調律レートはふつう40〜50拍/分である。表からわかるように，3歳以後の子供の補助的ペースメーカーのレートは成人と似ている。

メモ 補充収縮リズムは健康な子供でも非常によくみられ，通常は病的状態ではない。これは特に睡眠中に起こる補充収縮では真実である（睡眠時には迷走神経の緊張度がしばしば変動し，洞調律は遅くなり，一過性の房室結節の補充収縮が起こる）。

問題：リズムは何ですか？

下図の記録は，以前は健康であった 4 歳の幼児で突然生じたものである。鑑別診断として考えるべきものはどのような不整脈か？

ヒント 66 頁に戻って自由に参照しなさい。小児では診断的に考えることがいくぶん異なっていることを銘記しなさい。

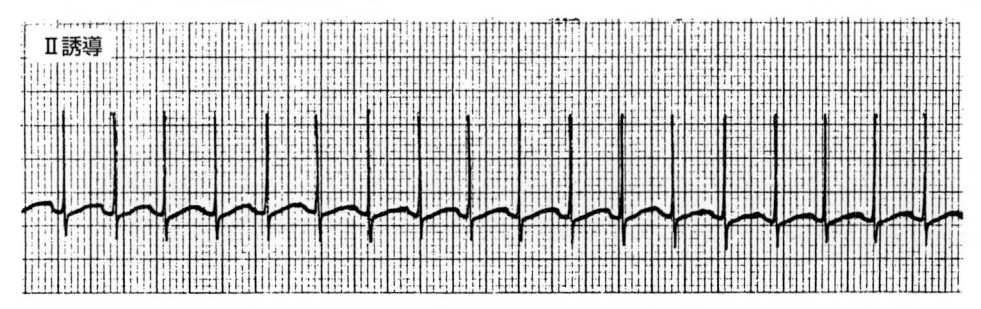

[II誘導 心電図]

追加質問 上の例では心拍数が 200 拍/分以上か？

ヒント 解答をする際に，28〜29 頁で論じられている 1 拍ごとの方法（every-other-beat method）を適用しなさい。

解答

上のリズムは速く，規則的である。1 拍ごとの方法 every-other-beat method では，1 拍おきの R-R 間隔は大きなマス目 3 個分よりやや長いので心拍数は 200 拍/分弱であることが推定される。このリズムの QRS 群は明らかに狭く，心房活動の徴候はみられない。したがって，このリズムは規則的な QRS 幅の狭い（＝上室性）の頻拍 regular SVT である。小児期で規則的な上室性頻拍（SVT）のための鑑別診断は以下の通りである。

1）洞性頻拍
2）心房粗動
3）発作性上室性頻拍症（PSVT）
4）異所性心房性頻拍症（EAT）

上記の四番目の異所性心房性頻拍症（EAT）は，このリズムは小児期以外では非常に稀なので，成人の規則的な SVT のよくみられる原因（66 頁に列挙）に含まれていないことに注目しなさい。

この症例で頻拍症の原因を決定するには，臨床的関連が必要である。ここでみられる心拍数は 195 拍/分で，明らかに通常洞性頻脈で期待される心拍よりももっと速い。しかし小児では心拍数が 220 拍/分まで上昇することもある！ それにもかかわらず，心房活動が欠如し，この不整脈が突然発症する前には完全に健康だったという事実は，洞性頻脈という診断ではないと結論できる。速い洞性頻脈の小児は，他の原因と違ってほとんど常に病的である！

心房粗動は，小児では一般的なリズムではない。これは診断的立場からは幸運で，成人の心房粗動では心拍数が特徴的なパラメータであるが，小児では真実ではない（小児の粗動波レートはしばしば 300 拍/分を超え，心室応答はしばしば不規則である）。

EAT と PSVT の鑑別はしばしば単一誘導のリズム記録だけでは困難である。前者の診断ははるかに一般的ではなく，通常は発症がもっと緩徐である。したがって統計的な頻度とこの症例の病歴（以前は健康な小児に突然発症した不整脈）は，ともに PSVT の診断を指示している。

問題：リズムは何ですか？

2歳の幼児から記録された下図の波形を調べなさい。6拍目は心室性期外収縮（PVC）として十分幅広いか？

ヒント 解答をする際に197頁の表に戻って自由に参照しなさい。

II誘導

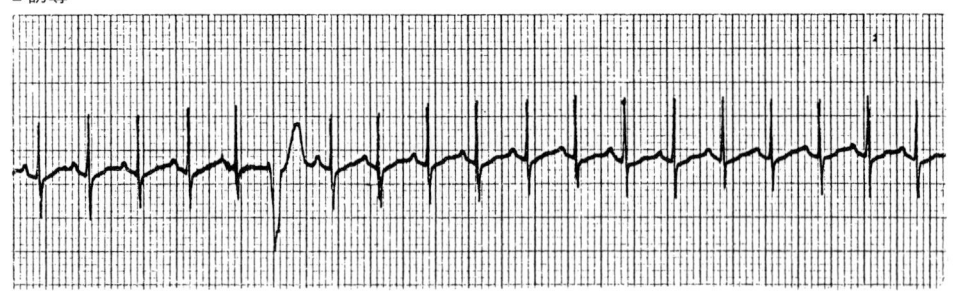

追加質問 小児にみられるPVCは，成人のPVCと同じように幅広くないのはなぜだと思うか？

解答

上の基本調律は，心拍数約200拍/分の洞性頻脈である。6拍目は，記録中の残りの心拍と著しく異なっており，P波は先行していない。明らかにこの心拍は心室性期外収縮（PVC）である。しかし，QRS幅はせいぜい0.09秒である。

197頁の表で述べられたように，QRS幅の正常値は2歳の幼児では0.04～0.08秒である。つまり，上の6拍目はこの患者の年齢を考慮すれば幅広い。成人に比べ小児のPVCの幅が狭い理由は，単純に小児の心臓のほうがより小さいので異所性刺激が伝播する時間がより短いからである。

メモ 上記の症例からわかるように，小児の心室頻拍（VT）が成人向けの救急診療施設ではどうして上室性頻拍（SVT）として誤診されるかが簡単に想像できる。「幅広い wide」というのは相対的な用語である。小児で重要なことは，QRS幅が0.09～0.10秒というのは明らかにQRS幅が広いということを思い出すことである。極端な場合，頻拍時のQRS幅がわずかに0.05秒!!! というVTの症例が新生児で報告されている。

VTは小児患者では比較的稀な不整脈だから，現実的にはほとんどの救急医療スタッフが上述したような診断的なジレンマに遭遇することはあまりないだろう。

問題：リズムは何ですか？

下図の記録を調べなさい。Mobiz I 型（Wenckebach）2 度房室ブロックを示唆するグループ性心拍がみられるか？

ヒント1 完全に元気で陽気な幼児で記録された波形である。
ヒント2 これは既に 155 頁でみられたリズムである。

II 誘導

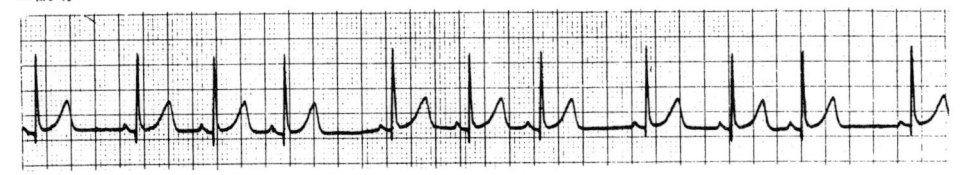

解答

上のリズムにはグループ性心拍が存在するにもかかわらず，これは Wenckebach 型の房室伝導ではない。142 頁で我々が論じた Wenckebach を示す他の足跡がみられない。つまり，心房のレートは不規則で PR 間隔は延長していない。

その代わりに，各々の QRS 群には，II 誘導で正常そうにみえる上向きの P 波が一定で正常の間隔を伴って先行しているので，上のリズムのメカニズムは洞調律である。QRS の幅は正常である。したがって，このリズムが不規則なのは洞性不整脈の結果である。これは健康な青少年では完全に正常な所見であり，心拍数はしばしば呼吸パターンに応じて周期的に変動する。

索 引

欧文索引

1° AV block　102, 129
2° AV block　139
3° AV block　130

δ波　169

A Fib　53
aberrant conduction　84, 171
absolute refractory period　10, 176
accelerated idioventricular rhythm　109
— junctional rhythm　7, 78
accessory pathway　169
af　36
af with aberration　101
agonal rhythm　118
AIVR　109
ARP　10, 176
arrhythmia　30
arrhythmogenic effects　159
artifact　121
asystole　115
atrial fibrillation　36, 53
— flutter　57
— tachycardia　163
—— with 2:1 AV block　168
AV block(s)　126
——, 1°　102, 129
——, 2°　139
——, 3°　130
——, complete　130
——, high degree　138
——, high grade　138
— dissociation　135, 136
— nodal escape rhythm　78
—— reentry　67
—— rhythm　39, 77

bigeminy, ventricular　91
blocked PAC　84, 106, 176

cardioversion　99
carotid sinus massage　71
complete AV block　130
conduction　11
coupling interval　188
CSM　71

defibrillation　99

dextrocardia　38
digitalis toxicity　159
dysrhythmia　30

electromechanical dissociation　116
EMD　116
escape beat　34, 103
every other beat method　28, 29

F波　57
f波　53
fibrillation waves　53
flutter wave　57
fusion beats　186

group beating　141, 145

hemiblock　177
—, left anteriom　177
high degree AV block　138
— grade AV block　138
His束　7

idioventricular rhythm　107
indeterminate axis　193
IVR　107
—, slow　112, 117

junctional tachycardia　78

keep it simple method　128
KISS method　128

laddergram　76
LAHB　177
left anterior hemiblock　177
low atrial rhythm　77

magnesium sulfate　170
MAT　56, 167
Mobitz I型　139
— II型　139, 147
multifocal atrial tachycardia　56, 167
multiform PVC　90

non-sustained VT　94
normal sinus rhythm　35
NSR　35

P波　9
—, 逆行性　104

P waves, retrograde　104
PAC　8
—, blocked　106, 176
paroxysmal atrial or junctional tachycardia　67
— supra ventricular tachycardia　67
PAT　67
PEA　116
PJC　8
PJT　67
PQ　10
PQ間隔　10
PR間隔　10
PR interval　10
premature atrial contraction　8
— beats　34
— junctional contraction　8
— ventricular contraction　8
prime notation　17
PSVT　67
pulseless electrical activity　116
PVC　8

Q波　16
QRS　10
— 群　10
— 波　9
— 幅の広い頻拍　96
— complex　10
QS　15
QT　10
— 間隔　10
— interval　10
quadrigeminy, ventricular　91

R波　16
R'　17
r'　17
regular SVT　66
— WCT　96
relative refractory period　10, 176
repolarization　84
retrograde P waves　104
rhythm strip　13
RRP　10, 176
RS　15
rS　15
rSR　15

S波　16
SA block　164

SA nodal exit block 146
sick sinus syndrome 164
sinoatrial block 164
sinus bradycardia 48,116
　── pauses 166
slow IVR 117
SSS 164
supraventricular 40
SVT with aberration 96
　──── pre-existing branch block (BBB) 96

T 波 9
tachy-brady syndrome 164
telemetry 13
Torsade de Pointes 170
transmission 11
trigeminy, ventricular 91

usurping rhythms 108

V Fib 113
vagal maneuver 70
valsalva maneuver 72
ventricular couplets 89
　── fibrillation 113
　── response 54
　── salvos 89
　── standstill 124
　── tachycardia 89,94
ventriculophasic sinus arrhythmia 131

VT 89,94
　──, non-sustained 94
　──, sustained 95
vulnerable period 99,119

WCT, regular 96
Wenckebach cycle 144
Wenckebach 型 139
　── ブロック 142
　── 房室伝導 142
　── 房室ブロック 141
Wenckebach 周期 144
wide QRS tachycardia 95
wide-complex tachycardia 95,96
Wolff-Parkinson-White syndrome 169
WPW 症候群 169

和文索引

あ行

アーチファクト 121

i 度房室ブロック 102,129
1 拍おきの方法 28,29
異型心室頻拍 170
ヴァルサルバ試験 72
右脚 7
右脚ブロックパターン 171
右胸心 38
遅い固有心室性調律 117

か行

カルディオバージョン 99
完全房室ブロック 130
　── の診断基準 131
鑑別
　──, Mobitz Ⅰ型と Mobitz Ⅱ型の 151
　──, QRS 幅の広い頻拍の 98,183
　──, 心室起源性と変行伝導の 182
　──, 心房細動と心房粗動の 58
記録用紙, 心電図の 19
期外収縮 34
期外収縮の種類 81
脚ブロックがある場合に生じた上室性頻拍 96
逆行性 P 波 104
グループ性拍動 33,141,145
頸動脈洞マッサージ 71
固有心室性調律 107
　──, 遅い 112
高度房室ブロック 138
強奪性リズム 108

さ行

3 度房室ブロック 130
　── 診断基準 131
　── の修正診断基準 133
300 の法則の簡単な変法 28
左脚 7
左前枝ブロック 177
再分極 84
　──, 心室の 9
細動波 53
催不整脈作用 159
三段脈, 心室性期外収縮の 91,92
ジギタリス中毒 143,159
死戦期のリズム 118
受攻期 99,119
除細動 99,122
上室性 40
上室性頻拍
　──, 規則的な 66
　──, 脚ブロックがある場合に生じた 96
　──, 変行伝導を伴う 96
心室応答, 心房細動の 54

心室応答, 心房粗動に対する 61
心室起源洞性不整脈 131
心室細動 113
心室性期外収縮 8,86
　──, 多形性 90
　──, 反復する型の 89
　── の 2 連発 89
心室性調律, 促拍固有 109
心室(性)頻拍 89,94,114
　──, 持続性 95
　──, 非持続性 94
心室停止 124
心静止 115
心肺蘇生 125
心肺停止, 小児の 196
心房細動 36,53
　──, 変行伝導を伴う 101
心房性期外収縮 8,82
　──, ブロックされた 84,106,176
心房性頻拍, 2:1 房室ブロックを伴った 168
心房性頻拍症 163
正常洞調律 35
接合部性
　── 期外収縮 8,83
　── 調律 76
　── 頻脈 78
絶対不応期 10,176
粗動波 57
早期収縮 34
　── の種類 81
相対不応期 10,176
促進接合部性調律 77,78
促拍固有心室性調律 109

た行

多形性心室性期外収縮 90
多源性心房頻拍 56,167
脱分極, 心室の 9
脱分極, 心房の 9
調律, 接合部性 76
調律, 房室結節性 76
テレメトリ 13
低位心房調律 77
伝導 11
伝導-収縮解離 116
電気ショック 122
電気的除細動 59
トルサード・ド・ポアンツ 170
洞休止 166
洞結節 7
　── 出口ブロック 146
洞(性)徐脈 48,116
洞頻脈 50
洞不整脈 49
洞不全症候群 164

洞房ブロック　164

な行

2度房室ブロック　139
　――　Mobitz II 型　147
二段脈,心室性期外収縮の　91

は行

幅広いQRSの頻拍　95
晩発性収縮　103
非持続性心室性頻拍　94
頻拍,QRS幅の広い　95,96,183
頻脈徐脈症候群　164
プルキンエ線維　7
ブロック,Wenckebach型　142
ブロックされた心房性期外収縮
　　　　　　　　　　106,176
不定軸　193
副伝導路　169

分類,房室ブロックの　126
ヘミブロック　177
変行伝導　84,171,174
　――　を伴う上拍性頻拍　96
　――　を伴う心房細動　101
補充収縮　34
補充調律　103,104
房室解離　135,136
房室結節　7
　――　調律　39
　――　リエントリー　67
房室結節性調律　76
房室結節性補充調律　77,78
房室伝導,Wenckebach型　142
房室ブロック　126
　――,Wenckebach型　141
　――,1度　102,129
　――,2度　139
　――,3度　130
　――,完全　130
　――,高度　138

　――　の分類　126
発作性上室性頻拍　67
発作性心房性頻拍　67
発作性接合部性頻拍　67

ま行

脈なしの電気的活動　116

や行

融合収縮　186
四段脈,心室性期外収縮の　91
4質問法　31

ら行

ラダーグラム　76
リズム・ストリップ　13
硫酸マグネシウム　170
連結期　188